科学出版社“十四五”普通高等教育本科规划教材

供中药学、中药制药学、制药工程学等中药相关专业使用

中药文献检索与论文写作

主　编　张兰珍

副主编　陈　林　李董男

编　者（按姓氏笔画排序）

丁丽琴　天津中医药大学

刘　越　北京中医药大学

李　孟　河南中医药大学

李董男　安徽中医药大学

吴玲芳　河北中医学院

张东东　陕西中医药大学

张兰珍　北京中医药大学

陈　林　成都中医药大学

陈　缤　辽宁中医药大学

热增才旦　青海民族大学

梁文仪　中国人民解放军海军军医大学

U0225877

科学出版社

北　京

内 容 简 介

本教材系科学出版社“十四五”普通高等教育本科规划教材，全书共分九章，包括绪论、中药文献基础知识、中药文献检索、中医药中文网络数据库、外文中药文献检索、外文中药文献网络数据库、文献全文获取、中文中药学术论文的撰写和英文中药学术论文的撰写。掌握利用现代网络工具获取中药文献资料和信息的方法，是科研工作者及高等院校中药学本科生和研究生进行开题报告、毕业设计、科技论文和学位论文撰写的必备基本能力。

本教材由全国10所高等中医药院校多年从事教学、科研和文献检索研究的教师联合编写，结构清晰、图文并茂、简单实用，方便教师教学和学生阅读。本教材可供高等院校中药学本科生和研究生使用。

图书在版编目（CIP）数据

中药文献检索与论文写作 / 张兰珍主编. —北京：科学出版社，2023.3
科学出版社“十四五”普通高等教育本科规划教材

ISBN 978-7-03-074199-8

Ⅰ.①中… Ⅱ.②张… Ⅲ.①中药学－信息检索－高等学校－教材 ②中药学－论文－写作－高等学校－教材 Ⅳ.①R-058

中国版本图书馆CIP数据核字（2022）第235870号

责任编辑：李 杰 / 责任校对：刘 芳
责任印制：赵 博 / 封面设计：蓝正设计

版权所有，违者必究。未经本社许可，数字图书馆不得使用

科学出版社 出版
北京东黄城根北街16号
邮政编码：100717
http://www.sciencep.com
石家庄继文印刷有限公司 印刷
科学出版社发行 各地新华书店经销
*
2023年3月第 一 版 开本：787×1092 1/16
2023年3月第一次印刷 印张：15 1/4
字数：420 000

定价：59.00元

（如有印装质量问题，我社负责调换）

前　言

《中药文献检索与论文写作》是高等中医药院校中药学本科专业的一门必修课程，使用现代网络工具获取中药相关文献资料和信息是高等院校中药学本科生和研究生应具备的一项基本能力。本书共分 9 章，分别介绍了中药文献、中药文献基础知识、中药文献检索、中医药中文网络数据库、美国《化学文摘》、美国《生物学文摘》、美国《科学引文索引》、PubMed 检索系统、专利文献检索，尤其是对 SciFinder Scholar 数据库的检索方法与应用进行了详细介绍。同时介绍了文献全文获取的方法和技巧、中药文献综述和中药科研论文的写作规范、撰写方法、投稿技巧等全过程。本书对科研工作者及高校师生进行研究活动具有重要指导作用，是高等院校中药学本科生进行开题报告、毕业设计、论文撰写查找文献资料的必修课教材或研究生教学参考书。

党的二十大报告指出“促进中医药传承创新发展，推进健康中国建设”，这为中医药现代化人才的培养提出了更高的要求。高校学生很大一部分是未来的科技工作者，了解最新科技动态、培养其信息素养已成为现代教育的客观需要。本课程的学习旨在强化学生掌握中药信息的意识，增强学生分析和利用中药文献的能力，使学生能够熟练利用中药信息资源为学习和科研服务。本教材由全国 10 所高等中医药院校从事文献检索研究并具有多年教学经验的教师联合编写。本书的编写特色是结构清晰，图文并茂，循序渐进、简单实用，方便教师教学与学生阅读。

我们竭尽全力希望编写出令老师和学生都满意的好教材。如有不尽如人意之处，希望使用本教材的老师和同学提出宝贵意见，以便我们不断修订完善。

编　者

2022 年 12 月

目　录

第一章 绪　论

第一节 中药文献

信息是音讯、消息、通信系统传输和处理的对象，泛指人类社会传播的一切内容。信息固有的功能有以下3个。①加工功能：人们在信息的获取、交流过程中，可以不断进行选择、提炼、整序、转换等信息形式加工，以满足一定需要。②存贮功能：人类社会所需要的各种信息，只有存贮起来，才能成为取之不尽、用之不竭的资源。③传递功能：信息不仅可以在广泛的地理范围内横向传递，促进不同领域、不同地区之间的交流，而且可以在较长的时间范围中纵向传递，将人类社会的知识财富一代代传递下去。

随着计算机的出现和普及，信息量、信息传播的速度、信息处理的速度及应用信息的程度等都以几何级数的方式增长。在科学研究领域，大量的论文信息快速增长，科研工作者如何快速和准确地获取所需要的信息直接影响着科研工作的效率及质量。

文献是记录信息、知识的一切载体。中药文献是记录中药知识的一切载体，既有专属中医药学的知识，又有其他文献中含有的中药知识部分。中药文献包括中医药学专著、综合性书籍中含有的中药文献、综合性丛书中所收的中药文献、史籍记载的药事文献、经传记载或援引的药学文献、诸子百家载录的药学文献、小说笔记载录的药学文献、《释藏》和《道藏》收录的药学文献、文史工具书中收载的药学文献、出土文物中的药学文献，以及现代国内外各种、各类医药文献中与中药有关的内容。

中药古代文献，是指辛亥革命以前记录有中药知识的一切载体。除有纸质的手抄本和现存的诸多线装本古籍外，还有殷商甲骨文献、钟鼎或玉石上的金石文献、竹简或木牍上的竹木医药学文献、缣帛等丝织品上的缣帛文献等。

中药现代文献，是指辛亥革命以后记录有中药知识的一切载体。除以纸为主要载体外，还有摄影、录像、录音及电脑等存储的缩微胶卷、缩微平片、录像带、电影胶片、视频、磁带、软盘、光盘和电子信息等。

中药文献的内容涉及中药学研究的各个领域，由于现代学科之间相互交叉，相互渗透，学科分支越来越细，新的学科专业不断形成，中药文献不仅数量急剧增加，而且刊登范围日趋分散，每年在国内外各种刊物和学术会议上发表的中药文献数以万计，有发表在中药专业杂志上的，如《药学学报》《中国中药杂志》《中草药》《中药材》《中药药理与临床》等，也有发表在中医综合杂志、医学杂志和综合性、知识性刊物上的，如《中华中医药杂志》《北京中医药大学学报》，还有发表在国外多种专业和综合期刊上的。要想及时全面了解“海量”的中药文献，熟悉中药研究的最新进展，必须掌握一套科学收集信息的方法，即中药文献检索。

第二节　中药文献检索

中药文献检索是利用检索工具从数量庞大的文献资料中查找所需中药文献的过程，是以中药文献为检索对象，从已存贮的文献库中查找出特定中药文献的过程。中药文献检索是中药科研人员、教师、学生等的一项基本功，虽然大量现代学术文献资源以电子形式展现，但古代中药文献还以书、帛、竹等多种形式存在，所以文献检索与利用能力的训练和培养对中药专业人员迅速而准确地获取古今中外中药文献极其重要。

文献检索是科研工作的一个重要组成部分，一项知识创新、科学发明或新药研制，都是查阅了大量文献信息、借鉴和继承前人经验的结果。在进行未知的探索之前或一个课题开始研究之前必须阅读大量的科技文献，掌握与该课题相关的资料信息，对它的历史和现状做系统调查，了解前人做了哪些工作，取得过哪些成就，现在存在的问题及今后的发展趋势与动向，继承和借鉴前人的成果，减少重复性劳动，少走弯路，避免科研项目的重复投资。专利的申请、成果的鉴定、项目的报批等都需要利用文献检索进行查新。准确利用检索工具进行文献检索可以提高科研工作者的科研效率，发现新的研究动向，缩短科研过程。

中药文献检索有手工检索和计算机信息检索两种方式。随着中药文献数量的不断剧增及计算机检索的快速发展，手工检索逐渐被计算机检索所替代，许多印刷版检索系统已经停建。目前常用的中文全文数据库有中国知网（CNKI，http://www.cnki.net），中文科技期刊数据库/维普数据库（VIP，http://www.cqvip.com），万方数据知识服务平台（Wanfang Data Knowledge Service Platform，http://www.wanfangdata.com.cn）。中国中医药文献检索中心编制的《中医药文献分析检索系统》是现今收录中医中药文献最全的一种数据库。PubMed 是互联网上最著名的免费 Medline 数据库，提供免费摘要和文献线索，由美国国立医学图书馆的国立生物技术信息中心（National Center for Biotechnology Information，NCBI）提供，网址为：http://www.ncbi.nlm.nih.gov/PubMed。国外数据库最常用的有美国《化学文摘》[（Chemical Abstracts，CA），网络版为 SciFinder Scholar]，美国《生物学文摘》（Biological Abstracts，BA），美国《科学引文索引》（Science Citation Index，SCI）等。

第三节　中药文献检索的意义

2021 年 3 月，教育部发布的《高等学校数字校园建设规范（试行）》指出：“信息素养培育是高等学校培养高素质、创新型人才的重要内容。”党的二十大报告中指出，“推进健康中国建设，促进中医药传承创新发展”。这些表述为高等教育教学改革和中医药人才培养提出了新的更高要求。中药文献检索是科技自主创新的战略资源，也是科技自立自强的战略支撑。

随着信息化和数字化的迅速发展，各类文献信息数量激增、文献类型种类日渐繁杂、学科内容分布分散、各学科之间相互交叉渗透成为趋势，选择更加丰富和全面快捷的信息收集渠道变得尤为重要，以最少的时间和精力，在大量的国内外医药学文献中获取所需文献资料和有用的知识情报是科学研究必须具备的能力。

在中药现代研究中，通过文献检索，可以结合中国古代和现代中医药的研究成果，在国际范围内确定现有知识容量，揭示空白点，减少科研工作中的重复性和盲目性，有的放矢，提高工作效率，把科研和其他各项工作建立在新的起点上，促进新知识的产生和发展，做到真正共享信息化所带来的有利条件。学习中药文献检索的意义主要有以下几方面。

一、中药文献检索可以培养学生的信息素养

信息素养包括信息意识、信息知识、信息能力和信息道德。高等学校需积极开展学生的信息素养培养，融合线上与线下教育，拓展信息教育内容，开展以检索课程为主、培训讲座为辅的多种信息素养教育和思想道德教育。中药文献检索与论文写作可以全面培养并提高学生的信息素养、思想素质和对信息的敏感度，增强在信息时代的学习和工作能力。

二、中药文献检索是中药学习的基本功

文献检索技能是智能的重要组成部分，也是求学和工作期间进行智能培养和训练的重要部分。掌握中药文献检索方法有助于对检索工具书刊的鉴别、利用和知识的积累。

本门课程集中展示了中药文献信息及相关检索方法，帮助学生了解中药专业的基本知识和其他相关的知识，学会运用各种检索手段查询和获取中药文献及相关知识，提高获取、分析、利用文献信息和独立学习能力，全面培养个人的独立思考能力。

三、中药文献检索是科研工作的重要组成部分

科学研究首先从课题调研掌握资料起步，文献检索有助于掌握本课题研究的进展动态，开拓思路、避免重复劳动，把研究水平提到新的高度。任何一项知识创新、科学发明或新药的研制，都是查阅了大量文献信息、借鉴和继承前人经验的结果。当一个课题开始研究之前应当掌握与该课题相关的前沿资料信息，了解前人做了哪些工作，取得过哪些成就，现在存在的问题及今后的发展趋势与动向，继承、交流和借鉴前人的成果，开展自己的研究。通过本课程的学习，可以提高学生对中药科研信息获取、转化、利用与传播的能力，为从事中药科研工作奠定基础。

四、中药文献检索可以减少重复性劳动

文献信息汇集了人类科学试验，技术研究与生产实践中所积累的宝贵经验。通过文献检索，可以避免造成科研项目的重复投资。专利的申请、科研成果的评估与鉴定、项目的报批都需要利用文献检索进行查新，才能做出正确的结论。文献检索能力的高低，通常影响着科研成果的价值。

收集资料信息是科研工作的先期劳动。科研人员在完成一项课题过程中，收集资料要花费大量的时间，如果能准确地利用检索工具查阅资料，一个课题可在更短的时间内完成。

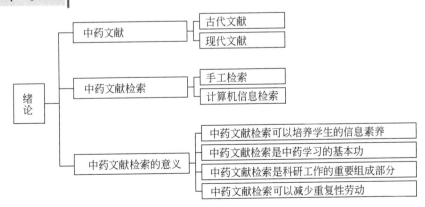

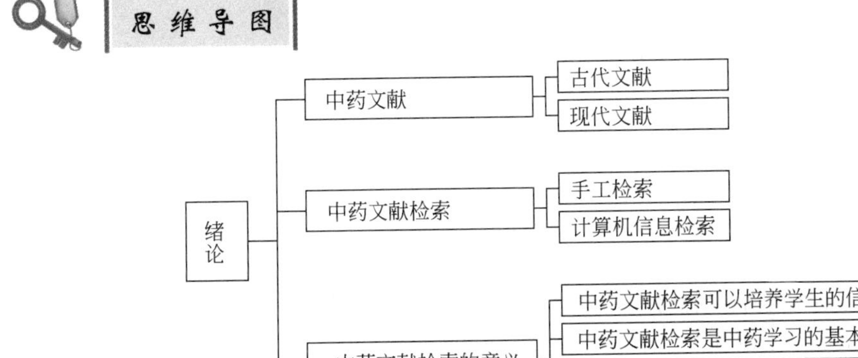

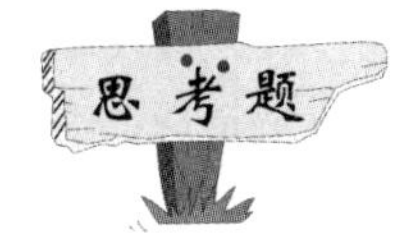

1. 什么是中药文献？
2. 中药文献检索的意义是什么？

第二章　中药文献基础知识

第一节　中药文献的类型

党的二十大报告指出，必须坚持科技是第一生产力、人才是第一资源、创新是第一动力，深入实施科教兴国战略、人才强国战略、创新驱动发展战略，开辟发展新领域新赛道，不断塑造发展新动能新优势。而实现创新的基础，在于充分获取相关科技文献。中药文献浩如烟海，如何入手，是每一个中药文献研究者面临的问题。随着科学技术的发展，文献信息源呈现多样化趋势，了解和掌握中药文献的类型，是进行文献研究的基础。一般而言，中药文献可根据其出版形式、载体类型、加工程度等划分为多种类型。

一、按文献出版形式划分

中药文献按其出版形式可分为图书、期刊和特种文献。

（一）图书

图书是指以印刷和手抄方式单本刊行的出版物，现代图书均具有特定的书名和著者名，编有国际标准书号，有定价并取得版权保护。图书包括教材、专著、科普读物、参考工具书等，一般是较为系统地论述某个专题内容，是了解某问题的基础知识和专业内容的基本工具。图书具有内容系统、全面、成熟、可靠等特点。其缺点是编著和出版周期较长，信息的传递速度较慢，其反映的内容一般为出版前几年的研究成果。目前电子图书的出版发行可部分弥补这一缺点。

（二）期刊

期刊又称杂志或连续出版物，是一种有固定名称、版式和连续编号，定期或不定期刊行的出版物，每期载有不同著者、译者或编者所编写的文章。期刊具有数量大、品种多、内容广、周期短、报道快、信息新、影响面广的特点。报纸是一种特殊形态的期刊，除刊登学科相关新闻外，也登载学术论文和科普文章。期刊作为一种信息来源，一直居于中药文献之首。

（三）特种文献

特种文献是指出版发行或获取途径较为特殊的科技文献。一般包括科技报告、会议文献、学位论文、专利文献、标准文献、产品资料、科技档案、政府出版物等八类。特种文献具有特色鲜明、内容广泛、数量庞大、参考价值高等特点，也是非常重要的信息源。

1. 科技报告　又称研究报告、技术报告，是科学工作者从事科学研究工作的阶段进展记录或最终研究成果报告，属于机关团体出版物。目前已成为继期刊之后的第二大报道最新科技成果的文献类型。从报道的内容看，科技报告大多涉及高、精、尖科学研究和技术设计及其阶段进展情况，客观反映了科研过程中的经验和教训。所报道成果一般已经过主管部门审定，其内容专深、可靠、详尽，出版及时，传递信息快。在我国，国家图书馆、中国科技信息研究所和中国国防科技信息中心等机构较为全面收藏了科技报告。

2. 会议文献 是各种学术会议上进行交流的论文、报告稿、讲演稿的统称。会议文献含有大量的最新情报信息，是了解世界科学技术发展动向、水平和新发现、新成果、新设想的主要渠道，是参考价值很高的科技文献，也是科技查新中重要的信息源之一。

3. 学位论文 是高等院校和科研院所的本科生、研究生为获得学位资格（学士、硕士和博士）而撰写的学术性较强的研究论文，其中硕士和博士研究生的学位论文理论性、系统性较强，阐述详细，具有一定的独创性，是一种重要的文献信息源。在我国，学位论文主要收藏于国家图书馆和中国科技信息研究所。

4. 专利文献 通常是指发明人或专利权人申请专利时，向专利局呈交的说明发明目的、构成及效果的书面技术文件。广义的专利文献还包括专利公报（摘要）、专利分类表、专利检索工具及专利相关法律文件。目前每年全世界出版的专利文献有 100 多万件，因其数量庞大、报道快、学科领域广阔、内容新颖、具有实用性和可靠性，所以科技情报价值较大，使用率也日益提高。

5. 标准文献 是技术标准、技术规格和技术规则等文献的总称。标准文献是人们在从事科学试验、工程设计、生产建设、商品流通、技术转让和组织管理时共同遵守的技术文件。标准文献具有严肃性、法律性、时效性和滞后性，能够较全面地反映标准制订国的经济和技术政策，技术、生产及工艺水平，自然条件及资源情况等，能提供许多其他文献不包含的特殊技术信息，是准确了解该国社会经济领域各方面技术信息的重要参考文献。

6. 产品资料 是厂商为推销产品而出版发行的商业性宣传资料，包括产品目录、产品样本和产品说明书等。其内容一般涉及产品的性能、结构、原理、用途、用法和维修、保管等各方面的技术问题，具有技术情报价值。

7. 科技档案 指在生产建设和科技部门的技术活动中形成的，有一定工程对象的技术文件的总称。一般包括任务书、协议书、技术指标和审批文件；研究计划、方案、大纲和技术措施；有关技术的原始记录和分析报告；设计计算、试验项目、方案和数据；设计图纸、工艺记录、图表、照片等应归档保存的材料。科技档案有着明显的保密性和内部控制使用的特点。

8. 政府出版物 是指各国政府部门及其设立的专门机构发表、出版的文件，可分为行政性文献（如政府法令、方针政策、规章制度、决议、统计资料等）和科技性文献（包括政府所属各部门的科技研究报告、科技成果公布、科普资料及技术政策文件等），其内容可靠，对于了解某一国家科技活动和科技成果有较高参考价值。

二、按文献载体类型划分

中药文献按其载体类型和记录方式，可分为手写型、印刷型、缩微型、机读型和声像型文献。

（一）手写型文献

手写型文献是指印刷术发明以前的古代文献和现今没有正式印刷的手写记录。包括汉简、帛书、羊皮书、碑文以及函件、手稿等。人们利用这类文献可以从事文化科技研究，是重要的信息源。但手写型文献有较为分散、容易失传、存在一定局限性等问题。

（二）印刷型文献

印刷型文献是指以纸张为存贮介质，以印刷为记录手段生产出来的文献。印刷方法有铅印、胶印、油印、石印、雕刻木印等。印刷型文献是文献的传统形式，也是现有文献的主要形式，具有成本低、便于阅读和使用、流传广泛的特点。但有存贮密度低，分量重，占用空间大，易受虫蛀、水蚀，难以长期保存和管理等问题。

（三）缩微型文献

缩微型文献是指采用光学摄影技术，以印刷型文献为母本，把文献的体积缩小，固化到感光材料或其他载体上生产出来的文献。如缩微胶卷、缩微平片、缩微卡片等。其存贮密度高，重量轻，体积小，便于传递和保存，但需借助缩微阅读机才能阅读，存在查检和利用不太方便等问题。

（四）机读型文献

机读型文献又称电子型文献，采用计算机技术和磁性存贮技术，通过程序设计和编码，把文字信息变成计算机可以识别的机器语言，用计算机进行存贮和阅读的一种文献形式。它是一种新型知识载体，近年来应用广泛。其存储信息量大、密度高，存取速度快而准确，对记录的信息可进行更新、增减、转存、检索、传递、输出等处理。以计算机技术为基础的存贮技术是当今科技文献的主要载体，也是今后文献存贮的发展方向。

（五）声像型文献

声像型文献是指用电、磁、声、光等原理和技术，将知识、信息表现为声音、图像、动画、视频等信号，由声音和图像传递知识的非文字形式文献。其声像并茂，表现直接，在描述自然现象和实验现象方面具有不可替代的作用，但需借助专业设备才能利用。

三、按文献加工程度划分

中药文献按其加工程度可分为一次文献、二次文献、三次文献。

（一）一次文献

一次文献也称原始文献，是科研人员以自己的工作经验或科研实践为依据撰写并公开发表或公布的原始文献。包括期刊论文、会议论文、学位论文等。一次文献是一种基础性资料，具有创新性和原始性，情报价值最高，情报信息也最完整，是文献检索的直接对象。

（二）二次文献

二次文献也称检索工具，是对分散无序的一次文献按一定规则进行收集、整理、分类、加工、提炼、浓缩，并按一定的体系结构和组织方式编辑而成的工具性文献，用于查找一次文献。

（三）三次文献

三次文献也称综述文献，是利用二次文献所提供的线索，对某个学科或专题的一次文献的内容进行收集、整理、分析、综合，在此基础上加工编写出来的文献。三次文献可分为综述研究类、参考工具类，前者包括专题述评、总结报告、动态综述等，后者包括手册、大全、指南、年鉴等。

此外，一些尚未形成文字材料的口头交谈和未经正式发表、出版的各种书刊资料，如书信、手稿和一些内部使用书刊资料等，也被称为零次文献。它是一种特殊形式的情报信息源，在内容上有一定的价值，能缩短一般公开文献从形成到传播之间的时滞。

以上为常见的中药文献的类型，研究者可以根据不同的研究目的和兴趣，结合各类中药文献的特点进行有选择性的使用。

第二节　常用中药文献

常用的中药文献种类繁多，选择困难。下面结合中药文献研究的现状，简要介绍常用中药文献的特点和价值。

一、中药图书文献

（一）古代中药图书文献

1. 古代中药文献概述　中国最早的中药文献产生于何时，已经很难确考。春秋中期成书的《诗经》是我国现存最早的文学作品，据统计其记载的鸟兽草木中，有80余种后来被收入药物书。战国至汉初成书的《山海经》明确记载了某物“已”某疾。现存最早、最为可靠的医药书是马王堆出土的一批医学文献，包括五十二病方、养生方等，内容涉及药物使用法、产地和形态等内容。其后，《神农本草经》的问世，成为此后本草发展的核心。东汉以后，围绕这一核心不断扩充、增补和修正，从《本草经集注》到《新修本草》，再到《证类本草》《本草纲目》，形成了一系列主流中药文献。

除现存本草著作外，历代中医著作如《黄帝内经》《伤寒杂病论》《备急千金要方》等，也包括大量中药内容。在历史长河中，中医、中药从来都是不分家的。中医文献和中药文献，往往你中有我，我中有你。因此，传统中医典籍（如医案、方剂等）都可视为广义上的中药文献。我们在研究传统中药文献时，不能将视野仅局限在本草著作中，如青蒿素发现者屠呦呦就从晋代葛洪的《肘后备急方》获得了关键性的研究启示。除此以外，在其他文化典籍如历代史书、地方志、笔记、丛谈，甚至诗词歌赋等中都有不少有价值的医药资料，都是研究中药的宝贵文献，有待发现和利用。

中医药图书文献历史悠久，数量庞大，种类繁多，版本复杂，其检索工具主要是各类书目。书目，为图书目录的简称。检索诸如此类的基本书目，应利用中医药古籍的馆藏目录与联合目录。目前收藏规模较大与使用价值较高的中医药目录，主要有《全国中医图书联合目录》《中国中医古籍总目》《现存本草书录》等。另外各中医药院校及中医药研究单位都编有馆藏中医药图书目录。

《全国中医图书联合目录》（图2-1）是在1961年北京图书馆印行的《中医图书联合目录》的基础上，由中国中医研究院图书馆历时10年重新征集编排而成，由薛清录主编，中医古籍出版社于1991年出版。共辑录现存的古代、现代及部分外国中医图书12124种。其数量大，收罗广，分类详，组织严密，核实准确，不仅较完整地反映了我国现存中医古籍的全貌，而且较准确地反映了各馆的现有馆藏情况，是中医药文献检索不可缺少的工具书。

《中国中医古籍总目》（图2-2）是迄今收录最全的新总目，收录1949年以前出版的中医图书达13455种，由中国中医科学院编纂完成，由薛清录主编，上海辞书出版社出版发行。该书收录的珍贵中医图书来自全国150多个图书馆或博物馆，比1991年版《全国中医图书联合目录》增加2263种，古籍版本数量则增加3652个，其中不乏明以前的珍稀善本图书，如国宝级的明代宫廷彩绘本《补遗雷公炮制便览》和宋代杨介撰《存真图》等，均为未见史志记载的珍稀孤本。为最大限度地满足查询中医古籍的需要，该书还收录了一批流失海外在国内已经失传的中医古籍影印本、复制本。在该书的编撰后期，又收集到中国台湾6家图书馆馆藏中医古籍目录，以附录形式列于书后。

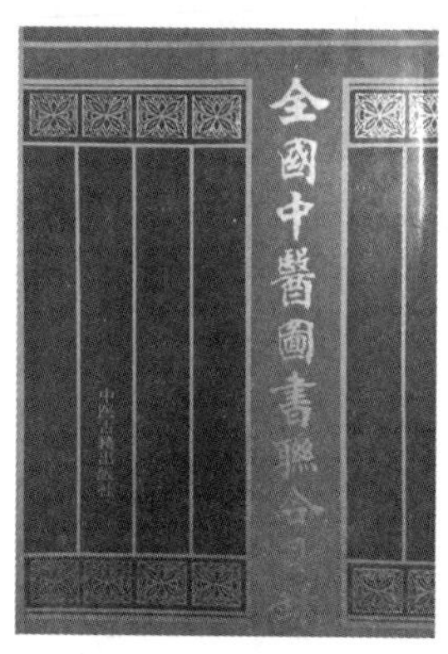

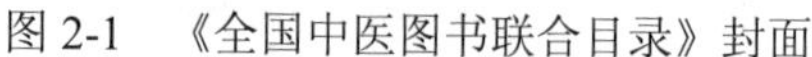

图 2-1 《全国中医图书联合目录》封面

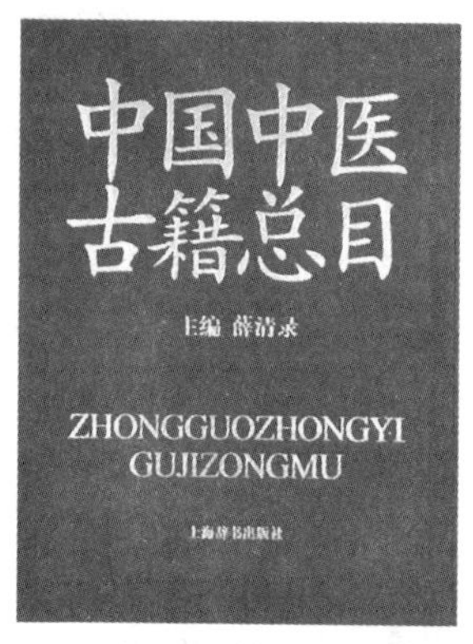

图 2-2 《中国中医古籍总目》封面

《现存本草书录》是由龙伯坚编著，人民卫生出版社于 1957 年出版的一本研究中医本草著作的参考书。全书收载现有本草书 287 种，按年代先后列述书目，各条目载有书名、卷数、作者、版本及刊行年代等项。其中主要本草专著还附有说明，简介该书的内容、特点，并附录历代文献中有关该书的记载。通过该书，不仅可以查阅我国现存本草专著，还可以了解历代本草学发展的概况。

如果要进行古籍版本的检索，可通过查询《中国医籍考》《中国医籍通考》《文献通考》等书，对该古籍的刊行及历史沿革作大概了解。《全国中医图书联合目录》也详细记载了其中每一部中医古籍现存版本情况。如果通过以上检索，对其版本沿革了解仍不够确切，还可查阅史志书目。因为史志书目较详细反映了本朝代中医图书流传情况，从而使我们能够较准确地了解该书在各朝代的发展流变，确定最理想的版本。另外还可查阅作者传记，了解该古籍的写作年代及刊行情况。

2. 代表性古代中药图书文献 具体检索历代有关中药的资料，一般可通过大型本草专著来查找。由于篇幅的限制，下面仅就中药研究中最常用的 1949 年以前的本草文献进行简介。

（1）《神农本草经》：简称《本经》或《本草经》，3 卷，撰者不详。约成书于东汉。并非出自一人一时之手，而是秦汉时期众多医学家总结、搜集、整理当时药物学经验成果的专著。原书已佚，其内容散见于《本草经集注》（残卷）、《新修本草》、《证类本草》和《太平御览》等书中。后世刊印流传的多种题名“神农本草经”者，皆为辑复本。各种辑本的内容、体例基本相同，但内容略有差异。流传较广的是清代孙星衍、孙冯翼辑《神农本草经》（1799 年），以及清顾观光辑《神农本草经》（1844 年）。当代马继兴《神农本草经辑注》、尚志钧《神农本草经校注》，是颇具代表性的辑注本。

《本经》是我国现存最早的药学专著，收载药物 365 种，分为上、中、下三品。其“序例”部分为总论，总结了中药三品分类原则、君臣佐使、阴阳配合与七情、阴干曝干、采造时月、土地所出、真伪陈新、四气、五味、有毒无毒、配伍法度、服药要求、药物对剂型的选择等多方面的内容，初步奠定了药学理论的基础。上卷，收上品药物 120 种，“主养命以应天，无毒，多服久服不伤人。欲轻身益气，不老延年者”。中卷，收中品药物 120 种，“主养性以应人，无毒、有毒，斟酌其宜。欲遏病补虚羸者”。下卷，收下品药物 125 种，“主治病以应地，多毒，不可久服。欲除寒热邪气，破积聚愈疾者”。每味药物之下，介绍其正名、别名、性、味、毒、生长环境、采制、功效、主治，以及药物副品的应用等。所记各药主治功效，如麻黄平喘、黄连治痢等，大多朴实有验，沿用至今。它出现后，即成为后世本草发展的核心。

（2）《本草经集注》：共 7 卷。南朝梁・陶弘景（字通明，号华阳居士、华阳隐居、华阳真人，谥贞白先生）撰。成书于南北朝南齐永元二年（500 年）之前，为陶弘景在《本经》的基础上，重新规范、订补而成。原书到北宋末年已失传，其内容存录于《新修本草》《证类本草》《太平御览》等书中。近代，敦煌出土了唐以前写本残卷，但仅存其序例部分。

首卷为序例，其余 6 卷论药物。序例部分，对《神农本草经》13 条序文总论进行了注释，并增补了合药分剂料治法、诸病主治药、解百药毒、服食食忌、凡药不宜入汤酒例、诸药畏恶七情例等内容。收录药物 730 种，以《神农本草经》365 种为主，又进“名医副品”365 种，首先采用按药物自然属性分类的方法，列为玉石、草木、虫兽、果、菜、米食及有名未用七类，前六类药物按三品排序。药物之下，载述了产地、形态、采用、炮制以及具体临床应用等，均有较多新的补充和说明。内容凡《神农本草经》原文书以朱字，《名医别录》书以墨字，陶弘景的注释与评议则用小字注出，药物解说体例整齐划一，其整理本草的严谨体例为后世继承，从而使历代本草内容多而不乱，源流明晰。该书代表了南北朝时期的药学成就，初步确立了综合性本草的合理模式，在我国中药史上发挥了承上启下的重要作用。

（3）《新修本草》：亦名《唐本草》或《英公本草》，唐显庆四年（公元 659 年）由苏敬、李勣、孔志约等奉诏编修。54 卷。全书分本草（正文 20 卷，目录 1 卷）、药图（图 25 卷，目录 1 卷）和图经（7 卷）三部分。本草是正文，药图是药物的图版，图经是对药图的解释。药图与图经早已完全失传，本草还有部分残存，现代所见均为后世之辑复本。

书中载药 844 种（现统计为 850 种），其中唐代新增药 114 种。第一部分为《新修本草》正文，分别记述各药性味、主治病证、别名、产地、形态、辨别、采集、服用法等。第二部分为《新修本草图》，是在编写本书时广泛征集全国各地所产药物绘制的形态图及文字说明。第三部分为《新修本草图经》，是药物的形态、采药及炮炙。按药物自然属性分为玉石、草、木、禽兽、虫鱼、果、菜、米谷、有名无用等 9 类。除“有名无用”类外，其他各类又分上、中、下三品，详述每一种药物的性味、功效、主治、异名、产地、采集时月。收载了不少外来药，如胡椒、阿魏等。除正文之外，《药图》部分的彩色图谱绘制考究，并辅以文字说明的《图经》以介绍各药形态特征，开创了药学图文对照的编写体例。该书为我国历史上第一部官修本草，内容丰富，治学严谨，代表了当时的国家药学水平，被学术界很多人视为世界上最早的药典，比第一部冠以药典之名的欧洲《纽伦堡药典》早出近 900 年。

（4）《本草拾遗》：共 10 卷。唐代陈藏器撰。成书于唐开元二十七年（739 年）。原书已佚，内容散见《医心方》《开宝本草》《嘉祐本草》《证类本草》等书中。

该书收录《新修本草》未载之药达 692 种，该书序例 1 卷，依据药物性能功用，提出药有宣、通、补、泻、轻、重、滑、涩、燥、湿十类，成为日后药物和方剂按功效分类的发端，对方剂分类的发展具有直接影响。拾遗 6 卷，介绍药物性味、功效、主治、用药法、别名、形态、生境、产地、混淆品种考订等。解纷 3 卷，载药 269 种，对旧本草药物品种纷乱予以纠谬。其资料广博，考订精细，内容实用，被后世多种医药书籍引用而得以传世。

（5）《本草衍义》：共 20 卷。宋代寇宗奭撰。成书于宋政和六年（1116 年）。全书共载药物 502 种。卷一至卷三为序例，分别叙述本草起源、五味五气、摄养之道、治病八要、药物剂量、炮炙诸法、州土所宜、蓄药用药之法，以及单味药运用验案等。卷四至卷二十为 502 种药物各论，收录《嘉祐本草》中 467 种释义未尽的药物，仍按玉石、草、木、禽、虫鱼、果菜、米谷部排列，惟不录“有名未用”类药物。另在各条中计有附药 35 种。各药结合作者自身辨药、用药经验，做进一步阐述，内容广泛，涉及产地、形态、采收、鉴别、炮制、制剂、性味、功效、主治、用法、禁忌等，每药各有侧重，多为此前本草未备之言。

该书指出“保养之术有三”，一养神，二惜气，三堤疾；提出“治病有八要”，即虚、实、冷、热、邪、正、内、外，继以望、闻、问、切；揭示“疾病所可凭者医，医可据者方也，方可恃者药也”，乃四诊八纲、理法方药的较早归纳；在十剂的基础上，补入寒、热二剂，指出寒可去热，大黄、朴硝之属，热可去寒，附子、肉桂之属。在药性理论方面，指出凡称气者是香臭之气，其寒、热、温、凉是药之性，故“四气”当为“四性”。在各论中，药物性味功效、药物用量、辨识药物真伪及炮制等方面，有不少独到见解。在用量方面，强调应结合年龄、体质、疾病新久斟酌用量。在辨识药物方面，指出真伪优劣，如称常山形如鸡骨者佳。在炮制方面，记录了用升华法精制砒霜、用结晶法精制芒硝等。此外，主张正确运用人工冶炼之化学药品，极力反对方士长生不老之妄说；并在水银、丹砂、石硫黄等药下，列举服食后的严重不良后果。本书对于各药的考释，引诸家之说，参考事实，以理阐药，有不少发现和发明。元·朱丹溪即在此书基础上加以发挥，著成《本草衍义补遗》。《本草纲目》亦引用本书很多内容，称其“参考事实，核其情理，援引辨证，发明良多”。

（6）《经史证类备急本草》：简称《证类本草》，30卷。宋代唐慎微撰。约成书于北宋元丰五年（1082年）。唐慎微以《嘉祐本草》《本草图经》为基础，汇集经史子集中有关药物的资料，并收集民间验方、各家医药名著，参以自己的经验。

全书载药1746种，其中增加药物628种，药图294幅，药后附列单方3000余首。卷一和卷二为序例；卷三至卷二十九为药物各论，分为玉石、草、木、人、兽、禽、虫鱼、果、米谷、菜10部；卷三十为“本草图经本经外草”类、“本草图经本经外木蔓”类及“有名未用”类。每种药物包括正名、别名、性味、毒性、药效、主治、产地、形态、采制、炮炙，以及单方、药论、史料、医案等。该书转引了大批北宋以前的方药资料，如《本草拾遗》《雷公炮炙论》《食疗本草》《海药本草》《日华子本草》《开宝本草》《嘉祐本草》等，而这些原书其后大多已佚失，全凭该书摘录而得以流传后世，故具有极高的文献价值。

（7）《饮膳正要》：共3卷。元代忽思慧撰。成书于元天历三年（1330年）。该书在食疗应用、食品性味与营养价值、饮食保健、饮食治疗、饮食卫生与宜忌、食物中毒及解救、食物烹调等各方面，从理论到应用均有论述，较前代有不少发展，涉及现代营养卫生学的各主要方面。

该书卷一，载述三皇圣纪、养生避忌、妊娠食忌、乳母食忌、饮酒避忌5篇；另设“聚珍异膳”章，选录以山珍异品制作、有益寿延年之效的皇室贵族的饮食谱94种，介绍诸品功用、原料、调剂方法。卷二，罗列各种饮膳方，分为诸般汤煎56种，诸水3种，神仙服饵24方，食疗诸病四类、方61种，皆为养生疗疾而设。此外，书中附论四时所宜、五味偏走、服药食忌、食物利害、食物相反、食物中毒、禽兽变异等内容，皆各有附图。卷三，以单味食物为主线，介绍其性味、良毒、功效主治、宜忌等；分米谷、兽品、禽品、鱼品、果品、菜品、料物（调味品、香辛料）等7类，阐述230余种食物的性味、主治病证、过食危害等，以及羹、粉、汤、面、粥、饼、浆、膏、煎、茶等烹饪方法，附图168幅。该书是元代重要的营养学和饮食养生专著，对研究我国古代营养学和饮食卫生学等，具有一定价值。书中除收载宫廷饮膳实用配方外，还增收了不少域外或少数民族习用食品，带有浓郁的北方少数民族饮膳特色。书中对蒙古族的卫生习惯、食物名称、医药状况、饮膳术语等史料保存较多，为研究我国北方少数民族医药状况和生活习俗，提供了丰富的文献资料。

（8）《本草品汇精要》：共42卷，另目录一卷，附续集10卷。明代刘文泰等40余人编纂。成书于明弘治十八年（1505年）。

该书是一部明朝官修本草著作。收药1815种，分为10部，基本上因袭了《证类本草》的分部及编排方式。正文卷首，列“神农本经例”“采用斤两制度例”“雷公炮炙论序”三篇，引述古代有关中药学基础理论、药物炮制方法、剂型种类、配伍与宜忌等内容。正文涉及药物异名、形态、产地、采收季节、鉴别、性味、功用、主治、炮制、配伍、禁忌等各个方面。其内容立足于文献改编，缺乏创新，且分24项介绍药物过于繁杂。但该书是我国古代最大的一部彩色本草图谱，共收图1358幅，据记载有366幅系新增药图，为我国彩绘本草之珍品。

（9）《本草纲目》：简称《纲目》，52卷。明代李时珍（字东璧，号濒湖山人）在《证类本草》基础上，通考800余种文献，历时27载，三易其稿而成，完稿于万历六年（1578年）。万历二十一年（1593年），由金陵（今南京）胡承龙刊行问世，即所谓“金陵本”或“胡本”。在此初刊本的基础上，陆续演化出“江西本”（夏本）、“武林本”（钱本）、“南京味古斋本”（张本）三类版本系统，因此有“一祖三系”之称。现存70余种版本。

全书载药1892种（新增374种），附方11096首，附图1109幅。本书由序例2卷，百病主治药2卷，正文46卷及附图2卷组成。卷一、卷二为序例，论述了历代本草，引据古今书目及七方、十剂、气味、阴阳、升降浮沉、引经报使等内容；还介绍了相须、相使、相畏、相恶、相反诸药和禁忌；并载述了李东垣随证用药，张子和汗、吐、下三法等经验。卷三、卷四为百病主治药，列110多种病证，分述所用药物。前4卷对中药基本理论进行了全面、系统、深入地总结和发挥，创见颇多。卷五至卷五十二，为药物各论，采用“析族区类，振纲分目”的方法，分为16部（纲）60类（目）。排列顺序以“从微至巨”“从贱至贵”为原则，各药项下，又分正名、释名、集解、正误、修治、气味、主治、发明、附方诸项，逐一介绍，在文献整理、品种考辨、药性理论、功效应用等方面均取得了巨大成功，是一部内容丰富广泛的巨著。本草学从此进入了以《本草纲目》为核心的时期，该书被国外学者誉为“16世纪中国的百科全书”。

（10）《本草备要》：共8卷（另有4卷、5卷、6卷本）。清代汪昂（字讱庵）撰。成书年代不详。曾于清康熙初刊行，于康熙三十三年（1694年）增订复刻。本书系取《本草纲目》《本草经疏》两书之精义，并补两书之未备而成。

该书为综合性本草，初刊收药400种，增订后收药478种。卷首药性总义，论述中药基本理论，如四气五味、升降浮沉、归经、七情畏恶、药物炮制等16论。卷一至卷八为药物各论，分为草、木、果、菜、金石水木、禽兽、鳞介鱼虫、人8部。每药分正文和注文两类。每药叙述药名、性味、归经、功效、主治、配伍、适应证、禁忌证、产地、形态、品质优劣鉴别、释名、七情畏恶等。后世刊本又增附药图461幅，系从《本草纲目》钱蔚起本转绘。本书对《本草纲目》《本草经疏》内容取要删繁，又旁采诸家本草之说，悉存原名，使有据可考，同时又能去非存是。书中论药除介绍药性、功能外，又将理、法等内容融入其中，相互阐发，使辨证遣药原则贯穿始终。该书由博返约，文辞精辟，如紫菀为“血痨圣药”、丹参“功兼四物，为女科要药”“一味丹参散，功同四物汤”的功效总结，易懂易记。“其书浅显易明，近人多宗之”，是一本流传甚广、影响至深的普及性中药入门读物。

（11）《本草从新》：原书6卷，后分刻为18卷。清代吴仪洛（字遵程）编撰。初刊于乾隆二十二年（1757年）。本书将汪昂《本草备要》重订，保留其合理部分，增改其不足；并补充了一些《本草纲目》所未收载的药物，故名《本草从新》。

全书载药720种。卷首为“药性总义”，采录《本草备要》内容，增补药物275种，如燕窝、冬虫夏草等。药物各论，参照《本草纲目》，分为草、木、果、菜、谷、金石、水、火土、禽兽、虫鱼鳞介、人11部52类。各药论述分为药物性味、主治、真伪鉴别、炮制方法及临床配伍应用等，凡引用资料均有出处。该书对相类药物的不同品种记述较详。如人参条提到了参叶、太子参、珠儿参、党参、土人参、东洋参、西洋参的性味功能。补充较多用药经验，如指出白术有野白术、种白术之别，前者补气生血为主，后者健脾渗湿尤胜。还补述了若干药物的产地、鉴别、炮制及品质优劣等内容，有较丰富的实际辨药经验。书末载录救荒食用及养生之品。

（12）《本草纲目拾遗》：共10卷，另卷首1卷。清代赵学敏（字恕轩，号依吉）撰。初稿完成于乾隆三十年（1765年），后续有增补。钱塘张应昌（字仲甫）访得作者手辑，为之编缮，于同治三年（1864年）初刊。

该书载药921种（正品716种，附品205种），新增者达716种之多。其卷首“正误”中，纠正和补充《本草纲目》误记和疏漏内容34条，十分可贵。卷一至卷十为各论，大致按《本草纲目》以水、火、土、金、石、草、木、藤、花、果、谷、蔬、器用、禽、兽、鳞、介、虫18部分类。

论药阐述范围颇广，有药物生态、形态特征、性味、归经、毒性、功效、主治、炮制及制药法、使用经验等。其所增品种，有金钱草、鸦胆子、胖大海、金鸡纳等大量疗效可靠的民间药和外来药，丰富了本草的内容。书中还保存了10余种现已散失的草药书籍的部分内容。因此，该书在鉴定药材、研究草药单方等方面，具有较高的实用价值和文献价值。

（13）《本草求真》：共10卷。清代黄宫绣（字锦芳）著。初刊于乾隆三十四年（1769年）。卷首为“药图”，计有477幅，多从《纲目》与《本草汇言》两书中转绘。卷一至卷七为药物各论，收载药物520种（药物440种、食物80种），分为补剂、收涩、散剂、泻剂、血剂、杂剂和食物7门。每门又据不同药性分为若干类。每一小类的药物开头有个概述，叙述这一类药的共同性。卷八至卷九，分论脏腑病用药及六淫病用药。卷十为药性总义，集录历代名医对药性的阐发。后附“卷后目录”（即索引），各药名仍按草、木、果、谷、菜、金、石、水、土、禽、兽、鳞、鱼、介、虫、人等分部。前后目录及正文药条下均注有序号，颇利查找。每药按名称、气味、形质、归经、功用、主治、禁忌、配伍和制法等先后次序分别介绍。

本书采用药物功效分类法，颇具特色。其按药物之品性分为补（温中、平补、补火、滋水、温肾）、涩（温涩、寒涩、收敛、镇虚）、散（散寒、祛风、散湿、散热、吐散、温散、平散）、泻（渗湿、泻湿、泻水、降痰、泻热、泻火、下气、平泻）、血（温血、凉血、下血）、杂（杀虫、发毒、解毒、毒物）、食物7类。此种分类法，便于对药物性能、主治、功用的分析和比较。书中对于每种药物均以气味形质结合医方应用作了探讨，重视药物形性和临床检验。

（14）《神农本草经读》：共4卷。清代陈念祖（字修园、良有，号慎修）撰。成书于嘉庆八年（1803年）。又名《本草经读》。共载药165种，其中《本经》药118种，增补常用药47种。按上、中、下三部分类，每品先列《本经》及其他古籍原文，然后逐句加以解释。详析药物气味、归经、有毒无毒、功效、主治等，继而阐发《伤寒论》《金匮要略》对药物的运用。

该书释药时常将张仲景用药法与《本经》药性相映证。注解多结合自身临床经验，如云阿胶补养脾阴，丹皮平肝清热，细辛之治咳逆上气，五味子之开合升降，干姜为脏寒要药，半夏乃开结降逆神品等。

（15）《植物名实图考》：共38卷。清代吴其濬（字瀹斋，又字季深、吉兰，别号雩娄农）撰。刊于道光二十八年（1848年）。系作者通过实际采集植物，调查研究和文献整理，相互印证补充而编成的一部植物学图谱。

书中共收植物1714种，新增品519种。仿《本草纲目》分为谷、蔬、山草、隰草、石草、水草、蔓草、芳草、毒草、群芳、果、木等12类。书中一般每物一图，少数植物有二、三图或四图，个别植物有图无文；另有18种植物虽有图有文，但无植物名称。所载1805幅图中，近1500幅是写生绘成，另300余幅系从《救荒本草》《证类本草》《本草纲目》《滇南本草》等书转绘。本书注重实际比较观察及采访民间辨药经验，对近现代考求植物品种甚有价值。其图形精美，据此常可鉴定植物科属。

（16）《随息居饮食谱》：共1卷。清代王士雄（字孟英）撰。刊于咸丰十一年（1861年）。作者自述作此书乃为“世味深尝，不禁有饮水思源之感”，其友董氏亦称其为“立身、养生之有素者，慨然欲与世共，而谱是书”。

全书共收日常食物330条目。分为水饮、谷食、调和、蔬食、果食、毛羽、鳞介7类。每种食物，依次简述性味、有毒无毒、功能、制作方法、禁忌等，或附以主治，间以历代医家之说相印证。作者在编写过程中突出了“重水，倡素食”的思想，并多次提到某些救荒食品，如玉蜀黍、青大豆等。本书广引博征，论述严谨，切合实用，且多独到见解和经验之谈，对后世营养学、食疗学之发展有较大影响。

（17）《本草问答》：共2卷。清代唐宗海（字容川）撰。刊于清光绪十九年（1893年）。为《中西汇通医书五种》之一。书中共设问答 70 余条，重在讨论中医药理。作者采用阴阳五行、形色气味、取类比象等传统说理方法为主，兼述中西药理之异同及短长，或以西学论证中药。内容涉及辨药之法、反畏、炮制、升降、产地、引经等，也偶及人体解剖生理诸方面。该书为早期中西药汇通著作，流传较广。

全书分上、下两卷。上卷，主要讨论药物治病的原理、药性成性之理、辨药之法等，多有例释；下卷，讨论炮制、十八反、十七忌、十九畏、引经、六气致病及内伤病用药法等。主要采用传统的阴阳五行、形色气味、取类比象等传统说理方法来阐释中药性能和药理。在药理上，以五运六气气化之理立论，指出借药物一气之偏纠正人体之气的偏盛偏衰，亦即"假物之阴阳以变化人身之阴阳"，来解释药物所以能治病之理。在药性上，强调"物性"，指出药物形色气味、部位、升降、生成终始（生境、时间、方位）等因素，决定了药物的性能。辨药上，则主张体用结合，如其指出"论药者，或以地论，或以时论，或但以气味论，各就其偏重者以为主，而药之真性自明"。另外，书中对中西医药的不同理论观点也进行了阐发。本书是一部中药传统药理专著，其中很多内容，至今仍有参考价值。

（18）《实验药物学》：共 9 卷。何炳元（字廉臣，号印岩）撰。刊印于 1924 年。1936 年，中国台湾汉医药研究室铅印本改题"实验汉药学"。全书收载药物 373 种，分发散、涌吐、清凉、和解、开透、通利、攻泻、温热、消化 9 剂。每剂之下又分若干小类，如和解剂又分和解表里、和解三焦 2 类；攻泻剂又分攻气泻水、攻血泻瘀、攻食泻火、攻积泻虫 4 类。对每种药物，均简述其属性分类、性味归经、功效主治；并引录文献，结合临床心得，说明药物实际应用。

该书论药以中医传统药物学理论为主，偶旁参西医实验研究中药之成果。书中蕴含着作者丰富的临床用药经验。如鲜生姜，生姜入药用量有轻重之分，轻用六分至八分，以达表发汗；除痰止咳，重用一钱至钱半。配大枣能行津液、和营卫；配白蜜熬热，治痰凝久嗽；逢风温咳嗽、阴虚劳嗽者忌用。对于药物的配伍，如认为香附配参、术则益气，配归、地则调血，配沉香、木香则升降诸气，合苍术、川芎则解诸郁，配山栀、小川连则降火清热等。本书论理条理清晰，切合临床，可作为学习中药学的参考书目。

（19）《药物学讲义》：共 2 册。秦之济（字伯未，号谦斋）编撰。刊于 1930 年。为其编《国医讲义六种》《实用中医学》之一。全书分上、下两编。上编为总论，列 22 项，概述药与病之关系，药性理论，动植矿药药性特点，分经用药，六气用药法，血病、气病、痰病、郁病用药法，药物之炮制，药物之反畏等内容。下编为各论，收药 286 种，分发散、利尿、泻下、涌吐、补益、收敛、化痰、驱虫、理气、理血、温热、寒凉 12 章；章下适当分节。各药下列气味、归经、主治、用量、杂论 5 项分述，前四项记述简略，杂论则补充说明药物兼治之证、禁忌，以及简论药理等。本书章节分明，内容简要，是近代较有影响的本草学讲义。

（20）《本草正义》：共 7 卷。张山雷（字寿颐）撰。成书于 1920 年，刊行于 1932 年。本书收载本草药物 243 种，分为山草、隰草、芳草、蔓草、毒草、水草、石草、苔 8 类。每药名下，首列《本经》《别录》原文，次设音义、考证、正义、广义、发明、正讹（间作纠缪）、禁忌、备考等项。音义，注释《本经》原主治之读音与意义；考证，辨论《本经》原文与后世著作之是非；正义，阐明《本经》《别录》主治之药性理论；广义，引述后世医药著作所载功效、主治，并作简略解释；发明，阐述对药性的认识及临床体验；正讹，指出历代医著论述之谬；禁忌，指明临床用药禁忌；备考，介绍不同药用部位之作用，同名异物之差异，本草文献中病名之辨证等。

本书对药物命名、古籍病名及衍文，多有阐明与纠正。如蚤休条"治瘨"，指出"瘨，即巅顶之巅……惜乎及魏六朝以降，误……认作颠狂之颠……"。又如射干条，指出"《本经》谓（治）不得消息，当作不得息"。书中反映作者对药性效用有独到体验。如远志条下云："《三因方》治一切痈疽……颐恒用于寒凝气滞，痰湿入络，发为痈肿等症，其效最速。"又云："《本经》主咳逆……

而中医多未之知，可谓数典忘祖。”还指出藿香“芳香而不嫌其猛烈，温煦而不偏于燥热……惟舌有浊垢而漾漾欲泛者最佳”；党参“凡病元虚，每服二三钱，止足振一日之神气，则信乎中正之规模亦有不耐悠久者”。

上述中药文献仅是冰山一角，有大量1949年以前中医药典籍有待研究者进一步整理和发掘。

（二）现代中药图书文献

1. 现代中药图书文献概述 党的二十大报告指出，完善科技创新体系，坚持创新在我国现代化建设全局中的核心地位，健全新型举国体制，强化国家战略科技力量，提升国家创新体系整体效能，形成具有全球竞争力的开放创新生态。现代中药文献记载了大量中药研究的新发现、新技术、新理论、新成果，它不仅是传递中医药学信息的主要渠道，也是促进中医药再发展的重要资源。

查找近现代中医药图书，最常用的方法是直接利用图书馆（主要是中医药院校、中医药研究院等中医药专业图书馆）的馆藏目录。1949年以后公开出版的中医药图书，均可在中国版本图书馆编制的《全国总书目》中查到。北京图书馆自1987年起编制的《中国国家书目》，是我国最完备的图书总目。1995年开始出版CD-ROM（光盘），收录了1988年以来的中国国家书目，光盘每半年更新一次。设立了题名、作者、主题、关键词、分类号、出版社、题名作者、汉语拼音等款目内容。该光盘既可以模糊检索，也可以精确检索。此外，还可利用《中国出版年鉴》和《中医年鉴》进行检索。《中国出版年鉴》由中国出版工作者协会编写，商务印书馆出版。每册年鉴中均有“新书简目”和“全国报纸、杂志、丛刊名录”。在新书简目的标题下，均设有医药卫生类，报道上一年度出版的医药卫生新书，医药卫生类下又分为中国医学、基础医学、临床医学、药物学四大部分。这为查找中医药新书提供了方便。而由上海中医药大学主编和人民卫生出版社出版的《中医年鉴》，则是一部比较全面地反映我国中医药工作概况和中医药学术动态的资料性工具书。

随着计算机技术与通信网络技术的发展，我们能更加快捷全面地查检现代各种类型的中医药文献。目前我国图书馆多已联网，如中国国家图书馆（http://www.nlc.gov.cn）1998年7月开始将电子图书通过网络免费提供给读者阅读。目前拥有北大方正电子有限公司制作的电子图书35万余种，覆盖了中图法所有二级分类。此外，还涌现出许多网上数字图书馆，国内较为著名的有超星数字图书馆（http://www.nlc.gov.cn）、书生之家数字图书馆（http://www.21dmedia.com）、中国数字图书馆（http://www.d-library.com.cn）、方正中文电子书网（http://www.apabi.com）等。国外著名的有OCLC NetLibrary电子图书（http://www.netlibrary.com）、德国的SpringerLink（http://link.Springer-ny.com）、John Wiley（http://www.interscience.wiley.comonline books）等。

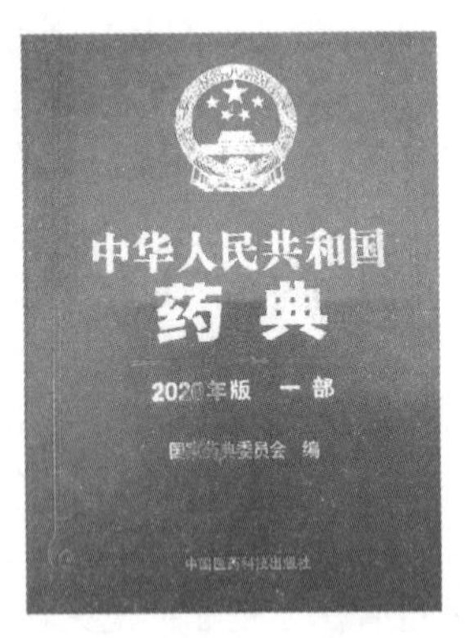

图2-3 《中华人民共和国药典》封面

2. 代表性现代中药图书文献

（1）《中华人民共和国药典》：简称《中国药典》，是我国药品标准的法典，由中华人民共和国国家药典委员会组织编纂(图2-3)。迄今，《中国药典》已颁布了1953年版、1963年版、1977年版、1985年版、1990年版、1995年版、2000年版、2005年版、2010年版、2015年版、2020年版共11版。2020年版《中国药典》新增品种319种，修订3177种，不再收载10种，品种调整合并4种，共收载品种5911种。一部中药收载2711种，其中新增117种、修订452种。二部化学药收载2712种，其中新增117种、修订2387种。三部生物制品收载153种，其中新增20种、修订126种；新增生物制品通则2个、总论4个。四部收载通用技术要求361个，其中制剂通则38个（修订35个）、检测方法及其他通则281

个（新增35个、修订51个）、指导原则42个（新增12个、修订12个）；药用辅料收载335种，其中新增65种、修订212种。2020年版《中国药典》稳步推进药典品种收载，进一步满足了国家基本药物目录和基本医疗保险目录品种的需求。国家药品标准体系日趋完善，药品标准水平显著提升，药品安全性要求持续加强，导向性作用日益显著。其颁布实施，将有利于整体提升我国药品标准水平，进一步保障公众用药安全，推动医药产业结构调整，促进我国医药产品走向国际，实现由制药大国向制药强国的跨越。

（2）《中华本草》：是由国家中医药管理局组织全国中药专家编纂而成，作者宋立人等，上海科学技术出版社出版，是一部系统总结中华民族2000多年来传统药学成果，又全面反映20世纪中药学科发展水平的综合性中药学巨著（图2-4）。全书全10册，34卷，前30卷为中药，后4卷为民族药专卷，共收载药物8980味，插图8534幅，篇幅约2200万字，引用古今文献1万余种，书中项目齐全，图文并茂，学科众多，资料繁博，体例严谨，编排合理，融合新知，充分揭示了本草学发展的历史轨迹，客观体现了中药学术的完整体系。有别于古代本草的是引入了化学成分、药理、制剂、药材鉴定和临床报道等内容，并采用现代自然分类系统。该书不仅对中医药教学、科研、临床、医疗、资源开发、新药研制具有一定的指导作用和实用价值，而且对促进中医药走向世界具有十分重大的历史意义。

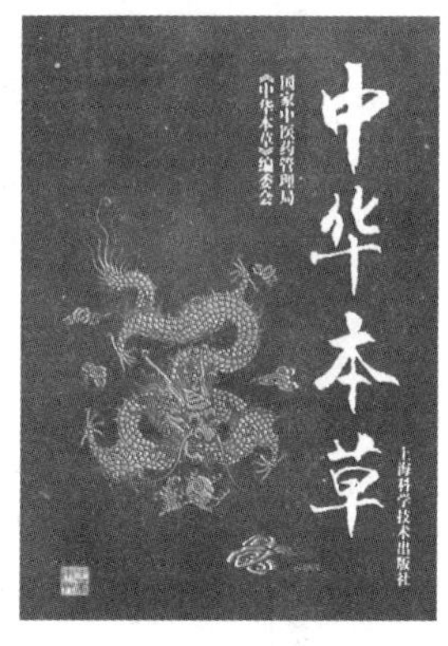

图2-4 《中华本草》封面

（3）《中药大辞典》：是中华人民共和国成立后出版的第一部大型中药专业工具书，由南京中医学院（现南京中医药大学）编纂，上海科学技术出版社出版，1977年第一版，分上、下、附编三册，上、下册为正文，附编为索引和参考文献。2006年出版第二版（图2-5），框架结构和体例基本同第一版，收载药物6008味。对原书中大量内容进行了修订，特别是增加了药物条目，调整了部分药物品种来源，增补了初版后近30年来有关栽培饲养技术、药材鉴定、化学成分、药理作用、炮制、现代临床研究等方面的中药研究成果。该书通过广泛汇集古今中外有关中药的文献资料，对中药学进行初步的综合整理，为临床、科研和教学工作提供较为全面、系统的参考资料。

（4）《新编中药志》：是一部全面介绍我国中药资源的图书，由肖培根主编，化学工业出版社出版发行（图2-6）。全书共五卷，2002年1月出版前三卷，均收载常用植物药，共收根与茎类中药157种，种子、果实、花类中药150种，全草、叶、皮、藤木、树脂、藻菌等常用中药151种。其收载的品种大体上与《中华人民共和国药典》（2000年版）一部相仿。2002年12月出版第4卷，内容分为两部分，第一部分收载常用动物与矿物药70种，第二部分为全书总索引。2007年出版第五卷，是为了配合《中华人民共和国药典》（2005年版）一部，收录了前4卷书中未收录的新增的28种中药，同时也对前4卷中已收录的品种在近些年的研究进展和新成果加以补充。为适应中药质量评价和现代化、国际化的需要，本书重点加强了中药成分的定性鉴定，中药特征性成分或有效成分的定量分析等方面的内容；对一些重要的常用中药，还加强了药材的宏观与微观鉴别的内容；参考文献大多追踪至2000年。书中对新增加的每个品种均就其历史、原植（动、矿）物、采制、药材及产销、化学成分、药材鉴定、性味及功效、药理作用及临床应用等作了全面介绍，并附了参考文献。对于前4卷中已收录品种的补充也是从这几个方面进行，书中关于中药特征性成分或有效成分、药理与临床应用等方面的内容有了大幅度的增加，成为增补的重点。该书科学地反映了当今中药研究的最新成果，是中药研究、教学、生产、经营、检验和管理等方面专业人员的重要参考。

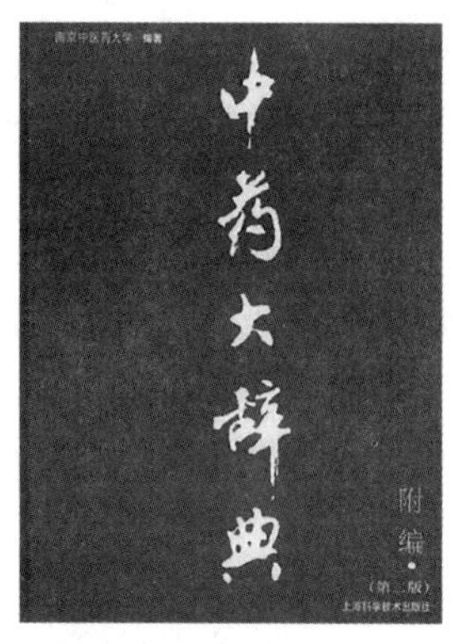

图 2-5 《中药大辞典》封面

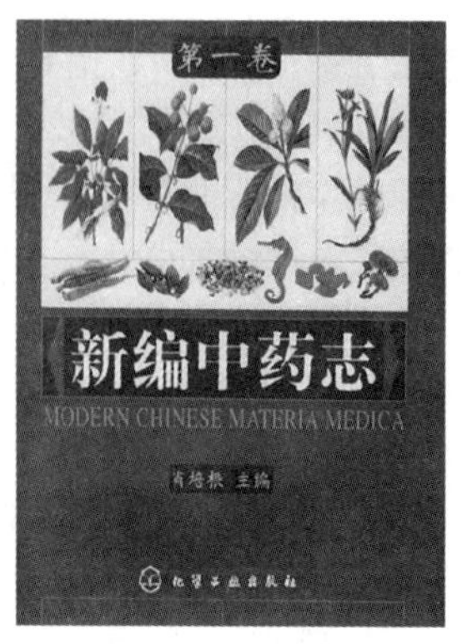

图 2-6 《新编中药志》封面

（5）《全国中草药名鉴》：是一部全面收载全国中草药名称的专著，由谢宗万、余友芩主编，人民卫生出版社出版（图 2-7）。全书分三册出版，是目前国内公开出版物中收药种数最多、古今药名最齐全的工具书。上册为“中草药同物异名集”，共收中草药 13200 余条，每条收载内容包括代号、拉丁学名、植物名、药材名、文献名、地方名、功效、备考八项。下册为“中草药同名异物集”。将不同基原的中草药按同一中文名汇集一处，并按首字笔画排序，简要集中地反映了全国中草药异物同名的情况，可为读者检索和研究中药复杂品种提供方便。另一册为全书索引。该工具书对中药学、中医学、本草学、植物学、动物学、农林学和矿物学方面的科研、教学、医疗，以及中药材产供销、经营管理、药品鉴定等有关工作人员都有一定的参考价值。

（6）《新编国家中成药》：由宋民宪、郭维加等主编，人民卫生出版社 2002 年 7 月出版，2011 年出版第 2 版（图 2-8）。该书在编写体例上侧重于实际应用，汇集了国家多年来批准上市的中成药品种。全书共收集中成药品种 7260 个，含有不同处方 4728 个，对药品的内容和使用方法进行了介绍，为医药教学和科研单位、药品生产企业、药品经营企业、医疗机构提供了有益的参考。

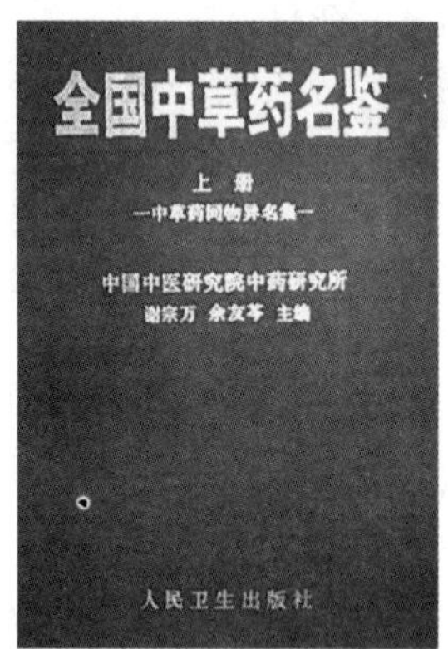

图 2-7 《全国中草药名鉴》封面

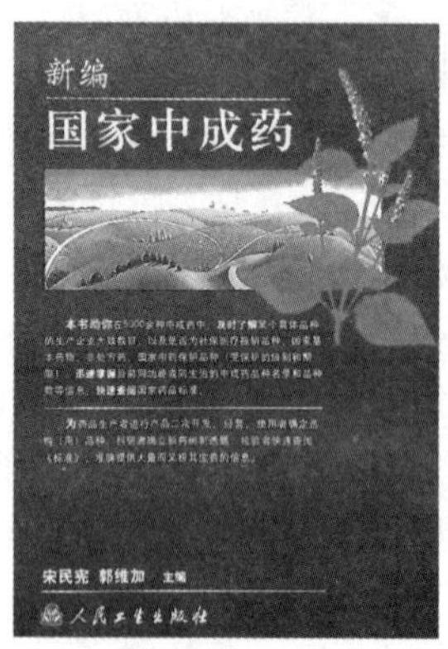

图 2-8 《新编国家中成药》封面

（7）《美国药典》及《美国国家处方集》：《美国药典》简称 USP（*United States Pharmacopoeia*），由美国政府所属的美国药典委员会编辑出版，于 1820 年出第一版，1950 年以后每 5 年出一次修订版，2002 年后每年修订一版。《美国药典》是美国政府对药品质量标准和检定方法做出的技术规定，也是药品生产、使用、管理、检验的法律依据。《美国国家处方集》简称 NF（*National Formulary*），收载《美国药典》未收入的新药、新制剂，于 1883 年出版第一版，1980 年 15 版起并入 USP，但仍分两部分，前面为 USP，后面为 NF。USP44-NF39 于 2020 年 12 月份出版，2021 年 5 月 1 日生效。《美国药典》正文药品名录分别按法定药名字母顺序排列，各药品条目大都列有药名、结构式、分子式、美国化学文摘社（Chemical Abstracts Service，CAS）登记号、成分和含量说明、包装和贮藏规格、鉴定方法、干燥失重、炽灼残渣、检测方法等常规项目，正文之后还有对各种药品进行测试的方法和要求的通用章节及对各种药物的一般要求的通则。可根据书后所附的 USP 和 NF 的联合索引查阅本书。在线检索网址为 http://www.usp.org。

（8）《英国药典》：简称 BP（*British Pharmacopoeia*），于 1864 年出版，不定期改版，1948 年以后约每 5 年改版一次，目前每年修订一次。是英国药品委员会正式出版的英国官方医学标准集，是英国制药标准的重要出处，也是药品质量控制、药品生产许可证管理的重要依据。该药典包括 3 卷本，2 卷为英国药典，1 卷为英国兽药典。Ⅰ卷为医药用品，组成项目包括注意事项、前言、内容介绍、一般注意事项、专论、红外参比光谱等。Ⅱ卷包括处方、血液制品、免疫制品、放射性药物制剂及外科材料等。该药典还囊括了颇有价值的医学专题论文。它不仅为读者提供了药用和成药配方标准以及公式配药标准，而且也向读者展示了所有明确分类并可参照的欧洲药典专著。在线检索网址为 http://www.pharmacopoeia.org.uk。

（9）《日本药局方》：日本国药典的名称是《日本药局方》，英文缩写 JP（*The Japanese Pharmacopoeia*），如《日本药局方》（2016 版）第十七改正本【JP（17）】，由一部和二部组成，共一册。一部收载有凡例、制剂总则（即制剂通则）、一般试验方法、医药品各论（主要为化学药品、抗生素、放射性药品以及制剂）；二部收载通则、生药总则、制剂总则、一般实验方法、医药品各论（主要为生药、生物制品、调剂用附加剂等）、药品红外光谱集、一般信息等。索引置于最后。《日本药局方》的索引有药物的日本名索引、英文名索引和拉丁名索引 3 种。其中拉丁名索引用于生药品种。《日本药局方》“医药品各论”中药品的质量标准，按顺序分别列有品名（日本名、英文名、拉丁名和日本别名）、有机药物的结构式、分子式与分子量、来源或有机药物的化学名、CAS 登录号、含量和效价规定、性状和物理常数、鉴别、检查、含量或效价测定、容器和贮藏、有效期等。

二、中药期刊文献

（一）中药期刊文献的分类

期刊种类繁多，分类方法多样，没有统一标准。中药期刊一般分为普及性期刊和学术性期刊两大类。

1. 普及性中药期刊 一般面向基层，以普及和传播中医药的基础知识为目标，专门刊登用于指导基层中药工作的经验和技术，具有实用、通俗的办刊特点。

2. 学术性中药期刊 也称原始论文期刊。它主要反映国内外中药科研水平，重点报道中药研究领域的新成果，发表具有创造性的学术论文、新技术、新方法等原始文献。学术性中药期刊是专业科技信息的载体，是中药现代前沿研究的重要窗口，也是中药研究人员开展国内、国际间学术交流和学术讨论的主要平台，对中药研究起导航作用。

传统上中药学术期刊还可按级别分为核心期刊和一般期刊。通常学术界采用一整套科学的方法，对期刊质量进行跟踪评价，将期刊进行分类定级。核心期刊是指所含专业情报信息量大，质量高，能够代表专业学科发展水平，并受到本学科读者重视的专业期刊。有关专家研究发现，在文献情报源的实际分布中，存在一种核心期刊效应，即某一专业的世界上的大量科学论文，是集中在少量的科学期刊中。我国一般根据以下几条原则来综合测定：①载文量，即刊载本学科的文献量多的期刊；②被二次文献摘录量大的期刊；③被读者引用次数多的期刊。

科学技术部于 2020 年 2 月 17 日印发《关于破除科技评价中“唯论文”不良导向的若干措施（试行）》的通知，鼓励发表高质量论文，包括发表在具有国际影响力的国内科技期刊、业界公认的国际顶级或重要科技期刊的论文，以及在国内外顶级学术会议上进行报告的论文。

目前国内有8种核心期刊（或来源期刊）遴选体系，分别为中国科学技术协会等“中国科技期刊卓越行动计划”、北京大学图书馆“中文核心期刊”、南京大学“中文社会科学引文索引（CSSCI）来源期刊”、中国科学技术信息研究所“中国科技论文统计源期刊”（又称“中国科技核心期刊”）、中国社会科学院文献信息中心“中国人文社会科学核心期刊”、中国科学院文献情报中心“中国科学引文数据库（CSCD）来源期刊”、中国人文社会科学学报学会“中国人文社科学报核心期刊”，以及万方数据股份有限公司“中国核心期刊遴选数据库”。

例如，根据《关于组织实施中国科技期刊卓越行动计划有关项目申报的通知》及《中国科技期刊卓越行动计划评审细则》有关规定，经公开申报、资格审查、陈述答辩、专家委员会复核、结果公示，确定中国科技期刊卓越行动计划入选项目共计285项。其中卓越领军期刊22种、卓越重点期刊29种、梯队期刊199种、高起点新刊30种。

卓越领军期刊中，医药学相关期刊包括《分子植物》《科学通报（英文版）》《细胞研究》《信号转导与靶向治疗》《药学学报（英文版）》《中国免疫学杂志（英文版）》《中华医学杂志（英文版）》等。卓越重点期刊中，医药学相关期刊包括《癌症生物学与医学》《基因组蛋白质组与生物信息学报》《神经科学通报》《药物分析学报（英文版）》《中国科学：生命科学（英文版）》等。

梯队期刊中，医药学相关期刊包括《北京中医药大学学报》《蛋白质与细胞》《当代医学科学》《国际肝胆胰疾病杂志（英文版）》《国际皮肤性病学杂志（英文版）》《华西口腔医学杂志》《军事医学研究（英文版）》《老年心脏病杂志》《南方医科大学学报》《贫困所致传染病（英文版）》《生物化学与生物物理学报》《生物医学与环境科学（英文版）》《世界儿科杂志（英文版）》《世界急诊医学杂志（英文版）》《亚洲泌尿外科杂志（英文版）》《亚洲男性学杂志》《亚洲药物制剂科学》《中草药（英文版）》《中国癌症研究（英文版）》《中国病理生理杂志》《中国化学》《中国化学工程学报（英文版）》《中国化学快报（英文版）》《中国结合医学杂志》《中国神经再生研究（英文版）》《中国天然药物》《中国中药杂志》《中华创伤杂志（英文版）》《中华儿科杂志》《中华耳鼻咽喉头颈外科杂志》《中华放射学杂志》《中华放射医学与防护杂志》《中华肝脏病杂志》《中华护理杂志》《中华结核和呼吸杂志》《中华流行病学杂志》《中华内科杂志》《中华神经外科杂志（英文版）》《中华心血管病杂志》《中华血液学杂志》《中华预防医学杂志》《中华中医药杂志》《中医杂志》等。

高起点新刊中，医药学相关期刊包括《感染性疾病与免疫（英文版）》《国际肝胆健康（英文版）》《寒带医学杂志》《基因与疾病》《急危重症医学》《生物活性材料》《生物医学工程前沿》《食品科学与人类健康》《心血管病探索（英文版）》《再生生物材料（英文版）》《针灸和草药》《智慧医学（英文版）》《中医药文化》等。

由北京大学图书馆与北京高校图书馆期刊工作研究会联合编辑不定期出版的《中文核心期刊要目总览》，收编包括社会科学和自然科学等各种学科类别的中文期刊，并通过五项指标综合评估对核心期刊进行认定，通常所说的“中文核心期刊”就是指收录在此要目中的期刊。目前已经出版了1992年、1996年、2000年、2004年、2008年、2011年、2014年、2017年和2020年版共9版，为图书情报部门对中文学术期刊的评估与订购、为读者导读提供了参考依据。

2020年版北京大学图书馆“中文核心期刊”中的中国医学（R2）核心期刊有18种，分别为《中草药》《中国中药杂志》《针刺研究》《中国实验方剂学杂志》《中华中医药杂志》《中医杂志》《中国中西医结合杂志》《中国针灸》《北京中医药大学学报》《世界科学技术 • 中医药现代化》《中成药》《中药材》《中药新药与临床药理》《时珍国医国药》《中华中医药学刊》《南京中医药大学学报》《中药药理与临床》《中国中医基础医学杂志》。

药学核心期刊有15种，分别为《药学学报》《中国新药杂志》《中国药学杂志》《药物分析杂志》《中国药理学通报》《中国医药工业杂志》《中国现代应用药学》《中国医院药学杂志》《中国药科大学学报》《中国抗生素杂志》《中国临床药理学杂志》《中国新药与临床杂志》《沈阳药科大学学报》《中国药房》《中国药理学与毒理学杂志》。

而由中国科技信息研究所每年公布的《中国科技论文统计源期刊》，其收录的期刊则称为中国科技核心期刊。俗称的“双核心期刊”一般指同时被《中文核心期刊要目总览》和《中国科技论文统计源期刊》收录的期刊。

（二）常用中药中文学术期刊

党的二十大报告指出，我国一些关键核心技术实现突破，战略性新兴产业发展壮大，载人航天、探月探火、深海深地探测、超级计算机、卫星导航、量子信息、核电技术、大飞机制造、生物医药等取得重大成果，进入创新型国家行列。加快实施创新驱动发展战略，加快实现高水平科技自立自强，以国家战略需求为导向，集聚力量进行原创性引领性科技攻关，坚决打赢关键核心技术攻坚战，加快实施一批具有战略性全局性前瞻性的国家重大科技项目，增强自主创新能力。当前中药学术期刊以其大量的中药信息资源、高质量的论文在中药文献研究中占有日益重要的地位，为广大中药科技工作者提供十分丰富的信息来源。常见的中药中文核心期刊包括《药学学报》《中国中药杂志》《中国药学杂志》《中草药》《中药材》《中成药》《中药药理与临床》《药物分析杂志》《中国药理学通报》《中华中医药杂志》《天然产物研究与开发》《中药新药与临床药理》《中国实验方剂学杂志》《中国天然药物》《中国中西医结合杂志》《北京中医药大学学报》《南京中医药大学学报》《广州中医药大学学报》《中医杂志》《世界科学技术·中医药现代化》《时珍国医国药》《中国中医基础医学杂志》《中国新药杂志》《中国现代应用药学》《中华中医药学刊》《中国药科大学学报》等。

1.《药学学报》　1953 年创刊，由中国药学会和中国医学科学院药物研究所主办。主要内容包括药理学、天然药物化学、合成药物化学、药物分析、生药学、药剂学与抗生素等方面的研究论文、综述、简报、简讯、述评、学术动态等。

2.《中国中药杂志》　1955 年创刊，由中国科学技术协会主管，中国药学会主办，中国中医科学院中药研究所承办，是我国现存创刊最早的综合性中药学术核心期刊，全面反映我国中药学进展与研究动态，是国内中药科研学术水平较高的交流平台之一。自 2005 年起，由月刊改为半月刊。内容包括栽培、资源与鉴定、炮制、药剂、化学、药理、毒副作用及中医药理论与临床等。设有专论、综述、研究论文、研究报告、临床、学术探讨、经验交流、信息等栏目。

3.《中国药学杂志》　1953 年创刊，由中国科学技术协会主管，中国药学会主办。主要栏目有专题笔谈、综述、中药及天然药物、药理、药剂、临床药学、药品质量及检验、药物化学、药物与临床、生物技术、新药介绍、药学史、药学人物、药事管理、学术讨论、科研简报等。

4.《中草药》　1970 年创刊，由中国药学会和天津药物研究院主办，主要报道中草药化学成分、药剂工艺、生药炮制、产品质量、检验方法、药理实验和临床观察、药用动植物的饲养栽培、药材资源等方面的研究论文。设有中药现代化论坛、专论、综述、短文、新产品、企业介绍、学术动态和信息等栏目。

《中草药（英文版）》2009 年创刊，继承和发扬祖国医药学遗产，报道和反映中草药研究最新进展，宣扬我国中草药传统特色，加强与世界各国传统药物研究的经验交流，在中医与西医、传统与现代、东方与西方之间架起一座理解与沟通的桥梁，促进中药现代化、国际化。主要栏目包括临床论著、实验研究、经验交流、学术动态、研究进展、人物介绍、实用验方、综述。

5.《中药材》　1978 年创刊，由国家药品监督管理局主管，国家药品监督管理局中药材信息中心站主办。主要报道中药材的种（养）技术（GAP）、资源开发和利用、药材的加工炮制、鉴别、成分、药理、临床、制剂、用药等方面的研究论文，是发行量较大的中药科技杂志。辟有专论、考证、综述、药膳、经验、动态与信息等栏目。

6.《中成药》 1978 年创刊，由国家药品监督管理局主办，主要报道有关中成药、中药饮片生产、科研和应用专业学术性论文，刊登中药指纹图谱、临床、药理、制剂、质量、饮片炮制、成分分析等论著，并辟有综述、信息、科研报道、医院药房等栏目。向医学工作者提供最新的中药研究动态和发展趋势。

7.《中药药理与临床》 1985 年创刊，由中国药理学会主办，主要刊载有关中药理学和临床治疗学研究的学术论文。设有名方研究、实验研究、临床研究、思路与方法学探讨、综述等主要栏目，主要刊载中药药理学基础和应用基础研究论文，也刊载天然产物基础与开发研究论文。载文数量为每期 35～40 篇。是国内外中药药理学学术交流的主要场所，是我国中药药理学的代表性刊物。

8.《药物分析杂志》 1951 年创刊，由中国科学技术协会主管，中国药学会主办。主要报道药物分析学科新成果，探讨药物分析新理论，介绍药物分析新进展，传播药物分析新技术，推广药物分析新方法。发表文章涵盖药物分析学及相关学科的科技文章，包括药物研制、药品生产、临床研究、药物安全、质量评价、市场监督等所涉及的药物分析学科的研究论文、科研简报、学科动态与综述评述等。

9.《中国药理学通报》 1985 年创刊，由中国科学技术协会主管、中国药理学会主办，安徽医科大学承办。辟有论著、综述与讲座、实验方法学、研究简报、小专论等栏目。读者对象主要是药理学、药学及其他相关专业的研究工作者，各级临床医师、药师、制药界科技人员。

10.《中华中医药杂志》 1986 年创刊，由中国科学技术协会主管、中华中医药学会主办。设有论著、临证经验、标准与规范、专题讲座、继续教育、述评、综述、会议述要等栏目。全面反映中医药学科包括中医、中药、针灸、中西医结合、民族医药等的新思想、新观点、新技术、新成果，交流国内外中医药学术信息。

11.《天然产物研究与开发》 1989 年创刊，由中国科学院主管，中国科学院成都文献情报中心、国家天然药物工程技术中心、昆明医科大学药学院等合办。主要刊载具生物活性的天然产物以及药用动植物的研究与开发的新成果，尤其是天然产物的生物活性、作用机制、提取分离新方法、复杂混合物快速分离分析、天然产物的结构改造、生物合成及生物转化、合成新方法、构效关系研究、活性评价新手段、天然产物综合利用等，涵盖天然产物化学、生物化学、药学及分子生物学等领域。

12.《中药新药与临床药理》 1990 年创刊，由国家药品监督管理局主管，广州中医药大学、中华中医药学会主办。主要栏目有药效与毒理学研究、药物动力学研究、化学成分研究、质量分析研究、工艺研究、方法学研究、动物模型研究、不良反应与合理用药、专家述评、临床药理研究、中药现代化、中药指纹图谱研究、新技术与新方法、学术探讨、综述等。宣传和报道国内外中药新药及临床药理的研究成果和进展。

13.《中国实验方剂学杂志》 1995 年创刊，由国家中医药管理局主管，中国中医科学院中药研究所、中国中西医结合学会中药专业委员会主办。主要栏目有工艺与制剂、化学与分析、资源与鉴定、药物代谢、药理、毒理、临床、综述、专论、数据挖掘等，探索方剂及其主要组成药物的研究成果与最新进展。读者对象是从事中、西医药，尤其是方剂教学、科研、医疗、生产者等。

14.《中国天然药物》 2003 年创刊，是由中国药科大学、中国药学会共同主办的国家级药学学术期刊。以报道来自天然产物的先导化合物的发现与改造，以及其药效与药理作用机制为重点，是具有我国独特优势的中药、草药、海洋药物、生化药物、微生物药物、民族药物、民间药物的创新研究进行国内外交流的重要窗口。主要报道天然药物学科创新性成果，辟有思路与方法、综述、论文、简报、技术交流、快报、药事法规等栏目；登载天然药物化学、药理学、中药学、药剂学、药物分析学、毒理学、生物化学、微生物学、分子生物学及其相关学科的研究原著，体现了前沿性、权威性、学术性、科学性、可读性的特点。

15.《中国中西医结合杂志》 1981年创刊，是由中国科学技术协会主管，中国中西医结合学会和中国中医科学院主办的全国性中西医综合性学术期刊。主要宣传党的中医政策和中西医结合方针，报道我国中西医结合在临床、科研、教学等方面的经验和成果，探讨中西医结合的思路与方法，循证医学研究成果；介绍国内外本专业的进展，开展学术讨论和争鸣，提高中西医结合理论和实践水平，传承和发展我国传统医药学，促进我国医学科学现代化，为保障人民健康服务。主要栏目有临床论著、实验研究、经验交流、学术探讨、基层园地、短篇报道、专题笔谈。

16.《北京中医药大学学报》 1959年创刊，由北京中医药大学主办。属于卓越期刊计划梯队期刊、中国中文核心期刊、全国中医药优秀期刊、全国优秀科技期刊、中国科学引文数据库核心库、北京高校自然科学学报系统及全国高等医药学院校学报系统优秀学报等。主要反映中医药研究的新成果、新成就、新动态，贯彻“双百方针”，活跃学术空气，促进中医药学术发展。主要栏目有学科展望、专家述评、博士之光、科技之窗、理论研究、临床研究、中医药实验研究、中药化学。

17.《南京中医药大学学报》 1959年创刊，是由南京中医药大学主办。主要栏目有理论研究、中医基本概念论析、江苏近代名老中医学术精华、临床研究、临床经验、针灸经络、方药研究、实验研究、文献研究、教学研究、综述等。

18.《广州中医药大学学报》 1984年创刊，由广州中医药大学主办。以广州中医药大学的学术为依托，遵循中医基本理论，突出中医特色，坚持学术上的“双百方针”，反映我国在继承和发展中医药学方面的研究状况和水平，报道中医药学在人体生命科学中应用的最新成果。主要栏目有医学论坛、中医基础理论探讨、临床报道、方药运用、针灸与经络、实验研究、中药药理、中药鉴定与质量控制、新学科与新技术、中医教育、学术争鸣、文献综述、古籍整理、学员园地等。

19.《中医杂志》 1955年创刊，由中华中医药学会、中国中医科学院主办，是1949年以后我国中医药学术界创刊较早、发行量最大、在国内外具有较高权威和影响的学术刊物之一。始终坚持发扬中医特色，以中医学术为本，同时推动和关注中医现代研究和中西医结合研究的发展；提高为主，兼顾普及；面向临床，兼重基础理论的正确办刊方针。主要栏目有学术探讨、当代名医、思路与方法、临床研究、实验研究、文献研究、临证心得、综述、百家园、标准与规范、中医药发展园地、学术争鸣、病例讨论、中医教育、海外中医、学术动态等。

20.《世界科学技术——中医药现代化》 1992年创刊，由中国科学院科技战略咨询研究院主办。主要刊登内容包括国家有关中医药现代化发展的战略部署、进展及相关政策；从药材种子选育、栽培、饮片炮制直至中药新药研究开发过程中的基础性研究成果、方法、标准等；从药材直至成药的产业化发展趋势与实践；中药系列标准规范的研究、制定与实践；中医药国际市场需求、前景，国际化的战略、政策、措施及范例，中药进入各国的途径、申报程序等；国内外有关部门中药、植物药知识产权保护的法规、现状、措施及典型实例；利用信息技术加速中医药现代化、国际化；其他有关中药现代化、国际化的新观点、新理论、新方法等。主要栏目：中药现代化专论、战略决策与法规、思路与方法、高技术应用、药学前沿、中药资源保护、药品分析与鉴定、基础研究与临床应用、市场评述与展望、知识产权保护、中药材生产与基地建设、产业经济研究等。

21.《时珍国医国药》 1990年创刊，是经中华人民共和国科学技术部、国家新闻出版署批准国内外公开发行的综合性中医药杂志。该杂志以弘扬和发展中国中医药事业为特色，以探讨研究中医药传统学术及中医药在现代医学领域的最新应用成果为重点，辟有基金项目、药理药化、炮制与制剂、国药鉴别、临床报道、中西医结合、食疗与护理、教学实践与改革、英语园地、资源开发等 20 多个栏目。

22.《中国中医基础医学杂志》 1995 年创刊，由中国中医科学院中医基础理论研究所主办。本刊学术宗旨为突出中医药特色，坚持科学性、学术性、先进性、创新性。以中国为主，面向世界，立足基础医学专业，兼顾临床理论研究，理论研究与实验研究相结合，基础研究与应用研究相结合，开拓中医基础研究，促进中医药科技发展与繁荣。主要栏目有专家论坛、学术争鸣、实验研究、临床基础、基层园地等。

23.《中国新药杂志》 1992 年创刊，由国家药品监督管理局主管，中国药学会、中国医药集团总公司和中国医药科技出版社共同主办。专门报道新药科研、生产、技术成果、临床应用及评价、新药质量、市场和管理方面内容，集学术、科研和信息交流服务一体，具有很强的专业性、实用性和新颖性。读者对象为医药科研人员、临床医师、药师、药品生产和管理人员。该刊特色首先是突出“新”字，反映新内容；其次突出“两个结合”，即医与药结合、技术性与学术性结合；再次是突出“实”字，有很强的实用性。主要栏目有综述与专论、实验研究、制剂与质控、临床研究、药师与临床、新药述评、新药申请与审评技术、国际新药资讯。

24.《中国现代应用药学》 1984 年创刊，由中国科学技术协会主管，中国药学会主办。本刊全方位多角度地反映国内药学领域的最新进展，是国内广大医药工作者发表科研成果、交流信息、更新知识的重要学术平台，也是发布药品及相关领域产品广告的重点专业期刊媒体。主要栏目有专家论点、论著、中药、综述、药事管理、临床、药物警戒等，论著包含药理、药剂、生物药、药物化学、药物分析与检验等相关内容。

25.《中华中医药学刊》 1982 年创刊，初刊名为“中医函授通讯”，由中华中医药学会、辽宁中医药大学主办，2002 年更名为“中医药学刊”，2007 年更为现名。主要栏目有院士论坛、终身教授论著、博士导师新论、中华名医经典、国家项目点击、省级项目平台。

26.《中国药科大学学报》 1956 年创刊，由教育部主管，中国药科大学主办的药学类综合刊物。主要刊登合成药物化学、天然药物化学、生药学、中药学、药剂学等学科的原始研究论著。主要栏目有药学前沿、论坛、获奖成果、论文、简报、技术交流、综述、快报。

此外，《中国医院药学杂志》《中国临床药理学杂志》《中国新药与临床杂志》《沈阳药科大学学报》《中国药理学与毒理学杂志》等其他众多中医类学术期刊也含有大量中药研究成果。

（三）常用中药外文学术期刊

常用的外文药学期刊包括 *Phytochemistry*、*Phytochemistry Letters*、*Natural Product Reports*、*Planta Medica*、*Journal of the American Chemical Society*、*Organic Letters*、*Journal of Natural Products*、*Tetrahedron*、*Steroids*、*Fitoterapia*、*Journal of Chromatography B* 和 *Journal of Natural Medicines* 等。

1. *Phytochemistry*（《植物化学》） 1961 年创刊，月刊，英语期刊，由 Elsevier 公司出版，涉及的研究方向为生物-植物科学。分为 8 个部分，包括综述、蛋白质生物化学、分子遗传学和基因组学、新陈代谢、生态生物化学、植物化学分类学、生物活性产物和化学（包括大分子）。

2. *Phytochemistry Letters*（《植物化学通讯》） 2008 年创刊，是 *Phytochemistry* 的姐妹刊物，由 Elsevier 公司出版。主要收录植物化学方面的文章，偏重天然有机化学、植物结构学、植物资源学等。

3. *Natural Product Reports*（《天然产物报告》） 1984 年创刊，月刊，英国皇家化学学会主办，主要学术领域为生物制剂、有机化学。主要发表有关天然产物的重要综述性文章，包括分离、结构鉴定、立体化学确定、生物合成、生物活性研究以及化学合成。在天然产物方面影响力很大。

4. *Planta Medica*（《药用植物》）　1953 年创刊，由德国斯图加特希波克拉底出版社出版，主要领域为天然产物和药用植物研究。

5. *Journal of the American Chemical Society*（《美国化学学会杂志》）　1879 年创刊，美国化学学会出版，涵盖领域包括生化研究方法、药物化学、有机化学、普通化学、环境科学、材料学、植物学、毒物学、食品科学、物理化学、环境工程学、工程化学、应用化学、分子生物化学、分析化学等。该刊在化学领域具有很强的影响力。

6. *Organic Letters*（《有机快报》）　1999 年创刊，美国化学学会出版，研究方向包括有机化学物理和理论有机化学、天然产物的分离和合成新的合成方法、生物有机和药物化学等，天然产物方面的投稿要求有新骨架，并要给出绝对构型。

7. *Journal of Natural Products*（《天然产物杂志》）　1979 年创刊，美国化学学会出版。主要关注天然产物化学和生物化学方面研究，包括从高等植物或动物中提取分离得到新的生物活性物质，新颖天然化合物的化学合成，天然产物的药理学研究，微生物的次级代谢产物抗生素、真菌毒素，生物合成和微生物转化的生物化学研究，发酵和植物组织培养等。

8. *Tetrahedron*（《四面体》）　1957 年创刊，Elsevier 公司出版，主要涉及有机合成、有机反应、天然产物化学反应机制和光谱学。投稿要求新化合物须给出绝对构型。

9. *Steroids*（《甾体》）　1963 年创刊，Elsevier 公司出版，只刊登关于甾体化学方面的文章，包括天然分得的新的甾体、合成的甾体等。在甾体化学方面影响较大。天然产物方面的投稿要求新化合物，需做活性研究。

10. *Fitoterapia*（《植物疗法》）　1924 年创刊于意大利，Elsevier 公司出版，致力于将药用植物研究与临床实践相结合。主要收载药用植物和其衍生物在化学、药理学和临床应用方面的最新研究成果。

11. *Journal of Chromatography B*（《色谱 B》）　1994 年创刊，Elsevier 公司出版，主要领域为临床分析、治疗药物监测、药物分析、毒物分析、生物环境分析及样品的新型制备方法。主要发表有关药物，以及生物活性化合物、代谢物、生物标志物及生物聚合物等，分析方法学改进及应用方面的论文。

12. *Journal of Natural Medicines*（《天然药物杂志》）　2006 年创刊，出版地日本，投稿论文要求提取分离得到 2 个或以上的新化合物，发现已知化合物新的药理活性，设计出测定药物中某种成分的新方法，设计出新的草药及其制品的化学和植物形态学鉴定方法，寻找到有某种药理作用的新草药等。

党的二十大报告指出，深入实施人才强国战略，坚持尊重劳动、尊重知识、尊重人才、尊重创造，完善人才战略布局，加快建设世界重要人才中心和创新高地，着力形成人才国际竞争的比较优势，把各方面优秀人才集聚到党和人民事业中来。近年来，随着计算机技术尤其是网络技术的广泛运用，期刊文献检索已基本进入网络数据库检索时代。当前国内常见的网络检索数据库有隶属于国家知识基础设施（CNKI）的中国学术期刊网络出版总库（China Academic Journal Network Publishing Database，CAJD）、中文生物医学期刊文献数据库、中国中医药数据库、维普数据库等，其中 CAJD 为世界上最大的连续动态更新的中文学术期刊全文数据库，收录以学术、技术、政策指导、高等科普及教育类期刊为主，内容覆盖自然科学、工程技术、农学、哲学、医学、人文社会科学等各个领域。收录自 1915 年至今出版的期刊，部分期刊回溯至创刊。截至 2021 年 10 月，收录国内学术期刊 7700 多种，包括创刊至今出版的学术期刊 5400 余种，核心期刊收录率达 96%，中医药期刊收录率达 100%，全文文献总量 1 亿篇以上，每日更新文献过万篇。

世界最著名的期刊文摘索引数据库，如科学引文索引（Science Citation Index），简称 SCI，为美国科学情报研究所（Institute for Scientific Information，ISI）1961 年创办，覆盖生命科学、临床医学、药学、物理化学、农业、生物、工程技术等方面。美国科学情报研究所通过它严格的选刊标准和评估程序挑选刊源，从而做到其收录的文献能全面覆盖全世界最重要、最有影响力的研究成果，每年收集论文数达六七十万条，能全面反映当今自然科学研究的最高学术水平，在国际学术界占有重要地位。许多国家和地区均以被 SCI 收录及引证的论文情况来作为评价学术水平的一个重要指标。在 SCI 数据库中也能发现不少中药现代研究的文献，我们也应充分利用。

三、中药特种文献

（一）科技报告

世界许多国家都出版各自的科技报告，如我国出版的《科学技术研究成果报告》等，查找我国科技报告的工具是《科学技术研究成果公报》（月刊），该刊由国家科学技术研究成果管理办公室编辑，按分类编排，除报道书目信息外，还报道内容摘要。此外，通过北京万方数据有限公司提供的中国科技成果数据库（http://www.wanfangdata.com.cn）可实现网上检索。

科技报告出版量最多的是美国，最为著名的是“四大报告”，即美国国防科学技术情报中心、国家技术情报服务局、能源部和国家航空与航天局出版的科技报告，分别简称为 AD 报告、PB 报告、DOE 报告和 NASA 报告。“四大报告”的内容虽各有所侧重，但均包括医药卫生的内容。在科技查新工作中利用较多的是美国国家技术情报局（简称 NTIS）出版的《政府报告通报与索引》（简称 GRAI），有数据库和检索刊物及缩微平片等多种形式可利用。它全面报道 PB 报告和 AD 报告，对 DOE 报告和 NASA 报告亦做重点报道，另外还报道美国政府专利和专利申请书。

（二）会议文献

目前全世界每年出版的会议论文集超过 4000 种，会议论文数十万篇。我国收藏会议文献的主要单位有国家图书馆、中国科技信息研究所、中国科学院图书馆、中国国防科技信息中心和一些大学、研究院（所）图书馆等。其原文一般可通过邮函、通讯获取，另外可直接向会议文献发行单位订购。

由中国科学技术情报研究所出版的《中国学术会议文献通报》，是目前较为全面报道我国各类学术会议论文的刊物，包括“文献通报”“会议预报”和“会议动态”三部分。其他检索工具还有中国医学科学院医学信息研究所编辑出版的《中文科技资料目录》（医药卫生）、上海科技情报研究所编印的《中文科技文献目录》等。网上检索可利用《中国学术会议论文全文数据库》（http://124.42.30.10：90/hylw/pacccn.htm），这是国内唯一的学术会议文献全文数据库，主要收录自 1998 年以来国家级学会、协会、研究会组织召开的全国性学术会议论文。

（三）学位论文

学位论文除在本单位被收藏外，一般还在国家指定单位专门进行收藏。国内收藏硕士、博士学位论文的指定单位是中国科学技术信息研究所和国家图书馆。其原文一般可以直接通信联系索取复印件，也可以订购全文缩微片。

中国科学技术信息研究所编辑、科学技术文献出版社出版的《中国学位论文通报》，收录了我国自然科学领域各个专业的硕士、博士和博士后的全部论文。1985 年创刊，双月刊，文摘性刊物。1999 年后停止出版印刷版，开始出版光盘版和网络版数据库。

检索国内学位论文的常用数据库有《中国优秀博硕士学位论文全文数据库》（http://www.cnki.net）、《中国学位论文文摘数据库》（http://wanfang.calis.edu.cn）、《CALIS 高校学位论文数据库》

（http://etd.calis.edu.cn）、《国家科技图书文献中心学位论文数据库》（http://www. nstl.gov.cn）、《北京大学学位论文数据库》（http://apabi.lib.pku.edu.cn）、《台湾地区部分高校学位论文数据库》（http://ethesys.lib.nsysu.edu.tw）。

检索国外学位论文可利用Dialog国际联机系统或国际大学缩微胶卷公司（University Microfilms International）编辑出版的《国际学位论文文摘》《美国博士学位论文》《学位论文综合索引》等检索工具。

检索国外学位论文的常用数据库有《PQDD 博硕士论文数据库》（http://lib.global.umi.com/dissertations/gateway）、《ProQuest 博硕士论文数据库》（http://proquest.calis.edu.cn、http://202.120.13.45/umi、http://168.160.16.198/umi）、《NDLTD 学位论文数据库》（http://oai.dlib.vt.edu/%7Eetdunion/cgi-bin/OCLC Union/UI/index.pl）等。

（四）专利文献

专利文献主要有各国专利局出版的专利说明书，专利公报及其年度索引和专利分类文摘等。

国内专利文献常用的有《专利公报》和《中国专利分类文摘》。《专利公报》是中国专利局专利文献出版社出版发行的唯一法定刊物。它集经济、法律、技术信息为一体，刊载了在中国申请保护的国内外最新发明创造成果。以文摘及主要附图摘要的形式，简要介绍专利申请项目的内容及发明人名称、地址，并公告专利申请、审查、授权的有关事项和决定。《专利公报》分《发明专利公报》《实用新型专利公报》《外观设计专利公报》三种。

《中国专利分类文摘》是在《专利公报》的基础上出版的文摘式年度检索刊物。分类文摘分《发明专利分类文摘》和《实用新型专利分类文摘》两种。每种按国际专利分类法（*International Patent Classification*，IPC）的 8 个部分编成 8 个分册，各分册主要包括 IPC 小类分类表、文摘正文和索引 3 部分内容。

此外，国际上较有影响的专利文献有《世界专利索引》《美国专利公报》《英国专利公报》等。

（五）标准文献

我国常用标准文献有《中国标准化年鉴》《中华人民共和国标准及信息总汇》《中华人民共和国标准和行业标准目录》《中国国家标准汇编》等，前三种均按分类编排，标准条目的著录项目包括分类号、标准号、标准名称、发布日期、修订日期及实施日期；后一种分若干分册出版，收入公开发行的全部现行国家标准，按国家标准号顺序编排。另外也可通过《中国国家标准文献数据库》网上查询。此外，查找国际标准化组织（简称 ISO）制订的各项国际标准可利用《国际标准化组织目录》进行查询。

党的二十大报告指出，教育、科技、人才是全面建设社会主义现代化国家的基础性、战略性支撑。我们要坚持教育优先发展、科技自立自强、人才引领驱动，加快建设教育强国、科技强国、人才强国，坚持为党育人、为国育才，全面提高人才自主培养质量，着力造就拔尖创新人才，聚天下英才而用之。上述为常用中药文献的简要介绍，同时应该认识到，当前中药文献检索已基本进入以计算机数据库为基础的网络检索时代，如何充分利用网络数据库海量的中药研究信息，也成为当今中药研究面对的主要问题。

思维导图

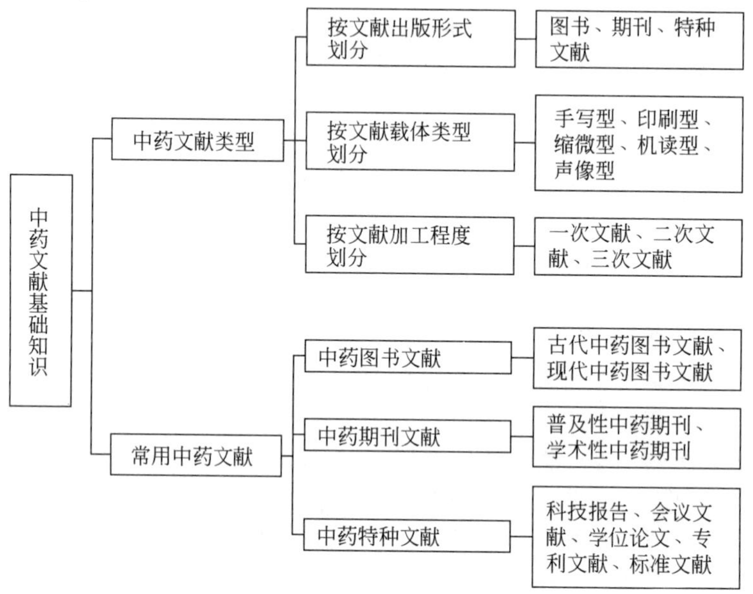

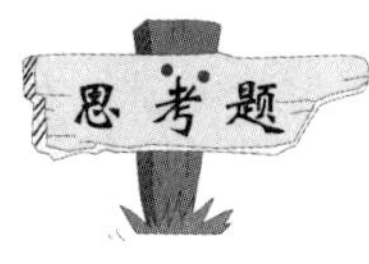

1. 常见的中药文献类型有哪些?

2. 何为一次文献、二次文献和三次文献?

3.《神农本草经》《本草经集注》《新修本草》《证类本草》《本草纲目》《本草纲目拾遗》各是什么时期的?

4. 写出10种重要的中药中文核心期刊。

5. 写出10种重要的古代中药文献。

第三章　中药文献检索

第一节　中药文献检索概述

随着科学技术的飞速发展，社会信息化程度不断提高，信息越来越被人们重视。信息的需求促进了信息技术的快速发展和信息网络的不断建立，使信息资源共享得以实现。文献信息的数字化及计算机的网络化、全球化，中药相关信息数量呈指数级增长，获取信息的敏锐程度和利用信息的准确程度决定了能否在大量信息中捕捉到有价值的信息，文献信息资源是科学技术创新的基础，党的二十大报告提出要完善科技创新体系，坚持创新在我国现代化建设全局中的核心地位，中医药事业的创新发展就需要文献信息资源的有力支持。因此掌握收集中药信息的方法，从浩如烟海的中药文献中找出有用文献有助于科学研究的顺利进行。

检索途径是按照文献存贮与检索基本原理，依据检索工具的编排方法查找有关的具体文献信息。文献检索方法是为了达到既定目的所采取的手段。多数是在选定检索工具书刊或数据库的前提下，先确定检索途径，后确定检索方法。

一、中药文献检索的类型

（一）按检索目标和对象划分

1. 线索检索　以文献为检索目的和对象，检索结果是文献线索或具体的文献。目前，以论文、著作、报告或专利说明书等全文信息为检索目的和对象的全文检索成为线索检索的主要方式，线索检索也被称为狭义的文献检索。

2. 事实检索　以某一客观事实为检索目的和对象，检索结果是有关某一事物的具体答案。

3. 数据检索　以数值或数据为检索目的和对象，检索结果是可供直接使用的各种数据。

（二）按检索手段划分

1. 手工检索　简称手检，是指利用各种印刷型检索工具，包括目录、索引（题录）、文摘等通过手工翻阅的方式来获取所需的信息。手检首先应了解所查文献对应的相关检索工具，再熟悉这些检索工具的编排规则、标引原则、检索途径和方法，最终熟练运用并获得所需文献。手检的优点是无须辅助设备，检索成本低，查找方便，检索方法简便。不足之处是检索速度慢，效率较低，且不能多元组配检索。

2. 计算机检索　简称机检，是利用计算机来储存和检索文献的方式，包括多种专题数据库检索和网络文献检索。机检首先须具备计算机设备、相关数据库及网络设备；能熟练运用计算机的相应功能，并学习掌握计算机检索的各种检索技术。随着科技的发展，计算机检索已成为日常学习、工作和生活中不可缺少的重要检索手段。机检的优点是检索速度快，效率高，组配灵活方便，文献数据更新快，内容丰富多样，信息量大。

二、中药文献检索的途径

文献检索是信息存贮的逆过程，在已选定检索工具的前提下，检索工具的编排方法（信息的存贮方法）即是文献检索途径。一般是利用它的多种索引作为检索途径，常用的索引途径有以下几种。

（一）外部特征途径

1. 题名途径 利用书刊名称或文章篇名索引直接进行查找的途径，是最方便且快捷的检索途径。通常以文献书名或题名的字顺排列。根据文献名称可迅速准确地查到所需文献，检索方便、简洁，但须有已知条件。

2. 著者途径 通过已知著者名称来查找文献的途径，包括“个人作者索引”“团体作者索引”等。利用著者索引查找有关著者的文献，科研人员的科技成果和论文，一般多侧重于某一学科或专业范围，权威性作者的论文通常还反映某学科的前沿水平和发展动向，对了解和掌握某学科的发展状况具有重要意义。

3. 机构检索 指通过机构名称获取相关信息了解该机构的途径。以机构途径检索文献，一般以计算机检索工具为主，手工检索较少。

4. 序号途径 利用文献的某些专一性序号查找文献的途径，如专利号、报告号、标准号、会议号和国际标准书号等。序号一般按大类缩写字母加号码次序（由大到小）编排索引，在已知序号的情况下，利用此途径检索比较快捷。判断与掌握序号编码的含义与规则对检索有实际意义。

5. 引文途径 利用引文索引（citation index）查找文献的检索途径。通过被引论文去检索引用论文的途径，如美国《科学引文索引》（SCI）。引文索引的编排方式是按被引论文的作者排列，在被引论文之下，按年代列出引用过这篇论文的文献资料。这种索引可揭示某作者的某篇论文曾被哪些文章所参考引用，以及这些文章发表的刊物、卷（期）等相关信息。通过这种途径，以某篇较早发表的论文为起点，检索引用这篇论文的一些文章，再以检索到的这些文章为被引论文，再进行检索，如此循环，可以查到一系列彼此有一定“血缘”关系的文献。由此可以追溯某一观点或某一发现的发展过程，并估量某篇文献或某位作者在学术界的影响。

6. 其他途径 根据不同学科性质和特点的检索需要，有些检索工具还编制专用索引，提供特有的检索途径。如美国《化学文摘》的分子式索引、环系索引等；美国《生物学文摘》的生物体索引等，都提供特有的检索途径。

（二）内容特征途径

1. 分类途径 是指按照文献资料所属学科（专业）类别进行检索的途径，它所依据的是检索工具中的分类检索索引。利用文献的分类号或者分类名进行检索的途径，能满足族性检索要求。族性检索是对具有某种共同性质或特征的众多事物、概念的检索。

分类索引是从科学分类的观点出发，以学科概念的相互关系反映事物的派生、隶属、平等和等级，确定文献内容在分类体系中的位置而编排的索引。分类途径检索文献关键在于正确理解检索工具的分类表，并将待查项目划分到相应的类目项下。

2. 主题途径 是指通过文献资料的内容主题进行检索的途径，它依据的是各种主题索引或关键词索引，检索者只要根据项目确定检索词（主题或关键词），便可实施检索。主题途径检索文献关键在于分析项目，提炼主题概念，运用词语来表达主题概念。主题途径是一种主要的检索途径，能满足特性检索要求。

三、中药文献检索的方法

检索方法是文献检索工作的一个重要技术、技巧问题，归纳起来主要有5种。

（一）顺查法

顺查法是一种以课题的起始年代，按时间顺序由远而近查找文献信息的方法。一般用于重大课题和各学科发展史，以及新兴学科等研究课题的全面检索。这种方法能满足全面检索的需要，检出的文献能反映课题的全貌，但前期需了解该课题提出的背景及大致发展历史，后期需对检索结果进行筛选。

（二）倒查法

倒查法是一种由近而远查找文献的方法。这种方法主要用于检索最新科研成果，是一种逆时间顺序回溯性查找文献的方法，目的是获取近期发表的最新文献信息，是一般科研人员最常用的方法之一。在确认某项研究成果是否创新时，常用倒查法。此方法的优点是节约时间成本，但可能会出现漏检现象。

（三）追溯法

追溯法是利用已掌握文献的参考文献或引用文献追踪查找相关文献的方法，也称回溯法、追踪法或引文追溯法，具体的查法有两种，一种是利用原始文献新附的参考文献追溯检索，但这种检索方式的漏检可能性较大。另一种是利用专门编制的引文索引进行追溯查找。《科学引文索引》就是在追溯检索实践基础上发展起来的一种检索工具。

（四）抽查法

抽查法是针对某一学科的具体课题，重点对某一时间段进行检索，这种检索方法多用于检索专题调查报告。其花费时间少，效率高，但须以检索者对该学科或课题研究的发展历史及背景比较熟悉为前提。

（五）浏览法

浏览法是通过浏览近期期刊、图书目录等获得文献线索，进而查找相关文献的方法。浏览法作为检索线索的一个突破口，主要在于查检最新文献，可作为文献检索的辅助方法灵活运用，有时可能会有意外收获。

在检索工具齐备的情况下，主要采用顺查法或倒查法及追溯法，在检索工具比较缺乏或不够齐全的情况下，可采用追溯法等。值得注意的是，在实际的检索过程中，常将顺查法、倒查法与追溯法综合起来或是将几种检索方法结合交替使用，检索方法之间并不完全割裂。

四、中药文献检索的策略及步骤

检索策略是为实现检索目的而制定和实施的一系列计划和方案。实施检索策略的一般过程如下。

（一）分析检索课题的检索需求

明确文献检索的要求，这是文献检索的第一步。检索者首先应对研究课题进行分析，掌握课题有关知识，明确所需资料的学科及年限范围，明确有关的名词术语等。根据课题的检索需求，确定查找文献的学科范围、所需的文献类型，达到检索结果准确、全面，获取课题研究进展及最新动态等目的。

（二）选择检索工具与数据库

根据检索目的确定检索工具与数据库的类型，根据信息需求的内容、专业范围选择检索工具与数据库。各种检索工具均有自己的特点，应根据检索课题的要求、检索工具的特点和检索者的外语能力选择合适的检索工具。

（三）确定检索途径与检索词

根据检索需求选择正确的检索途径。如主题词、自由词、作者、期刊和分类途径等。对课题进行主题分析，确定检索词，掌握课题的内容实质，找出最能代表主题概念的若干检索词，使用各学科通用的、文献中出现过的术语，考虑概念的同义词、近义词、上位词、下位词等，注意使用缩略语、不同拼写形式、截词等，提高查全率；考虑选择两个或两个以上的相邻概念词进行交叉组配，组配结果所表达的概念应该清楚、准确，只能表达一个主题概念；注意检索用词的规范；分析检索课题的内容实质，找出隐性的主题概念，将抽象的主题转化为具体的概念，使用较专指的下位词；以课题核心概念为主，排除无关概念，把重复概念进行归并等；采用检索词初步检索后，浏览检索结果，从记录中重新选择检索词进行检索。

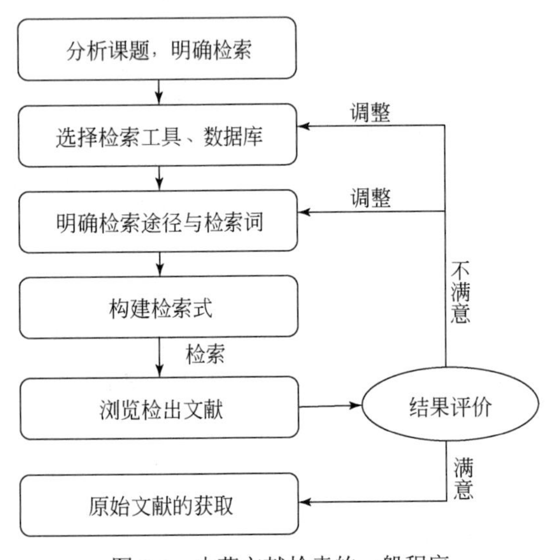

图 3-1 中药文献检索的一般程序

（四）构建检索式进行初步检索

合理运用逻辑运算符构建检索式，符号的使用要正确，符合概念逻辑，构建的检索式要简洁，防止漏检或误检。

（五）浏览检出结果

如果检索结果符合检索需求，则输出检索结果；若不符合检索需求，则需要继续调整上述步骤进行检索直到获得满意的结果(图 3-1)。

索取外文一次文献时，要注意各种缩写的还原，掌握外文刊名的缩写规律是十分必要的。外文刊名的缩写，拉丁语系刊名的缩写等可在 Chemical Abstracts（CA）的来源索引和多数检索工具的刊名表中还原。非拉丁语系刊名缩写的还原，先用缩写工具书查出拉丁文拼写全称，然后按文种采用不同的工具书，将拉丁文拼写的刊名全称还原为原文刊名。

五、检索效果评价

检索效果是指文献检索过程的有效程度和质量，目前评价检索效果的主要指标为查全率和查准率。

（一）查准率

查准率（precision ratio，P）是指检索得到的相关文献数占检出文献总数的百分比，反映检索准确性。

$$查准率=\frac{检出的相关文献数}{检出的文献总数}\times 100\% \quad （公式 3-1）$$

（二）查全率

查全率（recall ratio，R）是指检索得到的相关文献数占系统中相关文献总数的百分比，反映检索全面性。

$$查全率=\frac{检出的相关文献数}{系统中相关文献总数}\times 100\% \qquad （公式 3-2）$$

查全率和查准率可以用来衡量检索效果。需要注意的是，查全率与查准率是一种互逆关系，查全率高则查准率低，反之查准率高则查全率低。

例如，关于人参种植的文献有 400 篇，实际检出 300 篇，其查全率为 75%。在检出的 300 篇关于人参种植的文献里，其中真正与人参种植相关的文献只有 240 篇，另外 60 篇与该课题无关，其查准率为 80%。

（三）查全率和查准率的关系

最理想的检索结果是查全率和查准率都达到 100%，实际上查全率与查准率存在互逆关系，合理的检索策略可以同时保证较高的查全率与查准率。采用进阶式检索，根据不同的检索结果调整检索策略，查准率体现每次检索的效率，查全率可以通过多次检索，不断修正实现。

1. 检索效率的影响因素

（1）影响查全率的因素

1）所选数据库质量方面：收录文献不全；对同义词缺乏控制；标引遗漏；标引用词不准确。

2）制定检索策略方面：选词和组配不当；检索用词的网罗度不够；没有考虑概念的多种表达方式；不恰当的范围限定。

（2）影响查准率的因素

1）所选数据库质量方面：对同形异义词缺乏控制；标引过度；标引用词不能准确描述文献主题。

2）制定检索策略方面：选词和组配不当；检索用词的专指度不够；没有考虑检索用词的歧义；缺乏必要的范围限定。

2. 提高查准率和查全率的方法

（1）提高查准率的主要方法

1）提高检索词的专指度，增加或选用下位词和专指性较强的自由词。

2）增加概念组面，用逻辑“与”连接进一步限定主题概念的相关检索项。

3）限制检索词出现的可检字段，通常限定在篇名字段和叙词字段中进行检索。

4）利用文献的外表特征限制，如文献类型、出版年代、语种、作者等。

5）用逻辑“非”来排除一些无关的检索项。

6）调整位置算符。

（2）提高查全率的主要方法

1）选取同义词并以逻辑“或”进行组配。

2）降低检索词的专指度，从词表或检出文献中选一些上位词或相关词。

3）采用分类号进行检索。

4）删除相对不重要的概念组面，减少 AND 运算。

5）调整位置算符。

6）取消某些过严的限制符等。

第二节 中药文献检索工具

检索工具是由大量的一次文献加工浓缩、标引、组织编排而形成的索引、目录和文摘，检索工具是二次文献。

一、检索工具的类型

检索工具按载体的不同形式可分为手工检索工具和计算机检索工具。手工检索工具是以手工方式处理和查找文献的工具，包括题录性、文摘性检索工具等。计算机检索工具相关内容将在本章第四节详细介绍。

（一）按收录范围划分

1. 综合性检索工具 涵盖多门学科，文献报道内容广泛，文献涉及的语种和类型多样，如《科学引文索引》。

2. 专业性检索工具 收录文献的范围仅限于某一学科领域，专业性强，适用于检索特定专业文献，如《医学索引》和《化学文摘》。

3. 专题性检索工具 收录文献仅限于某一特定对象或专题，这种检索工具收录文献的内容集中、专指性强，适合进行专题检索。

4. 单一性检索工具 收录文献仅限于某一特定类型的文献，如《专利文献通报》。

（二）按著录方式划分

1. 目录性检索工具 是常用的一种检索工具，且具有较长的使用历史，包括国家目录、出版目录、馆藏目录、联合目录、专题目录等。它所著录的是一个完整的出版单位，如一种图书、期刊或报纸，对文献内容的提示程度较浅。

2. 索引和题录性检索工具 是书刊中文章的题目、作者及学科主题等按一定原则和方法编排的一种检索工具，它提示文献内容比目录性检索工具更加详细，尤其是索引常按文献内容进行分类或主题标引，精心排列，并有参照系统指导读者进行多途径查阅。

3. 文摘性检索工具 是一种报道性的检索工具，有助于专业人员用较短的时间了解大量文献资料的概貌，掌握有关文献的现状及基本内容，获得本专业发展水平和最新成就的信息，并可根据需要使用检索标识获取原始文献。

二、检索工具的结构

通常检索工具都是以特定的检索语言为基础，检索语言是由一套具有描述文献内容特征的代码和词汇等构成的检索标识系统。检索语言是检索工具的核心，检索工具就是按检索语言的规范原则编排的。

（一）正文部分

正文部分由文献条目，即原文的题录或文摘组成。它为检索者提供所需的文献线索和判定是否需要查阅原文的根据，是检索工具内容的主体结构部分。正文部分的组织编排方法有多种形式，如依据内容分类、主题、文献题名、作者姓名和文献代码顺序等。

（二）索引部分

文献以题录和文摘形式存入检索工具中不仅占有较大篇幅，而且正文部分不能提供多种有效的检索途径，因此需要编制索引部分，提供多种检索途径，提高检索效率。

1. 索引 是将特定范围内的文献资料中有检索意义的词、篇名、人名、地名或有关代码摘录下来，注明出处，并按一定规律及排序方式组织编排的检索工具。

索引一般有以下几种类型：一类是将报纸、刊物等文献中的篇章分类编制而成的索引，另一类是将书刊中的主题、人名、地名、术语、分子式等，按一定需要经过分类汇总编排，放在书刊之后，注明所在页码，做成附录性“索引篇”。文摘性检索工具大多附有这种索引。

2. 索引的结构

（1）索引条目：是索引的基本元素，它对有关文献某一主题概念起指示出处的作用，不具有报道原文内容的作用。一条索引条目通常包含标目、说明语和文献条目指引符号三部分。

1）标目：来自于文献中具有检索意义的特征标识。通常包括主题词、分类号、作者姓名、文献题名中的关键词、出版物名称代号及其他代码等。

2）说明语：进一步解释或说明标目含义的词、词组、短评或机构名称等；或是与标目所在文献的其他相关文献的标题、号码等。

3）文献条目指引符号：文献条目指引符号通常有流水号形式和报道性形式两种表示形式。

（2）参照系统：索引的参照系统提供该索引所选用的标目及标目的同义词和同形异义词定义、结构图例和相关词等项目，提示选择不同标目时所用的规则，说明该标目下罗列资料的范围及相关内容所应该使用的标目。参照系统在文献检索工作中起到指导检索、防止漏检和节省时间的作用。参照系统还将相关的标目联系在一起，使它们在索引中汇集成“族”，所以它也是一种隐含的分类因素。索引的参照系统可归结为单纯参照、兼互参照和说明参照系统三种。

1）单纯参照系统表示标目词与非标目词之间是等同关系，起到将标目词加以规范化的作用。在索引中单纯参照系统主要以“见”（see）的形式出现，其间是将非选用的标目指向选用的标目，检索时必须以指向的词或词组为索引标目，按序重新查找。

2）兼互参照系统：表示标目词或词组之间为等级关系和相关关系。它的主要作用是帮助检索者选择检索的范围，既可以扩大检索范围，也可以缩小检索范围。在索引中兼互参照系统主要以“参见”（see also）形式表示。其意是将原标目指向相关标目或类属标目，以改变原来的检索范围，同时增加“检索入口”。

3）说明参照系统：即一般性参照，主要用来明确标目范围和含义，并起到指引作用。它说明某一标目下包含的材料及查找方法和所在位置，提示选作标目所用的规则，指出相关内容应使用的标目。说明参照系统主要以“标目注释”或“索引注解”形式表示。

（3）说明部分：是为使用检索工具提供的必要指导，其内容一般包括编制目的、适用范围、收录年限、著录格式、结构示例、查阅例述和注意事项等。说明部分内容一般附在编辑说明、导言或后记之中。

（4）附录部分：是检索工具的必要补充。大型检索工具一般都设有附录。其内容包括收录文献的类型范围、摘用的期刊表或核心期刊目录、刊名缩写、不同文字转译对照表、缩略术语表及文献收藏单位代号表等。

三、题录与文摘性检索工具

（一）题录性检索工具

采用题录方式著录和报道文献的一类检索工具称为题录性检索工具。题录的著录项目主要包括文献号或入藏号、文献标题、作者及其工作单位、原文出处及原文文种。

（二）文摘性检索工具

文摘是对原始文献内容所做的简略和准确的描述，通常不加任何解释和评论，是忠实于原文内容的简要记录。主要有以下两种类型：①报道性文摘，根据国际科学文摘大会决议，报道性文摘必须是被摘出版物或被摘文献主要论点、主要数据的摘要，报道性文摘的篇幅一般为200～700字；②指示性文摘，将原文的主题范围、基本观点作概略揭示的一种文摘，篇幅一般100字左右，最多不超过200字。

1. 文摘性检索工具的编排 文摘性检索工具主要按分类系统组织编排，也有少数按主题词字顺组织编排。比较完善的文摘性检索工具，通常按下列5部分内容编排：①检索工具的编辑说明与凡例。②分类表是组织文摘款目的依据，列于文摘部分之前；词表提供规范化的索引语言，一般单独发行。③文摘部分。④索引部分。⑤资料来源目录和其他附录性材料，例如缩略语表、代号表、字母音译对照表等。

2. 文摘的著录 文摘的著录项目一般由题录、文摘正文和署名三部分组成。①题录部分：揭示文献外部特征的著录部分，起着导向原文的指南作用。其著录项目与题录性检索工具中所述的基本相同。②文摘正文部分：对文献内容作实质性描述部分，具有报道和提供信息线索的作用。③署名部分：文摘员的署名紧接在文摘正文之后，多以非常简略的形式表示。

第三节 检索语言和检索技术

一、检索语言概述

检索语言是表达文献主题概念的人工语言，是连接文献标引者和文献检索者之间的桥梁。检索语言是文献检索的基础，贯穿于文献存贮和检索的全过程。文献检索必须掌握和熟练运用检索语言，使自己的检索提纲与检索工具的标引语言完全一致，就能达到检索文献的目的。

由于检索语言的种类众多，它们在表达各种概念及相互关系时所采用的方法不同，所以检索语言的分类方法及其类型也有多种形式。表达文献外部特征的检索语言比较简单，主要是题名（篇名）、作者和序号等；描述文献内容特征的检索语言主要有分类语言和主题语言等。对检索工具的不同文献特征用不同检索语言进行描述，可得到不同的文献标识。将文献标识按一定规则及次序排列起来，就形成不同类型的索引（表3-1）。这些索引是检索文献的有效入口和途径。

在分类语言中具有某种（或某些）共同属性事物的集合称为类目，分类表由若干个表示特定学科或专业概念的类目组成，每个类目包括类名和类号，有的类目具有提示性的注释。类名是类目的名称，由词语表示；类号是类目的标记符号，由字母和数字组成；注释则是对类目的补充说明和规定，以及解释类目的含义范围，或提示此类文献的分类方法。类目之间互为同级类目、上下级类目，组成一个逻辑结构严密合理的体系。

表 3-1　文献标识与索引类型关系表

文献特征	文献标识	索引类型
外部特征	文献名称	书名索引
		刊名索引
		篇名索引
		引文索引
	作者姓名	作者索引
	序号	专利号索引
		化学物质登记号索引
内容特征	分类号	分类索引
	主题词	主题词索引
	关键词	关键词索引

分类检索的特点是能完整体现学科体系，有利于通过族性检索，快速获得同一学科或同一专业的文献。还可以通过某一类目的上位类目和下位类目的浏览，灵活地选择扩大或缩小检索范围。但分类语言不利于特性检索，且从分类途径查找文献需了解一定的学科分类体系及其规则。

二、《中国图书馆分类法》

国外有多种体系分类法，我国也曾先后使用过不同的分类法，为使文献分类规范化、标准化，我国多数藏书机构采用《中国图书馆分类法》（简称《中图法》）进行文献分类和排列。2010 年《中国图书馆分类法》已出版第 5 版。《中图法》主要供大型图书馆图书分类使用，为适应不同图书信息机构及不同类型文献分类的需要，《中图法》先后出版过以下配套版本：①《中国图书馆图书分类法·简本》；②《中国图书资料分类法》；③《中国图书馆分类法·期刊分类表》；④《〈中国图书馆图书分类法〉索引》；⑤《中国图书馆分类法》专业分类法（如《中国图书馆分类法·医学专业分类表》）；⑥《通用汉语著者号码表》；⑦《中国图书馆分类法使用手册》；⑧《中国分类法主题词表》等。

（一）分类体系

1. 一级类目　《中图法》共有 22 个基本大类，即一级类目（表 3-2）。

表 3-2　《中图法》一级类目分类表

类目	分类	类目	分类
A	马克思主义、列宁主义、毛泽东思想、邓小平理论	N	自然科学总论
B	哲学、宗教	O	数理科学和化学
C	社会科学总论	P	天文学、地球科学
D	政治、法律	Q	生物科学
E	军事	R	医药、卫生
F	经济	S	农业科学
G	文化、科学、教育、体育	T	工业技术
H	语言、文字	U	交通运输
I	文学	V	航空、航天
J	艺术	X	环境科学、安全科学
K	历史、地理	Z	综合性图书

2. 二级类目 一级类目下进一步划分出二级类目，如“R 医药、卫生”下设 17 个二级类目（表 3-3）。

表 3-3 “R 医药、卫生”下设的二级类目分类表

二级类目	分类	二级类目	分类
R1	预防医学、卫生学	R74	神经病学与精神病学
R2	中国医学	R75	皮肤病学与性病学
R3	基础医学	R76	耳鼻咽喉科学
R4	临床医学	R77	眼科学
R5	内科学	R78	口腔科学
R6	外科学	R79	外国民族医学
R71	妇产科学	R8	特种医学
R72	儿科学	R9	药学
R73	肿瘤学		

3. 三级类目 二级类目下进一步划分出三级类目，如“R2 中国医学”下设 16 个三级类目（表 3-4）。

表 3-4 “R2 中国医学”下设的三级类目分类表

三级类目	分类	三级类目	分类
R21	中医预防、卫生学	R274	中医骨伤科
R22	中医基础理论	R275	中医皮肤科
R24	中医临床学	R276	中医五官科
R25	中医内科	R277	中医其他学科
R26	中医外科	R278	中医急症学
R271	中医妇产科	R28	中药学
R272	中医儿科	R289	方剂学
R273	中医肿瘤科	R29	中国少数民族医学

4. 下位类目 类目按学科概念之间的逻辑隶属关系逐级展开，划分出更专指、更具体的下位类目。如“R282.77 海洋药物”类目从上而下依次如表 3-5 所示。

表 3-5 “R282.77 海洋药物”类目分类表

下位类目	分类
R	医药、卫生
R2	中国医学
R28	中药学
R282	中药材
R282.7	各类药材
R282.71	植物药
R282.74	动物药
R282.76	矿物药
R282.77	海洋药物

（二）类目排列特点

《中图法》类目排列主要有如下特点：①整体上采用以类相聚的原则，因而反映的是一种文献的族性关系。②类目之间呈倒树状的线性排列，排列的原则是从整体到部分，从大概念到小概念，从抽象到具体，从上位到下位，层层划分到最小类目。③类目关系清晰，各类目之间表示的是并列、属分或相关关系。④分类号采用字母和 0～9 共 10 个数字相结合的混合号码，用一个字母表示一个大类，在字母后用数字表示这一大类下各级类目的划分。

（三）《中图法》复分表

有通用复分表和专类复分表两种复分表。复分是为增强类目的细化程度，提高类目的专指度的分类措施。这些复分表的号码不能单独使用，只能加在主分类号后作为区分共性的标识。

《中图法》通用复分表包括：①总论复分表；②世界地区表；③中国地区表；④国际时代表；⑤中国时代表；⑥世界种族与民族表；⑦中国民族表；⑧通用时间、地点和环境、人员表。其中将总论复分表中的描述图书的外部特征等的复分号及其含义列举如表 3-6，如中药鉴定学的类号是 R282.5，中药鉴定学教材的类号应标识为 R282.5-43。

表 3-6　《中图法》总论复分表示例

复分号	含义	复分号	含义
-43	教材、课本	-56	政府出版物、团体出版物
-44	习题、试题及题解	-6	参考工具书
-49	普及读物	-61	名词术语、词典、百科全书（类书）
-5	丛书、文集、连续出版物	-62	手册、名录、指南、一览表、年表
-51	丛书（汇刻本），文库	[-629]	年鉴
-52	全集、选集	-63	产品名录、产品样本、产品说明书
-53	论文集	-64	表解、图解、图册、谱录、数据、公式、地图
-532	会议录	-65	条例、规程、标准
-533	学位论文、毕业论文	-66	统计资料
-539	杂著	-67	参考资料
-54	年鉴、年刊	[-7]	文献检索工具
-55	连续出版物		

专类复分表专供某些类目的进一步细分之用。例如，专供临床各科（R5/8）的专类复分表见表 3-7，如高血压的分类号是 R544.1，高血压预防的分类号应为 R544.101，高血压预后的分类号应为 R544.107。

表 3-7　《中图法》专类复分表示例

复分号	含义	复分号	含义
01	预防、控制和卫生	059.7	急症、急救处理
02	病理学、病因学	06	并发症
03	医学微生物学、医学免疫学	07	预后
04	诊断学	08	诊疗器械、用具
05	治疗学	09	康复

三、主题语言及主题词表

所谓主题语言，是用词语作为检索标识来表达各种概念、并按字顺组织起来的一种检索语言。不同的专业领域有不同的主题词表，目前我国医学领域主要采用《医学主题词表》和《中国中医药学主题词表》。

主题语言表达的概念比较准确，使检索具有直接性与直观性，直接揭示文献的内容特征，按照字顺编排，检索方便，适合从事物出发按专题进行特性检索，具有较好的灵活性和专指性，但缺乏按学科进行族性检索的能力，同时掌握主题语言、编制主题语言类型的检索工具需要较长的周期。

（一）主题语言的类型

主题语言包括关键词语言、叙词语言、标题词语言和单元词语言 4 种语言类型，目前常用的是关键词语言和叙词语言。

1. 关键词语言 是以自然语言为标识的一种检索语言。关键词是从文献中抽取的表达文献主题、有实质意义、未经规范化处理的自然语言词汇。

关键词语言的重要特征是取词未经规范化处理，关键词能及时标引最新名词术语，检索工具编制、更新速度较快。但由于自然语言中的多义词、同义词、近义词等会造成标引关键词不统一，因而影响查准率、查全率。在选择关键词或自由词检索时，应考虑多义词、同义词的关系，使用概念相关的词进行检索，尽量减少漏检。

例如，“复方丹参的体外抗氧化活性研究”研究性文献，有 2 个关键词：“复方丹参”和“体外抗氧化活性”。由于关键词是从文献著者使用的语词中抽选出来的，未经规范化的词汇，不如标题词或其他主题词那么严格，容易导致概念上的混淆，造成误检。

2. 叙词语言 是以叙词作为文献检索标识和查找依据的一种检索语言。叙词又称主题词，是以概念为基础，经过规范化处理，具有组配功能并能显示词间语义关系的动态的词或词组。

叙词具有概念性、描述性、组配性，经过规范化处理后，还具有语义的关联性、动态性和直观性。叙词语言综合多种检索语言的原理和方法，具有多种优势，是目前应用较广的一种检索语言。叙词语言的优点如下。

（1）概念化：叙词是建立在概念的基础之上，表达概念的功能完善且直接。

（2）规范化：为保证叙词与概念之间紧密具有相互依存的关系，叙词与概念保持一一对应，为此需要对叙词进行规范。包括同义规范、词义规范、词类规范和词形规范等。

（3）组配性：一篇文献通常会涉及多个主题，有时仅用一个叙词难以表述清楚，检索时需要多个概念组配才能完成。

（4）关联性：为揭示叙词概念之间在语义上的相互关系而形成的一种语义脉络。通过“用”“代”“属”“分”和“参”等表示叙词间的相互关系。

（5）动态性：根据学科发展及检索系统用词的变化情况，增删更新叙词表。

一般来讲，选做的叙词具有概念性、描述性和组配性。经过规范化处理后，还具有语义的关联性、动态性、直观性。叙词法综合多种信息检索语言的原理和方法，具有多种优越性，适用于计算机和手工检索系统，是目前应用较广的一种语言。CA（Chemical Abstracts）、EI（the Engineering Index）等著名检索工具都采用了叙词法进行编排。

3. 标题词语言 标题词是指从自然语言中选取并经过规范化处理，表示事物概念的词、词组或短语。目前使用较少。

4. 单元词语言 单元词是指能够用以描述信息所论及主题的最小、最基本的词汇单位。经过规范化的、能表达信息主题的单元词集合构成单元词语言。单元词的概念组配，以逻辑算符为基本形式，主要是以下 3 种：①逻辑“与”（AND）算符为“*”，如“青霉素*药理”；②逻辑“或”（OR）算符为“+”，如“青霉素+链霉素”；③逻辑“非”（ONT）算符为“-”，如“青霉素-半合成”。

单元词语言是一种后组式检索语言，表征文献主题内容的单元是在检索时才进行自由组配的，具有较大的语义表达能力，有利于主题因素复杂的文献标引和多主题检索。由于单元词语言的上述优点，美国的许多大型检索工具都采用这种索引形式。例如，BA（Biological Abstracts）中的概念索引（Concept Index）、美国化学专利中的单元词索引（Uniterm Index to Chemical Patents）。

（二）《医学主题词表》

《医学主题词表》（Medial Subject Heading，MeSH）是美国国立医学图书馆（National Library of Medicine，NLM）于 1960 年编制的用于对生物医学文献进行标引和检索的权威性主题术语控制工具，主要由字顺表和树状结构表两部分组成。MeSH 有供读者使用的黑白本和供标引人员使用的注释本两种版本，在许多国家使用。中国曾编制出版过英汉对照《医学主题词注释字顺表》和《医学主题词树状结构表》。MeSH 每年都有修订变动。MeSH Brower 网址：https://meshb.nlm.nih.gov/search。

1. MeSH 收词范围

MeSH 主要包括叙词、款目词、副主题词、类目词和特征词 5 类型的词汇。2016 年 MeSH 有主题词 27883 个，款目词 8700 个，副主题词 83 个。

（1）叙词：是构成主题词表的主体，由经过规范化处理的有独立检索意义的名词术语构成。

（2）款目词：也称入口词，起到将自由词指向主题词的作用。例如：在 MeSH Browser 检索框中输入“Renal Failure”（肾衰竭），查找结果显示：“Renal Failure”（肾衰竭）位于“Renal Insufficiency”（肾功能不全）一词的“Entry Term”项中，可知“Renal Failure”是入口词，“Renal Insufficiency”是主题词。

（3）副主题词：对文献主题起到方面限定作用，构成主题的一些通用性概念。例如，查找“药物治疗肾衰竭”的文献，可用“drug therapy”（药物疗法）作为副主题词，对主题词“Renal Insufficiency”（肾功能不全）进行方面限定。MeSH 提供了 83 个副主题词，按英文字母顺序排列，对于每个词进行释义，还限定每个副主题词所允许组配的主题词类别。

（4）类目词：是为保证分类表体系的完整性而设立的一类词汇，通常都是一些学科范围较大的词，一般不作为检索用词使用。例如，“Neonatal Diseases and Abnormalities”（新生儿疾病和畸形）就是类目词。

（5）特征词：用于表达文献中的某些特征，其作用在于检索时对文献集合中有某种特征的文献进行限定或排除。特征词的种类如下。①对象特征词：指文献研究的对象，包括种属（动物）、性别、年龄、是否妊娠状态、病例报告等；②时间特征词：包括年代、时代等；③位置特征词：包括国家、地区等；④文献类型特征词：包括临床文献、教材、历史传记、专题讨论、综述、读者来信等。

2. MeSH Browser 主题词注释表

主题词注释表显示该主题词及其注释、参照系统与树状结构号等，表达该主题词的历史变迁、族性类别，揭示主题词之间的语义关系，利于选择主题词。如输入“Drugs，Chinese Herbal”时可获得该主题词相关信息（表 3-8）。

为了将概念相近的词集中起来便于族性检索，有时 MeSH 主题词采用倒置形式，即把中心词置前，其他修饰词置后。例如，EDUCATION， GRADUATE（TCM）（中医研究生教育）；EDUCATION，HIGHER（TCM）（中医高等教育）；EDUCATION，MEDICAL（TCM）（中医教育）。

3. 参照系统

网络版 MeSH Browser 常见 Entry Term、See Also 和 Consider Also 参照。Entry Term 揭示该主题词的款目词；See Also 是提示该主题词的相关主题词，选择这些词可以提高查全率；Consider Also 常用在解剖类主题词，如主题词“Liver”，其 Consider Also terms at HEPAT-，表示以 HEPAT 开头的这类词与 Liver 有关。

表 3-8 主题词注释表

MeSH Heading[a]	Drugs，Chinese Herbal
Tree Number（s）[b]	D20.215.784.500.350 D26.335
Unique ID[c]	D004365
RDF Unique Identifier[d]	http://id.nlm.nih.gov/mesh/D004365
Annotation[e]	drugs used in MEDICINE，CHINESE TRADITIONAL or MEDICINE，KAMPO not synthetic drugs manufactured in China；Chinese names of these drugs not capitalized in titles or translations；TNJ：indexing instructions
Scope Note[f]	Chinese herbal or plant extracts which are used as drugs to treat diseases or promote general well-being. The concept does not include synthesized compounds manufactured in China
Entry Term（s）[g]	Chinese Drugs，Plant Chinese Herbal Drugs Plant Extracts，Chinese
Registry Number[h]	0
Previous Indexing[i]	Medicine，Chinese Traditional（1975-1987） Medicine，Oriental Traditional（1967-1974） Plant Extracts（1967-1987） Plants，Medicinal（1966-1987）
Public MeSH Note[j]	88
History Note[k]	88
Date Established[l]	1988/01/01
Date of Entry[m]	1987/03/25
Revision Date[n]	2006/07/05

注：a. 主题词；b. 树状结构号；c. 主题词 ID 号；d. RDF 唯一标识符；e. 主题词含义注释；f. 概念范围；g. 款目词；h. 注册号；i. 历史标引注释；j. 公共主题词注释；k. 历史注释；l. 创立日期；m. 收入 MeSH 主题词表时间；n. 修订日期。

4. 树状结构表 是从学科分类角度对所有主题词进行编排而成的等级制分类表。

（1）结构：为了显示主题词间的学科体系，将 MeSH 字顺表中的所有主题词（包括类目词）按学科属性从分类角度进行划分，编制了树状结构表（也称范畴表）。共分出 16 个大类，再细分出 117 个二级子类目，各子类目下又层层细分，逐级展开，最多可达 12 级。有的主题词可能隶属于两个或多个子类目，该主题词后同时列出了多个树状结构号，并分别排在其所归属的类目中，其一级类目和著录格式如图 3-2，图 3-3 所示。

（2）作用：用树状结构号可确定主题词在范畴表中的位置，是字顺表和树状结构表相互联系的桥梁，是确定副主题词可组配类别的依据。

可用于扩大或缩小检索范围。选择下位词便于缩小检索范围，提高查准率；选择上位词便于扩展检索，提高查全率。

通过树状结构号可以了解某主题词的学科属性及该词与其他词的隶属关系，加深对中药学知识的了解。例如，SCIENCE OF DISPENSING（TCD）（中药调剂学）[TG1.10.10.20.20.35.10]，依据树状结构号，可以找到该学科的上位类是"PHARMACEUTICS"（TCD）（中药药剂学）[TG1.10.10.20.20.35＋]。由此可以确定"SCIENCE OF DISPENSING"（TCD）（中药调剂学）属"PHARMACEUTICS"（TCD）（中药药剂学）的学科范围。

Anatomy [A]
Organisms [B]
Diseases [C]
Chemicals and Drugs [D]
Analytical, Diagnostic and Therapeutic Techniques, and Equipment [E]
Psychiatry and Psychology [F]
Phenomena and Processes [G]
Disciplines and Occupations [H]
Anthropology, Education, Sociology, and Social Phenomena [I]
Technology, Industy, and Agriculture [J]
Humanities [K]
Information Science [L]
Named Groups [M]
Health Care [N]
Publication Characteristics [V]
Geographicals [Z]

图 3-2　树状结构表一级类目

Analytical, Diagnostic and Therapeutic Techniques, and Equipment [E]
　Diagnosis [E01]
　Therapeutics [E02]
　Anesthesia and Analgesia [E03]
　　Analgesia [E03.091]
　　　Acupuncture Analgesia [E03.091.048]
　　　Analgesia, Epidural [E03.09 1.080]
　　　Analgesia, Obstetrical [E03.091.110]
　　　Analgesia, Patient-Controlled [E03.091.120]
　　　Audioanalgesia [E03.091.214]
　　　Diffuse Noxious Inhibitory Control [E03.09 1.322]
　　　Interpleural Analgesia [E03.091 .430]
　　　Neuroleptanalgesia [E03.091.646]
　　　Transcutaneous Electric Nerve Stimulation [E03 .091.823]

图 3-3　树状结构表著录格式

（三）《中国中医药学主题词表》

《中国中医药学主题词表》由中国中医研究院（现名为中国中医科学院）中医药信息研究所编制，1987 年首次面世，1996 年、2008 年分别修订第 2 版和第 3 版。该表借鉴了 MeSH，主要用于标引中医药学文献，促进中医药学词语标准化，满足中医药文献的特点。

本词表包括六部分。①字顺表（又称主表）：系将全部主题词及入口词按汉语拼音顺序排列。主题词款目结构包括汉语拼音、主题词名称、主题词英译名、树形结构号、注释及参照项。②树形结构表（又称范畴表）：系将主题词按学科门类划分，分列于 15 个类目 68 个子类，各类目之下列出隶属于该类目的主题词，按属分类关系逐级展开，呈树状结构、每个主题词均有双字母数字号码以显示主题词的级别。③副主题词表：包括专题副主题词表及编目副主题词表。④出版类型表。⑤医学家姓名附表。⑥索引表。

1. 字顺表 包括主题词、款目词、类目词和副主题词 4 种词类。《中国中医药学主题词表》2007 版共收录正式主题词 8307 条，入口词 5598 条。

（1）正式主题词款目示例：如表 3-9 所示。

表 3-9 《中国中医药主题词表》示例

中文主题词	补阳药
英文主题词	Yang-supplementing Drugs
定义	味多甘辛咸，性多温热，以补肾阳为主要作用，肾阳之虚得补，其他脏腑得以温煦，从而消除或改善全身阳虚诸证的药物
树状结构号	TD27.005.015.020
标引注释	属补益药；类称词，宜用专指词
历史注释	1995；1987～1994 为补阳药［剂］，1987～2014 英译名为 Yang Reinforcing Drugs
编目注释	汇辑；考证；图解；手册；目录
检索注释	2015 前英文用 Yang Reinforcing Drugs 检索，1995 前用补阳药［剂］检索
入口词	Yang-Tonifying Medicinal

（2）入口词：是为词表收录使用的，只是查词检索的一个入口。例如，“西洋人参”为入口词，正式主题词为“西洋参”，用于标引或检索的正式主题词。表示“西洋人参”用“西洋参”一词标引或检索。

2. 树形结构表 为突出中医特点，将主表中的主题词根据学科体系仿照 MeSH 分类，分类号、大类号同 MeSH，仅在其前冠以 T（Traditional）组成双字母。如 TA 表明收录的是中医方面的解剖学名词，TC 表明收录的是中医病证名词。各大类目下列出隶属于该类的全部主题词，呈树状结构（表 3-10，表 3-11）。

表 3-10 树形结构表示例

级别	主题词	［TB］
第一级	药用植物	TB06
第二级	植物科族	TB06.015
第三级	被子植物门	TB06.015.005
第四级	单子叶植物纲	TB06.015.005.005
第五级	百合科	TB06.015.005.005.015
第六级	百合属	TB06.015.005.005.015.015
第七级	百合	TB06.015.005.005.015.015.005；TD27.005.015.025.0

表 3-11 树状结构表示例

类目	分类	类目	分类
A	解剖学	H	自然科学
B	有机体	I	社会科学
C	疾病	J	工艺学、工业及农业
D	化学物质和药物	K	人文科学
E	诊疗技术及设备	L	信息科学
F	心理学和精神病学	N	医疗保健
G	生物科学	V	出版特征

续表

类目	分类	类目	分类
Z	地理名称	TG	生物科学（中医）
TA	中医解剖学	TH	自然科学（中医）
TB	药用动植物	TI	教育（中医）
TC	中医病证	TK	人文科学（中医）
TD	中药和方剂	TL	信息科学（中医）
TE	中医诊疗技术及设备	TN	保健（中医）
TF	中医精神疾病和心理学		

3. 副主题词表　收录副主题词 93 个，其中包括 MeSH 副主题词 83 个，有关中医药学方面的副主题词 10 个：中医药疗法、中西医结合疗法、针灸疗法、穴位疗法、针灸效应、按摩疗法、气功疗法、气功效应、中医病机、生产和制备。在标引和检索时用副主题词限定主题词，使主题方面更加专指。每个副主题词都规定了明确的定义和范围，对其允许组配的主题词类目作了严格的限定。

4. 出版类型表　MeSH 词表中文献出版类型 50 个，按汉语拼音顺序排列，供标引和检索使用。

5. 医学家姓名附表　收录医学家姓名，按汉语拼音顺序排列，本表供书本式检索工具书编制及主题编目实用，在数据库的标引时按附表中医学家姓名格式填入标引工作单中的主题姓名项内，在索引时可以使用此附表。

6. 索引表　提供了英文和拉丁文与中文的对照，包括中医主题英汉对照索引和中草药及药用植物拉丁（英）汉名称对照索引等。

四、检索技术

检索技术包括手工检索技术和计算机检索技术，本部分主要介绍计算机检索技术。计算机检索依赖于信息在计算机中的存储方式以及提问表达的方法，常用的检索技术有布尔逻辑检索、截词检索、同义词检索、位置检索、限定检索、主题词检索、禁用词检索、加权检索、扩展检索、二次检索、聚类检索等。

1. 布尔逻辑检索　这是计算机检索常用的技术，通过布尔逻辑算符把简单概念的检索词连接组配成为一个具有复杂概念的检索式，用以表达用户的检索要求。布尔逻辑算符有“与”(AND)、“或”(OR)、“非”(NOT) 三种，大部分检索系统的逻辑运算优先级为“非”最高，“与”其次，“或”最低，如要改变运算顺序需要用“()”。

（1）逻辑“与”：表示概念之间的交叉或限定关系，常用符号为“AND”或“*”或空格。如“A AND B”或“A * B”或“A B”，表示文献中同时包含检索词 A 和检索词 B 的文献才是命中文献（图 3-4）。使用逻辑“与”可以提高查准率。例如，查找“冬虫夏草及其伪品鉴别”的检索式为：CORDYCEPS SINENSIS（冬虫夏草）AND ADULTERATION（伪品）。

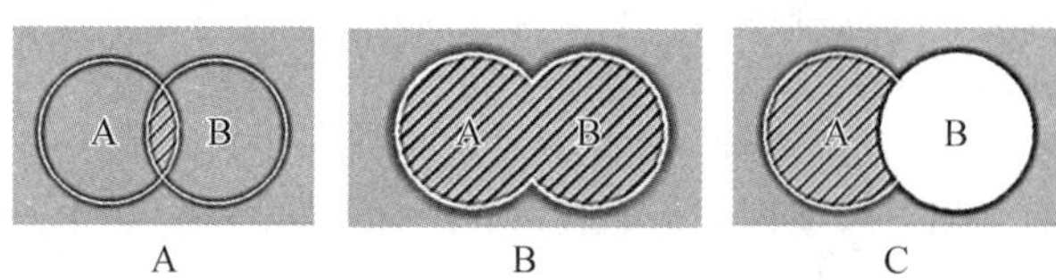

A　　B　　C

图 3-4　布尔逻辑运算图示

A. 逻辑“与”；B. 逻辑“或”；C. 逻辑“非”

（2）逻辑“或”：表示概念之间的并列关系，常用符号为“OR”或“+”。如“A OR B”或“A+B”，表示包含检索词A的文献或者包含检索词B的文献或者同时包含检索词A和B的文献为命中文献（图3-4）。使用逻辑“或”可以提高查全率。例如，查找中药“瓜蒌”也应同时检索“栝楼”，检索“乌头”，也应检索“川乌”“草乌”等。在中药学领域中，同一种中药有不同的名称是比较常见的，如海螵蛸又名乌贼骨，槐花又名槐米等。因此在检索文献的时候要把这些中药名作为检索词用“OR”连接起来。

（3）逻辑“非”：表示概念之间的排除关系，常用符号为“NOT”或“－”。如“A NOT B”或“A–B”，表示包含检索词A但不包含检索词B的文献为命中文献（图3-4）。使用逻辑“非”可以提高查准率。例如，查找“大黄中非蒽醌类成分化学研究”文献的检索式为：大黄 NOT 蒽醌。

2. 截词检索 是指使用截词符在检索词的适当位置截断检索的方法，常用于外文检索系统，对于提高查全率、预防漏检有较明显的效果。按截断的位置分为前截词、中截词和后截词三种，后两种截词方法较为常用。按截断字符数目分为无限截词和有限截词两种，有限截词即一个截词符代表零到一个字符，无限截词即一个截词符可代表多个字符。不同的检索系统所使用的截词符不同，常用“$”、“?”代表有限截词，用“*”“%”代表无限截词。

（1）前截词：又称左截词、后方一致。前截词是将截词符号置放在一个字符串左方，以表示其左的有限或无限个字符不影响该字符串的检索。从检索性质上讲，前截词是后方一致检索。例如，“*physics”是一个无限前截词的表达式，可检出physics、astrophysics、biophysics、chemicophysics等词。检索“*acid”，可检出acid、triacid，但不能检出acidic、asds等词，前截词同后截词一样，存在隐含OR运算。

（2）中截词：是把截词符号置放在一个检索词的中间，允许检索词中间有若干变化形式。从检索性质上讲，中截词是前后方一致检索。一般地，中截词仅允许有限截词。英语中有些单词的拼写方式有英式、美式之分，有些词则在某个元音位置上出现单复数不同。例如，man与men，woman与women等检索时可写成“m?n”“wom?n”。

（3）后截词：又称右截词、前方一致。后截词是最常用的截词检索技术，是指将截词符号置放在一个字符串右方，以表示其右的有限或无限个字符不影响该字符串的检索。从检索性质上讲，后截词是前方一致检索。例如，检索“Comput？”，将检出包含Computer、Computing、Computed、Computerization等词汇的结果。

使用截词检索是扩大检索范围的一种措施。但在使用截词检索时，所用检索词的词根不要过短，以免检出许多无关的结果，增加误检率。为避免这种情况，应先查阅字典，以确定合适的截断位置。

3. 同义词检索 有的数据库以《医学主题词表》和《中国中医药学主题词表》为基础，参考各个学科的主题词表，通过多年的标引实践，编制了相对规范的关键词用代词表（同义词库）。例如，维普用户在传统检索输入“消渴”，点击查看同义词，即可检索出消渴的同义词上消、下消、消瘅、消渴病、中消、消渴证、消渴症。可以根据实际情况选择，以扩大搜索范围。

4. 位置检索 又称邻近检索，是运用位置算符来表达检索词间的位置关系进行检索的方法。位置算符主要有同句、同字段、相连等形式，常用的位置算符有“near”和“with”两种。此检索技术可见于专利以及Science Direct等数据库检索中。

（1）near：表示该算符两侧的检索词同时出现在一个句子中，两词次序可以颠倒，两词之间允许有一个空格，不允许有任何字母或词语。如表达式：“insulin near diabetes”，可检索出“insulin diabetes”和“diabetes insulin”出现在同一句中的文献。near后加正整数（N）表示检索词间可插入0～N个词，且不论次序。

（2）with：表示该算符连接的两个检索词同时出现在同一个字段中，如题名、文摘、主题词等，但两词的先后顺序不能颠倒。如表达式“cancer with cells”，可检索出“cancer cells”出现在题名或文摘中的文献。with 后加正整数（*N*）表示检索词间可插入 0～*N* 个词，而前后顺序不能颠倒。

位置算符可以说是特殊的布尔逻辑“AND”，“AND”算符在功能上不限制两个词出现的位置和顺序，而位置算符弥补了“AND”的这种不足。

5. 限定检索　是将检索词限定在特定字段进行检索的方法。检索字段通常分为两类：①表示文献内容特征的，如题名、主题词、关键词和文摘；②表示文献外部特征的，如作者、文献类型、语种、出版年。

每个字段都有一个用 2 个字母表示的字段代码。不同的检索系统所设立的字段是不同的，即使同一字段，也可能采用不同的字段代码。

6. 主题词检索　是基于文献内容的主题概念的检索，有利于提高查全率和查准率。

7. 加权检索　是根据每个检索词在文献中的重要程度赋予一定的数值或权重。加权检索除了要求命中文献含有检索词，还要根据检索词在文献中的重要程度来确认命中结果。运用加权检索可命中核心概念文献，提高查准率。

8. 扩展检索　主题词扩展检索是对当前主题词及其下位主题词进行检索；副主题词扩展检索是对当前副主题词及其下位副主题词进行检索。

9. 二次检索　即在检索结果中进行第二次检索。二次检索是先检出一部分文献，在此结果基础上，再用其他检索词做进一步检索，从而提高查准率。

第四节　中药文献计算机信息检索

计算机信息检索是指人们根据特定的信息需求，利用计算机，从相关的机读数据库中识别并获取所需信息的过程。计算机信息检索是科研工作者目前获取文献信息最常用的方法和手段，具有信息量大、操作技能容易掌握、方便快捷、花费低等特点。

一、计算机检索概论

随着信息社会的发展，科技文献量急剧增加，生物医药文献更是如此。为适应这种变化，计算机技术被最先引入到对文献的处理上。文献检索从手工检索逐渐过渡到计算机检索阶段。计算机检索速度快、检索途径多、数据更新快、检索方便，已成为目前文献检索的主要手段。

计算机检索是在计算机技术和通信技术发展的基础上建立起来的。它产生于 20 世纪 50 年代，发展于 20 世纪 80 年代中期，进入 20 世纪 90 年代后随着互联网技术的发展而进入了一个崭新的时期。

第二次世界大战期间美国军方为了处理大量的军事数据，在宾夕法尼亚大学成立了由莫奇利（John William Mauchly）和埃克特（John Presper Eckert Jr.）领导的研究小组，于 1946 年 2 月设计了最早的电子计算机“埃尼阿克”（ENIAC）。在 ENIAC 的启迪下，IBM 公司于 1952 年 12 月研制出 IBM 第一台存储程序计算机 IBM701。1954 年美国海军武器中心图书馆采用 IBM701 建成了世界上第一台计算机信息检索系统，该系统可采用逻辑“与”构建简单检索式，实现匹配检索，输出的检索结果为文献编号。1964 年美国化学文摘社利用计算机进行刊物辅助排版，同时建立了机读数据库并实现了计算机检索。同年，美国国立医学图书馆（NLM）利用计算机研发了医学文献分析与检索系统（Medical Literature Analysis and Retrieval System，MEDLARS），并于 20 世纪 70 年代初建立了世界上第一个医学文献计算机联机检索系统（MEDLINE）。随着光盘存储技术的发展，美国国立医学图书馆于 1983 年推出了它的光盘版。1983 年，美国国防部将阿帕网（ARPA）分为军网和民网，此后逐渐扩大为互联网。20 世纪 80 年代末、90 年代初，加拿大麦吉尔大学（McGill

University）学生 Alan Emtage、Peter Deutsch、Bill Wheelan 发明了 Archie，这是互联网上出现的第一个搜索引擎，依靠脚本程序自动搜索网上的文件，然后对有关信息进行索引，供使用者以一定的表达式查询，形成了互联网检索的雏形。

文献计算机检索（以下简称机检）技术的发展是依托计算机技术发展的，从某种意义上说机检的发展史就是计算机技术的发展历史。计算机技术、数据库技术及网络技术的发展和应用颠覆了传统文献加工、整理和传播的模式，使得文献检索从内容上、形式上迅速发展起来。

（一）脱机检索阶段

这一阶段（20 世纪 50 至 60 年代中期）是计算机检索的原始阶段。进行脱机检索时，首先需要汇总用户检索项目，再由专业检索人员操作计算机，批量处理提问要求，并把检索结果反馈给用户。其主要特点是：①用户提出检索需求；②由专职人员操作计算机进行检索；③检索词之间的逻辑组配关系简单；④用户不能及时获得检索结果。

（二）联机检索阶段

这一阶段（20 世纪 60 年代中期至 70 年代）用户通过终端设备完成检索式的输入以及检索结果的显示，终端设备通过通信线路与中央计算机主机连接，中央计算机主机直接处理用户提交的检索请求。其主要特点是：①用户通过“人机对话”方式自主完成检索；②可构建复杂的检索关系式；③检索结果实时反馈用户；④线路通信成本较高；⑤检索命令复杂；⑥存在地域限制。

脱机检索和联机检索阶段的信息系统存储载体多为磁电媒介，在当时的技术条件下，以磁电作为存储载体存在着价格昂贵、技术复杂、单位容量体积庞大等缺陷，这些问题限制了信息系统的传播及应用。

（三）光盘检索阶段

光盘存储技术的发展为信息系统存储媒介提供了一个新的类型。从 20 世纪 80 年代至今，用户通过计算机检索存储于光盘中的信息，实时获取检索结果。其主要特点是：①用户自主完成检索；②可构建复杂的检索关系式；③检索结果实时反馈用户；④线路通信成本低；⑤信息系统更新存在时差。

（四）互联网检索阶段

进入 20 世纪 90 年代后，互联网发展势头迅猛，此期间计算机硬件及通信成本大大降低，计算机检索进入互联网检索阶段（20 世纪 90 年代至今）。用户通过接入互联网的计算机或移动终端设备即可检索海量信息，实时获取检索结果，并可根据个人需要浏览、打印或保存检索结果。其主要特点是：①用户通过网络自主完成检索；②人机界面友好，用户可构建复杂的检索关系式；③检索结果实时反馈用户并可以不同形式保存；④信息系统更新速度快。

二、计算机检索系统的构成

一个完整的计算机检索系统包括计算机硬件、计算机软件、网络或通信设备及资源。

（一）计算机硬件

计算机硬件是指构成计算机系统的电子、机械和光电元件等各种物理装置的总称，包括检索系统提供商的计算机硬件和用户用于检索的计算机硬件。具体来说，就是用于提供检索服务的计算机服务器及相关的存储设备以及用户所使用的计算机或移动终端设备。计算机硬件是构成计算机检索系统的物质基础。

（二）计算机软件

计算机软件是指计算机实现各种功能的程序总称，一般由操作系统、数据库和相关的管理应用软件组成。

1. 操作系统　是一组管理计算机硬件和软件资源的程序，是使用计算机和运行数据库及应用软件的基础。目前常见的操作系统主要有 WINDOWS 系统、UNIX 系统、LINUX 系统。

2. 数据库　计算机信息检索系统中的数据库是指一定专业范围内的信息记录及其索引的集合体，是计算机信息检索系统的重要组成部分，是信息资源，是检索对象。数据库是计算机检索系统的核心，其主要功能为存储、管理检索系统数据并提供检索功能。美国著名的管理和信息技术专家詹姆斯·马丁（J. Martin）曾经给出一个较为完整的数据库定义：数据库是存储在一起的相关数据的集合，这些数据是结构化的，无有害的或不必要的冗余，并为多种应用服务；数据的存储独立于使用它的程序；对数据库插入新数据，修改和检索原有数据均能按一种公用的和可控制的方式进行，当某个系统中存在结构上完全分开的若干个数据库时，则该系统包含一个“数据库集合”。简言之，数据库是存储数据的“仓库”。数据库按照数据模型的特点可分为网状数据库、层次数据库和关系数据库三类，目前应用比较广泛的是关系数据库。

（1）数据库的结构：一般由记录、字段、文档组成。

1）记录：是构成数据库的一个完整的信息单元，每条记录描述了原始信息的外部特征和内部特征。例如，书目数据库中的一条记录通常代表一篇文献，其他类型数据库中的记录可能是一种治疗方案、一组理化指数。

2）字段：比记录更小的单位是字段，是组成记录的数据项目。例如，在 MEDLINE 中一条记录代表一篇书目文献，在这条记录中有题名、著者、来源、文摘、主题词等字段。

3）文档：一般有两种理解方法，第一种可以把文档理解为数据库中部分记录的集合。另一种则是把文档理解为数据库的结构。

数据库一般包括顺排文档和倒排文档两种文档。顺排文档由数据库中的记录按自然顺序（即记录录入数据库中的顺序）组成；倒排文档由数据库中的记录按某种排序规则（即记录索引）组成。记录是构成数据库的基本单位，由描述实体的若干属性组成，属性在数据库中表示为记录的字段，一条记录由多个字段组成。在计算机检索系统中，一条记录相当于一篇文献全文或一条文摘、题录，记录的字段对应计算机检索途径。

（2）数据库的类型：计算机检索系统的数据库分为两种类型：①文献型数据库，主要存储文献类型的数据记录，以二次文献为主，如书目数据库、文摘数据库等；②非文献型数据库，又称源数据库，是指能直接提供原始资料或具体数据的数据库，如数值数据库、全文数据库、术语数据库、图像数据库、音视频数据库等。

1）书目数据库：存储的是二次文献，包括文献的外部特征、题录、文摘和主题词等，检索结果是所需文献的线索而非原文。许多书目数据库是印刷型文献检索工具（索引、文摘）的机读版本，如 MEDLINE 等。

2）全文数据库：存储的是原始资料的全文。全文检索可以直接获取原始资料，而不是书目检索时的线索，提高了用户的检索效率。如万方数据知识服务平台、中国学术期刊网络出版总库（CNKI）等。

3）数值数据库：主要包含的是数字数据，如各种统计数据、科学实验数据、测量数据等。

4）事实数据库：存储的是用来描述人物、机构、事物等信息的情况、过程、现象的事实数据。

如名人录、机构指南、大事记等。用户可通过人名、机构名、事物名称查到他们的介绍和相关信息。

（3）常用生物医学及中药学相关数据库

1）英文数据库

A. 美国《化学文摘》数据库（Chemical Abstracts，CA）：由美国化学学会（American Chemical Society，ACS）下属部门美国化学文摘社（CAS）编辑出版。

B. 美国《生物学文摘》数据库（Biological Abstracts，BA）：是生命科学主要的文摘和索引数据库，由美国生物科学信息服务中心（BIOSIS）编辑出版。

C. 美国 MEDLINE 数据库：世界公认的最具代表性和权威性的生物医学数据库，美国国立医学图书馆建立。

D. 美国《科学引文索引》数据库（Science Citation Index，SCI）：由美国科学情报所（Institute for Scientific Information，ISI）建立，其最大的特点是提供引文检索，用于查找文献被引用的情况，包括被引著者和被引文献。

E. 荷兰《医学文摘》数据库（Excerpta Medica，EM）：按学科单独出版，药学及药理学内容较 MEDLINE 丰富。

2）中文数据库

A. 中国知网（China National Knowledge Infrastructure，CNKI）系列数据库：包括 8000 余种国内出版的期刊，以及学位论文、会议论文、标准、专利、年鉴等。共有基础科学、工程科技Ⅰ辑、工程科技Ⅱ辑、农业科技、医药卫生科技、哲学与人文科学、社会科学Ⅰ辑、社会科学Ⅱ辑、信息科技、经济与管理科学 10 个专辑。

B. 万方数据知识服务平台：提供全学科的学术期刊、学位论文和会议论文的检索和全文阅读。其中万方数字化期刊收集了各类别期刊 5000 多种，实现全文上网，可以进行论文引文关联检索和指标统计，囊括了中华医学会系列期刊及国内所有科技统计源期刊和重要社科核心类期刊。

C. 中国生物医学文献服务系统（SinoMed）：整合了中国生物医学文献数据库（CBM，1978 年—）、西文生物医学文献数据库（WBM，1918 年—）、中国生物医学引文数据库（CBMCI，1989 年—）、北京协和医学院博硕学位论文库（1985 年—）和中国医学科普文献数据库，实现统一检索。其中，中国生物医学文献数据库收录 1978 年来 1600 多种国内出版的生物医学期刊以及汇编、会议论文的文献题录，年增长量 40 余万篇。

D. 中国中医药数据库检索系统：由中国中医科学院中医药信息研究所研制，目前数据库总数 48 个，数据总量 120 余万条，包括中医药期刊文献数据库、疾病诊疗数据库、各类中药数据库、方剂数据库、民族医药数据库、药品企业数据库、各类国家标准数据库（中医证候治则疾病、药物、方剂）等相关数据库。中医药数据库检索系统可以实现单库与多库选择查询。单库检索可选择最专指的一个数据库进行相应字段的检索。多库可以进行跨库、多类检索。

3. 管理应用软件 管理软件是用于计算机检索系统运行、维护和管理的软件程序，运行于计算机检索系统的服务器端，用户一般不直接接触这些程序。

应用软件是由检索系统提供商研制开发提供用户使用的一组程序，用于实现阅读特定格式文件或进行检索等功能，如中国知识基础设施（CNKI）的 CAJ 浏览器、超星提供的超星阅读器等。此外还有由软件商研制开发的用于阅读或检索结果管理的一些通用软件，如 Adobe Acrobat Reader 阅读软件、Note Express 文献管理软件等。

（三）网络或通信设备

网络通信设备是指符合 OSI（Open System Interconnection）网络模型定义的中继器、集线器、交换机、网桥、网卡、路由器等硬件，其主要功能是实现用户和计算机检索系统之间的数据交换。当前计算机检索系统的发展趋势是计算机网络检索，目前大部分检索系统已经实行网络出版，因此网络通信设备亦应作为构成计算机检索系统的一部分。

（四）资源

资源是指计算机检索系统提供给用户的信息内容。按计算机检索系统组织的对象不同而分为文字资源、图像资源、声音资源，各种资源在计算机检索系统中以数据形式存在。

三、计算机信息检索的过程

计算机信息检索的过程，实际上是将用户的提问与数据库中的检索标识进行严格字符匹配，从而决定取舍的过程。所以用户在进行检索时，必须制定检索策略，来保证检索结果的满意程度。进行计算机信息检索，一般来说要经过以下基本程序：分析检索课题、选择检索系统及数据库、确定检索词、构建检索提问式、上机检索并调整检索策略、输出检索结果。

（一）分析检索课题

分析课题涉及的学科范围、主题要求，所需信息的内容及其特征，所需信息的类型，包括文献类型、出版类型、年代范围、语种、著者、机构等，课题对查新、查准、查全的指标要求。

（二）选择检索系统和数据库

选择数据库时可从以下几个方面考虑：数据库收录的信息内容所涉及的学科范围，收录的文献类型、数量、时间范围及更新周期，数据库所提供的检索途径、检索功能和服务方式。

（三）确定检索词

检索词的确定常用以下几种方法。

1. 优先选用主题词　当所选择的数据库有规范化的主题词表时，应优先选用该数据库词中与检索课题相关的规范化主题词。

2. 选用数据库规定的代码　许多数据库的文档中使用各种代码来表示各种主题范畴，有很高的匹配性。如世界专利文摘数据库中的分类代码、化学文摘数据库中的化学物质登记号。

3. 选用常用的专业术语　在数据库没有专用的词表或词表中没有可选的词时，可以从一些已有的相关专业文献中选择常用的专业术语作为检索词。

4. 选用同义词和相关词　同义词、相关词、近义词、缩写词、词形变化等应该尽量选全，以提高查全率。

（四）构建检索提问式

检索提问式是计算机信息检索中用来表达用户检索提问的逻辑表达式，由检索词和各种布尔逻辑算符、位置算符、截词符及系统规定的其他组配连接符号组成。检索提问式构建得是否合理，将直接影响检索结果的查准率和查全率。构建检索提问式时，应正确运用逻辑组配运算符，前面已经提到过一些逻辑算符。

（五）上机检索并调整检索策略

应及时分析检索结果是否与检索要求一致，根据检索结果对检索提问式做相应的修改和调整，直至得到比较满意的结果。

（六）输出检索结果

根据检索系统提供的检索结果输出格式，选择需要的记录及相应的字段（全部字段或部分字段），将结果显示在显示器屏幕上、存储到磁盘或直接打印输出，网络数据库检索系统还提供电子邮件发送，至此完成整个检索过程。

四、光盘数据库和光盘检索系统

（一）光盘数据库

光盘数据库以其信息获取量大、提取方便快捷、检索可靠性好、投资成本低廉等特点深受广大用户的欢迎，广泛地运用于图书情报部门。目前国内光盘数据库有《中国学术期刊（光盘版）》、《中文科技期刊数据库》、《人大复印报刊资料系列光盘》、《中国专利公报》光盘、《中国药典》光盘、《中国生物医学文献数据库》及《中文生物医学期刊数据库》等。这些数据库，是获取医药文献信息的良好工具。

（二）光盘检索系统

1. 光盘检索系统 是利用光盘驱动器和光盘数据库及检索软件，结合计算机而建立起来的信息检索系统。其基本构成包括三部分：①数据库——光盘；②软件——系统软件及检索软件；③硬件——计算机：PC 机（或服务器——光盘网络时）；光盘驱动器（单盘驱动器或塔式驱动器）；显示屏、打印机、键盘；控制卡；网卡及电缆线（光盘网络时）。

2. 光盘工作站 要想阅读、检索存贮在光盘上的信息，必须建立一个光盘工作站。光盘工作站由普通微型计算机、光盘阅读器和一台打印机构成。与光盘配套的检索软件可以装入硬盘。光盘出版商常常逐年修订这些软件，使其功能更强或更易于使用。从光盘上检索出的信息可以转存于微机中的硬盘或软盘上，也可在打印机上直接打印输出。

3. 光盘网络 一个光盘工作站只能供一位用户使用，每次检索一只盘片。如果建立光盘网络，则可实现多用户同时共享多个数据库的文献。

光盘网络技术就是把多个光盘驱动器连接到一台服务器微机上，再将微机连接到网络上。安装在各驱动器上的光盘可以是不同的数据库或者一个数据库的若干个光盘。

4. 光盘检索系统的优点 ①存贮密度高、容量大；②存取速率高，并具有随机存取的功能；③稳定性好：非接触式激光束存取信号，不仅可以快速随机存取，而且不存在光盘的磨损现象；④价格低廉，便于复制；⑤操作技能容易掌握。

五、Internet 信息检索

互联网已成为世界上最大的信息资源宝库，网络信息的查找和检索已远远超过了信息检索领域，随着网上信息数量激增，各种网上信息检索工具应运而生，如网络搜索引擎、网络数据库系统等。

（一）Internet 搜索引擎的分类

目前，搜索引擎种类繁多，根据其工作原理，主要分为以下三种类型。

1. 全文索引引擎 是首先建立一个从互联网上提取的各个网站信息（以网页文字为主）的数据库，从中检索出与用户查询条件匹配的相关记录，然后按照一定的顺序排列，将结果返回给用户，因此全文索引引擎检索也称为关键词检索。用户能够对各网站的每篇文章中的每个词进行搜索，因此查询全面而充分。不过，检索结果有时给人杂乱无章的感觉。Google 和百度是全文搜索引擎的代表。

2. 目录索引引擎　是以人工或半人工的方式搜集信息，再将信息资源按照一定的主题进行分门别类，建立不同层次的目录。由于这种目录是在人工智能下完成的，因此信息准确，导航效率高。不过该引擎需要大量人工介入、维护成本高、信息量较少且更新慢。目录索引引擎虽然有搜索功能，但严格意义上，不能称为真正的搜索引擎，只是按目录分类的网站链接列表。目录索引引擎中最具代表性的包括 Yahoo、新浪分类目录搜索。

3. 元搜索引擎　没有自己的数据库，通过一个统一的用户界面，在接受用户查询请求后，可以同时在多个搜索引擎上进行搜索，并对所获的结果经过处理后，作为自己的结果返回给用户。著名的元搜索引擎有 Meta crawler、Dogpile 等。

（二）与药学有关的 Internet 简介

1. 国内外与药学有关的组织机构网站

（1）国家药品监督管理局：国家药品监督管理局负责药品（含中药、民族药，下同）、医疗器械和化妆品安全监督管理。负责药品、医疗器械和化妆品标准管理。负责药品、医疗器械和化妆品注册管理。负责药品、医疗器械和化妆品质量管理。负责药品、医疗器械和化妆品上市后风险管理。负责执业药师资格准入管理。负责组织指导药品、医疗器械和化妆品监督检查。负责药品、医疗器械和化妆品监督管理领域对外交流与合作，参与相关国际监管规则和标准的制定。负责指导省、自治区、直辖市药品监督管理部门工作。

国家药品监督管理局网站（https://www.nmpa.gov.cn）资源丰富，除提供各种法规文件信息、互联网药品信息服务申请、互联网药品交易服务申请、执业药师注册申请、药品安全监管行政许可项目申请等服务外，该网站提供的最重要的服务为数据查询和行政许可事项综合查询。

（2）中国药学会（https://www.cpa.org.cn）：成立于 1907 年，是中国最早成立的学术团体之一，是由全国药学科学技术工作者自愿组成依法登记成立的学术性、公益性、非营利性的法人社会团体，中国药学会是国际药学联合会和亚洲药物化学联合会成员。学会下设 13 个工作委员会，37 个专业委员会，主办 25 种学术期刊。

（3）美国食品药品监督管理局（https://www.fda.gov）：隶属于美国健康与人类服务部，是美国政府监督美国国内食品、药品、化妆品、放射药物、医疗器械等是否安全、有效、可信的主管部门。美国 FDA 官方网站非常庞大，内容十分丰富。主要栏目有美国 FDA 产品评审与研究中心、科学研究、条例与法规、关于美国 FDA、热点聚焦、新闻和事件、消费者服务、热点问题、问题报告、产品回顾与警示、产品批准、最新更新、多媒体资源等。其中美国 FDA 产品评审与研究中心栏目内容最为丰富，下设食品、药品、医疗器械、生物制剂、动物食品与药物、化妆品、放射性产品以及综合产品评审与研究中心。

（4）国际药学联合会（International Pharmaceutical Federation，FIP，http://www.fip.org）：成立于 1912 年，总部设在荷兰海牙，是一个代表全球药剂师和药学家的组织，世界各地的药剂师或药学工作者均可申请加入。国际药学联合会网站主要栏目有新闻与出版、项目信息（包括药学实践与科学、药学教育、公共健康）、网站申明与指南、会议信息、奖励基金和会员专区等。

2. 国内外重要的药学综合网站

（1）Pharm Web（http://www.Pharmweb.net）：建立于 1994 年，是 Internet 上第一个分级分层提供药学及健康相关领域事实性和实用性信息资源的专业网站，Pharm Web 收录的主要内容包括会议信息、药学院校、论坛、患者需求信息、Pharm Web 聊天室、虚拟图书馆政府及管理机构、Pharm Web

名录、Pharm Web world Drug Alert Pharm Web 黄页、社团、招聘职位、新闻组、继续教育、网上特殊站点、Pharm Web 索引、Pharm Web 历史、Internet 上与药学有关的出版物信息、Pharm Web 链接站点以及与 Pharm Web 网站有关的信息等。

（2）网上药物索引（Rxlist，http://www.rxlist.com）：创建于 1994 年，主要提供药物信息并向消费者普及用药知识，网站主要栏目包括药物索引、药品鉴定、图片库、疾病与身体状态及医学词典。药物索引收录有5000种以上的药物，并列出了美国处方药市场每年度前200个高频度使用药。可按照字母顺序浏览，也可进行关键词检索，主要可查到药物的描述，包括作用、作用原理、结构式、分子式、分子量、性状、临床药理、适应证、用法用量、不良反应、药物相互作用、注意事项等。

（3）中国医药信息网（http://www.cpi.ac.cn）：是由国家药品监督管理局信息中心建设的医药行业信息服务网站，始建于 1996 年，专注于医药信息的搜集、加工、研究和分析，为医药监管部门、医药行业及会员单位提供国内外医药信息及咨询、调研服务。主要栏目包括数据检索、法规解读、办事指南、综述论坛、健康知识、博览会、供求信息、图书馆、医药纵览、批准信息、国外药讯、国外新药、期刊介绍、电子资料等。

（4）药物在线（https://www.drugfuture.com/）：能够免费提供超过 24 万种处方药、非处方药和天然产物的信息。

（5）蒲标网（https://db.ouryao.com/）：能够提供中国药典、药品标准、法规在线查询。

（6）药智数据（https://db.yaozh.com/）：是药智网旗下的医药数据库，可在线查询下载药品标准、药品说明书、中国药典、红光外谱图、基本药物目录、医保目录、药材标准、药材辞典、国外药典、保健食品和化妆品等一系列标准查询。

（7）《中药大辞典》（http://www.zhongyaocai360.com/zhongyaodacidian/）：分上、下两册，共收载中药 5767 味。其中包括植物药 4773 味，动物药 740 味，矿物药 82 味，以及传统作为单位药使用的加工制成品（如升药、神曲）等 172 味。

六、中药学文献检索常用检索工具

当前，中医药科技发展日新月异，中医药的新技术、新成果不断涌现，药学工作者要了解其发展状况和研究进展，就必须进行中医药科技文献检索。由于中医药学涉及学科面广，文献数量多，又有很大部分收载在化学、医学、生物科学等方面的检索性书刊中，下面对国内、国外中医中药文献常用检索工具及检索方法进行简单归纳。

（一）国内中医药文献检索刊物

1.《中文科技资料目录·医药卫生》 是当前查找国内医学文献的主要检索工具，除收录公开和内部发行的期刊论文外，还收录为数众多的医学资料汇编及医学学术会议文献等。该刊检索途径有分类索引和主题索引，其中分类索引可从“RZ 中国医学”类目检索；主题索引由主题词和副主题词加题录号构成，按照主题词的汉语拼音音序编排，通过主题词和副主题词的组配来检索。主题索引中医药部分主题词采用《中医药学主题词表》（中国中医研究院医学情报所编制），检索时可参考，便于提高检索效率。目前，我国研制了中国生物医学文献光盘数据库（CB-MDISC）和中国生物医学期刊数据库（CMCC），使得检索更为方便。

2.《中文科技资料目录·中草药》 是查找国内有关中草药文献的重要检索工具之一，专门报道国内中草药生产、研究和应用方面的文献题目。收载国内公开发行和内部发行的有关中草药方面论文和译文的题录，刊尾附“索引”，按文字的汉语拼音顺序排列中草药药名、方剂名和制剂名。

3.《中国药学文摘》 《中国药学文摘》是一部药学文摘性检索刊物，报道有关中西药理论、综述、药物科研、生产技术、药剂、分析、药理、药物评价、临床试验、药品生产管理和质量管理、制药设备和工厂设计及新药介绍等方面的文献资料，是检索国内中药学文献较完备的一种工具，以文摘、提要、简介和题录 4 种形式报道。每期附有 2 套索引，即主题索引和外文药名索引。主题索引按汉语拼音顺序排列，外文药名索引按英文顺序排列。为了满足查全的要求，通常在检索时 2 种途径并用，以弥补各自的不足。如果已知中药的外文名称则可直接使用“外文药名索引”。《中国药学文摘数据库》为目前该药学文摘的机检版。

4.《中国医学文摘·中医》　是报道国内中医药学的文摘性刊物，收录中医药和中西医结合的核心文献，是检索国内中医药文献的主要工具之一。检索途径有分类索引和年度主题索引，其中主题词采用《中医药学主题词表》（中国中医研究院医学情报所编制），并按汉语拼音顺序排列。除了上面提到的检索工具外，《中医药文献数据库》（中国中医研究院）、《中医药学文献分析检索系统》（中国中医研究院情报所）、《针灸文献分析检索系统》（中国中医研究院情报所）也是重要的检索工具。

此外，还应查检与检索内容相关的中医中药类期刊、中医典籍、工具书等。如中医年鉴、中国针灸年鉴、中华名医方剂大全、中药大词典、中医药卫生学术文库、中国医学百科全书（中医中药各相关分册）、历代名医良方注释、中国专利等工具书。由于目前有大量采用中西医结合的研究课题，因此还应检索与检索课题相关的现代医学期刊。

（二）国外中医药文献工具

由于目前尚无一个国际性的权威中医药文献检索刊物，造成对国外中医药文献检索上的困难，通常检索国外中医药文献，可利用工具书或数据库有以下几个。

1.《国外医学》　有多个分册，每个分册由有关单位编辑，体裁统一，按主题汉语拼音排列，外文标题排在最后。与药学关系最密切的有药学分册、预防诊断治疗用生物制品分册、合成药生化药制剂分册、抗生素分册等；其他各科医学分册中亦有各科药物治疗方面文献。主要报道国外中医、中药、针灸、针麻、气功、按摩等方面的基础与临床研究进展、动态，以及新技术、新方法。收集国外医药期刊及有关会议资料，是检索国外中医药文献的重要中文检索工具之一。检索途径有主题检索和分类检索 2 种。

2.《国外科技资料目录·医药卫生》　是我国出版的查找国外医学资料的大型检索刊物。该工具书检索途径主要有分类和主题 2 条途径，方法与《中文科技资料目录》（医药卫生）相似。

3. 美国《医学索引》（MI）　是当前世界上最常用的生物医学题录型检索刊物。目前检索 IM 主要是通过 MEDLINE 数据库来检索。MEDLINE 检索速度快，检索途径多，是目前医药卫生检索最常用的工具之一。MEDLINE 数据库中有关中医中药的主题词比较分散，但按树状结构的关系主要有以下主题词：Plants、Plants medicinal、Plants extracts、Drugs、Chinese herbal、Medicine herbal、Herbs、Medicine traditional。

总之，在 MEDLINE 中检索中医药文献需要从多途径、多入口检索，只有这样才能保证较高的查全率和查准率。

4. 美国《化学文摘》（CA）　是一部应用广泛、使用率很高的大型检索工具书。它收录的医药学文献占 CA 文献总量的 1/4 以上，是查检医药文献非常重要的补充检索工具。近年来，CA 对针灸、针麻、经络、中草药等中医药文献报道量逐年增加，从而成为中医药工作者掌握、收集、研究非常重要的信息资源。

5. 美国《国际药学文摘》　由美国医院药剂师协会编辑出版的国际药学文摘，号称“世界药学文摘的钥匙”，摘自全世界 550 余种药学医学及相关学科期刊，可以通过 TOXINE、DIALOG 及 BRS 进行联机检索。

6. 日本《医学中央杂志》　日本对中医中药的研究非常活跃，专业性期刊较多，因此查检日本医学文献检索工具《医学中央杂志》非常必要，该工具书可从分类途径、主题途径（件名索引）检索。

（三）INTERNET 医药学信息和资源

Internet 是一个应用范围广泛的国际互联网络，这些互联网和主机给用户提供大量的信息和资源。目前，随着电脑和 Internet 的普及，入网用户都可以查到免费的 Medline 数据库，常用的 Medline 网址主要有以下几个。①世界卫生组织：http://www.who.int；②美国国立卫生研究院：http://www.nih.gov；③美国医学院协会：http://www.aamc.org；④药品标准查询数据库：http://www.drugfuture.com/standard。

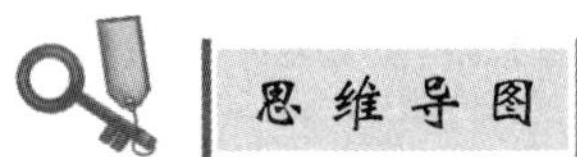

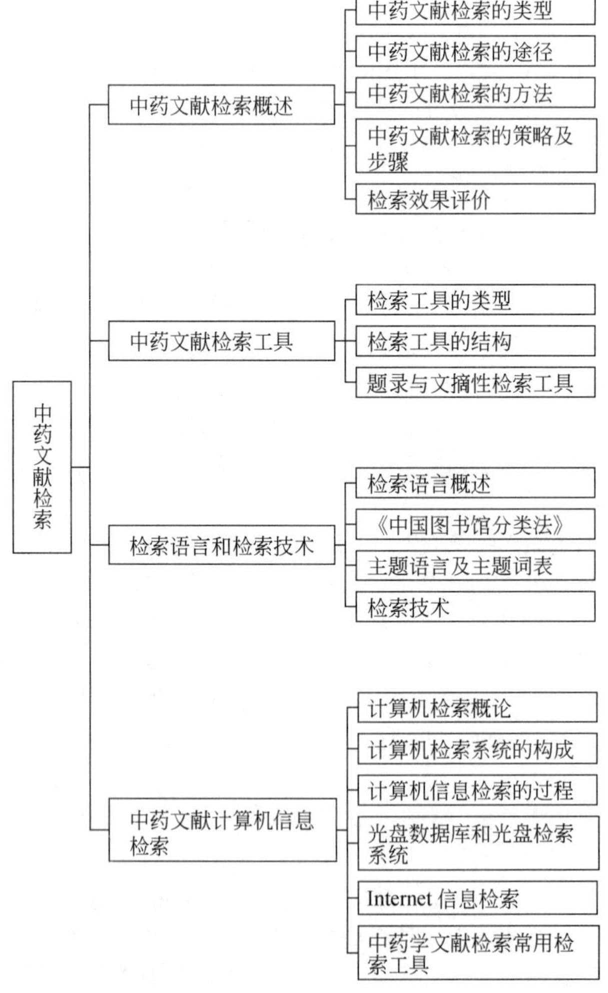

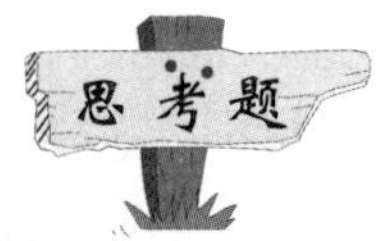

1. 中药文献检索的途径、方法有哪些？
2. 计算机文献检索的一般程序是什么？
3. 常用中医药文献检索工具有哪些？

第四章　中医药中文网络数据库

第一节　中国期刊网全文数据库

一、CNKI 概况

中国知识基础设施工程（China National Knowledge Infrastructure，CNKI），始建于 1999 年，由清华大学和清华同方发起，目前已经发展成为涵盖学术期刊论文、博硕士论文、专利及科技成果等多种类型文献的知识网络平台，是一个综合性文献检索系统，以“中国知网”网站形式向检索者提供检索服务（http://www.cnki.net）。

中国知网数据库设置资源检索、行业知识服务与知识管理平台、研究学习平台、出版平台与评价、专题知识库、教育、众知众创、软件产品和知网动态等板块，覆盖基础科学、工程技术、农业、医学、哲学、人文及社会科学等各个领域，全方位提供文献资源的管理与服务。

（一）数据库资源

中国知网数据库主要包括文献检索、知识元检索和引文检索三种检索系统。文献检索主要包括学术期刊、学位论文、会议、报纸、年鉴、专利、标准、成果、图书、学术辑刊、法律法规、政府文件、企业标准、科技报告和政府采购等；知识元检索主要有知识问答、百科、词典、手册、工具书、图片、统计数据、指数、方法及概念等；引文检索主要有中国引文数据库，包括有被引文献、被引作者、被引机构、被引期刊、被引基金、被引学科、被引地域、被引出版社。

以下重点介绍与医药相关的常用数据库资源。

1. 学术期刊库（China Academic Journal Network Publishing Database，CAJD）　可实现中文和外文期刊整合检索。其中，中文学术期刊 8590 余种，含北大核心期刊 1970 余种，网络首发期刊 2190 余种，最早回溯至 1915 年，共计 5810 余万篇全文文献；外文学术期刊包括来自 80 个国家及地区 900 余家出版社的期刊 7.5 余万种，覆盖 JCR 期刊的 96%，Scopus 期刊的 90%，最早回溯至 19 世纪，共计 1.2 余亿篇外文题录，可链接全文。学术期刊库默认的检索结果包含知网合作的国外期刊题录数据。

2. 学位论文库　包括《中国博士学位论文全文数据库》和《中国优秀硕士学位论文全文数据库》，是目前国内资源完备、质量上乘、连续动态更新的中国博硕士学位论文全文数据库。该库出版 500 余家博士培养单位的博士学位论文 40 余万篇，780 余家硕士培养单位的硕士学位论文 460 余万篇，最早回溯至 1984 年。

3. 会议论文库　重点收录 1999 年以来，中国科学技术协会系统及国家二级以上的学会、协会，高校和科研院所，政府机关举办的重要会议，以及在国内召开的国际会议上发表的文献，部分重点会议文献回溯至 1953 年。目前，已收录国内会议和国际会议论文集 4 余万本，累计文献总量 340

余万篇。

4. 中国重要报纸全文数据库 是以学术性和资料性报纸文献为出版内容的连续动态更新的报纸全文数据库。报纸库年均收录并持续更新各级重要党报、行业报及综合类报纸逾500种，累积出版2000年以来报纸全文文献2050余万篇。

5. 中国年鉴网络出版总库 是目前国内较大的连续更新的动态年鉴资源全文数据库。内容覆盖基本国情、地理历史、政治军事外交、法律、经济、科学技术、教育、文化体育事业、医疗卫生、社会生活、人物、统计资料、文件标准与法律法规等多个领域。目前年鉴总计5350余种，4万余本，3910余万篇。

6. 专利库 包括中国专利和海外专利。其中，中国专利收录了1985年以来在中国大陆申请的发明专利、外观设计专利和实用新型专利，共3600余万项，每年新增专利约250万项；海外专利包含美国、日本、英国、德国、法国、瑞士、俄罗斯、韩国、加拿大、澳大利亚、世界知识产权组织、欧洲专利局、中国香港及中国台湾十国两组织两地区的专利，共计收录从1970年至今专利1亿余项，每年新增专利约200万项。

7. 标准数据总库 包括国家标准全文、行业标准全文、职业标准全文以及国内外标准题录数据库，共计60余万项。其中国家标准全文数据库收录了由中国标准出版社出版和国家标准化管理委员会发布的所有国家标准；行业标准全文数据库收录了现行、废止、被代替和即将实施的行业标准；职业标准全文数据库收录了由中国劳动社会保障出版社出版的国家职业标准汇编本，包括国家职业技能标准、职业培训计划和职业培训大纲；国内外标准题录数据库收录了中国以及世界上先进国家、标准化组织制定与发布的标准题录数据，共计54万余项。

8. 中国科技项目创新成果鉴定意见数据库（知网版） 收录正式登记的中国科技成果，按行业、成果级别和学科领域分类。每条成果信息包含成果概况、立项、评价，知识产权状况及成果应用，成果完成单位、完成人等基本信息，并包含该成果的鉴定数据（推广应用前景与措施、主要技术文件目录及来源、测试报告和鉴定意见等内容）。目前，共计收录90余万项成果，年更新约4.8万项，收录年度集中于1978年至今，部分回溯至1920年。

9. 中国图书全文数据库（心可书馆） 以中国知网海内外2亿专业读者为服务对象，集图书检索、专业化推荐、在线研学和在线订阅功能于一体。通过参考文献、引证文献等关联关系，实现图书内容与其他各类文献的深度关联融合。目前已收录精品专业图书13563本，覆盖人文社科、自然科学和工程技术等多个领域，并实时更新。

10. 学术辑刊库 收录自1979年至今国内出版的重要学术辑刊，共计1010余种，30余万篇。辑刊的编辑单位多为高等院校和科研院所，其内容覆盖自然科学、工程技术、农业、哲学、医学和人文社会科学等多个领域。编者的学术素养高，论文质量好、专业特色强，具有较强的学术辐射力和带动效应。

11. 中国工具书网络出版总库 收录了10131部工具书，约2000万个条目，主要包括语文词典、双语词典、专科词典、百科全书、图录、表谱、传记、语录和手册等。

（二）专题数据库和行业知识服务

1. 中国医院数字图书馆 提供中国医院知识总库（China Hospital Knowledge Database，CHKD）的检索，服务于医护人员临床、科研和继续医学教育等多方面的知识信息需要。

（1）中医诊疗知识库：包括疾病库、中草药库、方剂库和针灸推拿库四个部分。知识库系统梳理了中医理论体系中多学科知识体系，并将知识点之间、知识点与期刊文献之间的内在关系进行展示。

（2）中医药知识资源总库：内容涵盖中医学、中药学、中西医结合、西医临床与药学、医药卫生方针政策、预防医学、民族学和哲学等中医院所需要的知识内容。

（3）中医古籍库：收录我国历代经典中医古籍，内容涵盖中医各科疾病、本草、方剂、针灸、养生、医经以及综合内容等。

2. 药业知识服务体系　包含食品药品知识资源总库、药品研发知识服务平台、食药监管与检测知识服务平台、食品药品知识资源总库和药物警戒服务平台等。

3. 公共卫生知识服务体系　包含公共卫生知识服务平台和公共卫生业务知识服务平台。

（1）公共卫生知识服务平台：以信息推送和检索方式，面向公共卫生系统各机构，提供集资源整合、知识检索、信息推送、数据分析和内容管理为一体的个性化知识服务。

（2）公共卫生业务知识服务平台：涵盖传染病防治、慢性病防治与伤害、营养和食品卫生、环境卫生、职业卫生、辐射卫生、学校卫生、免疫规划、消毒与病媒生物防治和突发公共卫生事件等内容。

（三）研究学习平台

1. 知网研学平台　是在提供传统文献服务的基础上，以云服务的模式，提供集文献检索、阅读学习、笔记摘录、笔记汇编、论文写作及个人知识管理等功能为一体的个人学习平台。平台提供网页端、桌面端、移动端和微信小程序，实现多端数据同云同步，满足学习者在不同场景下的学习需求。

2. 在线教学服务平台　将视频教学和云端课堂相结合，具有课程直播、在线教育等功能。有效实现知识的教授、学习和考核全流程云端化，为教育机构课程教学提供基础支撑平台。

3. 世界医卫知识大数据平台（WHKBD）　包含全球顶级医学期刊、中文医学期刊、知名出版集团及专业协会，收录全球65个国家及地区的出版物，涉及语种百余类。

4. CNKI Scholar 学术搜索平台　是一个基于海量资源的跨学科、跨语种及跨文献类型的学术资源搜索平台，其资源库涵盖各类学术期刊、论文、报纸、专利、标准、年鉴和工具书等，旨在为国内外科研人员提供全面、权威、系统的学术资源。

（四）软件产品

软件产品有学术不端文献检测系统、腾云数字出版系统、网络舆情监测系统、机构知识管理与服务平台、知网研学和TPI专业信息资源建设管理系统等。CNKI常用软件有CAJ Viewer浏览器、知网词典、知网百科、手机知网及辞书大典等。

（五）个人数字图书馆和机构数字图书馆

个人数字图书馆由用户通过CNKI网站免费创建，并可根据个人需求申请加入若干机构数字图书馆。利用个人数字图书馆，可按不同需要定制网络出版总库的资源，在个人数字图书馆中构建个性化资源馆，同时可定制学者、机构、学术出版物、科研项目、检索式、投稿信息、学术论坛和学术趋势等信息，系统将根据检索者的定制自动推送相关的情报信息。

机构数字图书馆由单位或组织机构向CNKI申请创建。机构数字图书馆可按照机构需要定制检索系统，组织各类自建资源，定制机构相关的文献、信息和情报，还可将组织机构自有资源按系统元数据需求进行标准化，整合到机构馆中进行统一管理，提供统一检索服务。

二、常用检索途径及检索步骤

CNKI针对各类文献特点，提供多种便捷的检索方法。CNKI检索途径包括文献检索、知识元检索和引文检索三个部分。

（一）文献检索

文献检索分为一框式检索、高级检索、专业检索、作者发文检索、句子检索和出版物检索。

1. 一框式检索 将检索功能浓缩至“一框”中，根据不同检索项的需求特点采用不同的检索机制和匹配方式，体现智能检索优势，操作便捷，检索结果兼顾全面和准确。

（1）检索项介绍：CNKI 文献检索提供的检索项有主题、篇关摘、关键词、篇名、全文、作者、第一作者、通讯作者、作者单位、基金、摘要、小标题、参考文献、分类号、文献来源和 DOI。

1）主题检索：是在中国知网标引出来的主题字段中进行检索，该字段内容包含一篇文章的所有主题特征，同时在检索过程中嵌入了专业词典、主题词表、中英对照词典和停用词表等工具，并采用关键词截断算法，将低相关或微相关文献进行截断。

2）篇关摘检索：是指在篇名、关键词和摘要范围内进行检索，具体参见篇名检索、关键词检索及摘要检索。

3）关键词检索：检索范围包括文献原文给出的中文和英文关键词，以及对文献进行分析计算后机器标引出的关键词。机器标引的关键词基于对全文内容的分析，结合专业词典，有助于解决文献作者给出的关键词不够全面准确的问题。

4）篇名检索：期刊、会议、学位论文及辑刊的篇名为文章的中文和英文标题；报纸文献的篇名包括引题、正标题和副标题；年鉴的篇名为条目题名；专利的篇名为专利名称；标准的篇名为中文和英文标准名称；成果的篇名为成果名称；古籍的篇名为卷名。

5）全文检索：指在文献的全部文字范围内进行检索，包括文献篇名、关键词、摘要、正文和参考文献等。

6）作者检索：期刊、报纸、会议、学位论文、年鉴及辑刊的作者为文章中文和英文作者；专利的作者为发明人；标准的作者为起草人或主要起草人；成果的作者为成果完成人；古籍的作者为整书著者。

7）第一作者检索：文献有一位作者时，该作者即为第一作者；文献有多位作者时，将排在第一位的作者认定为文献的第一作者。

8）通讯作者检索：目前期刊文献对原文的通讯作者进行了标引，可以按通讯作者查找期刊文献。通讯作者是指课题的总负责人，也是该文章和研究材料的联系人。

9）作者单位检索：期刊、报纸、会议和辑刊的作者单位为原文给出的作者所在机构的名称；学位论文的作者单位包括作者的学位授予单位及原文给出的作者任职单位；年鉴的作者单位包括条目作者单位和主编单位；专利的作者单位为专利申请机构；标准的作者单位为标准发布单位；成果的作者单位为成果第一完成单位。

10）基金检索：根据基金名称，可检索到此基金资助的文献。支持基金检索的资源类型包括期刊、会议、学位论文和辑刊等文献形式。

11）摘要检索：期刊、会议、学位论文、专利和辑刊的摘要为原文的中文和英文摘要，原文未明确给出摘要的，可提取正文内容的一部分作为摘要；标准的摘要为标准范围；成果的摘要为成果简介。

12）小标题检索：期刊、报纸和会议的小标题为原文的各级标题名称；学位论文的小标题为原文的中英文目录；中文图书的小标题为原书的目录。

13）参考文献检索：检索参考文献里含检索词的文献。支持参考文献检索的资源类型包括期刊、会议、学位论文、年鉴和辑刊。

14）分类号检索：通过分类号检索，可以查找到同一类别的所有文献。期刊、报纸、会议、学位论文、年鉴、标准、成果和辑刊的分类号指中图分类号；专利的分类号指专利分类号。

15）文献来源检索：文献来源指文献出处。期刊、辑刊、报纸、会议及年鉴的文献来源为文献所在的刊物；学位论文的文献来源为相应的学位授予单位；专利的文献来源为专利权利人/申请人；标准的文献来源为发布单位；成果的文献来源为成果评价单位。

16）DOI 检索：输入 DOI 号检索期刊、学位论文、会议、报纸、年鉴和图书。国内的期刊、学位论文、会议、报纸、年鉴只支持检索在知网注册 DOI 的文献。

（2）检索步骤具体检索步骤如下。①在 CNKI 首页选中检索类型“文献检索”，选择目标检索对应的数据库；②选择符合目标限定条件的检索项；③输入检索词或检索表达式；④点击“Q”即可完成（图 4-1）。

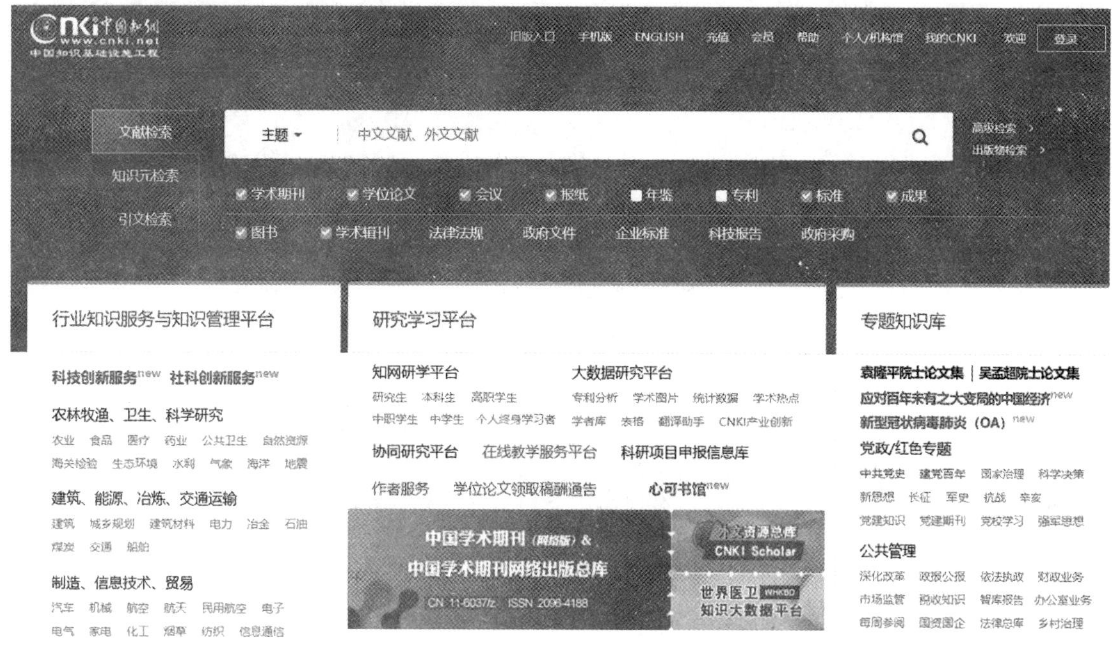

图 4-1　中国知网首页

可选择的检索项包括篇关摘、关键词、篇名、全文、作者、第一作者、通讯作者、作者单位、基金、小标题、摘要、参考文献、分类号和文献来源。默认的检索数据库包含学术期刊、学位论文、会议、报纸、标准、成果、图书和学术辑刊。在检索时，数据库可单选也可多选。

文献检索文本框中能输入一个检索词或一个简单的表达式，可以使用运算符*（与）、+（或）、-（非）来表达同一检索项内多个检索词的组合运算。值得注意的是，运算符必须是英文半角形式，而且前后要空一个字符。另外，检索框内输入的内容不得超过 120 个字符，检索词本身含空格或*、+、-、/、%、=等特殊符号时，需要用英文半角单引号或双引号将检索词引起来。

2. 高级检索

（1）检索特点：在 CNKI 首页检索框右侧点击“高级检索”，进入高级检索界面。该界面另有专业检索、作者发文检索和句子检索选项。CNKI 每种数据库的高级检索方式在检索字段的设置及检索条件的限定均有不同，但检索方法基本相同。通常是提供多个检索项的逻辑组合检索，通过选择精确或模糊的匹配方式、检索条件限定等完成较复杂的检索，得到符合需求的检索结果。多字段组合检索的运算优先级，按从上到下的顺序依次进行。

（2）检索步骤：现以中国学术期刊网络出版总库（China Academic Journal Network Publishing Database，CAJD）为例介绍检索方法。

具体检索步骤如下：①选择“学术期刊”数据库，进入中文学术期刊的高级检索界面（图 4-2）；②选择欲限定的字段；③在对应的检索框中输入检索词或表达式；④选择精确或模糊的匹配方式；⑤选择检索项之间的逻辑关系；⑥根据需要进行时间范围、来源类别和文献分类等条件限定，点击“Q”即可完成（图 4-3）。

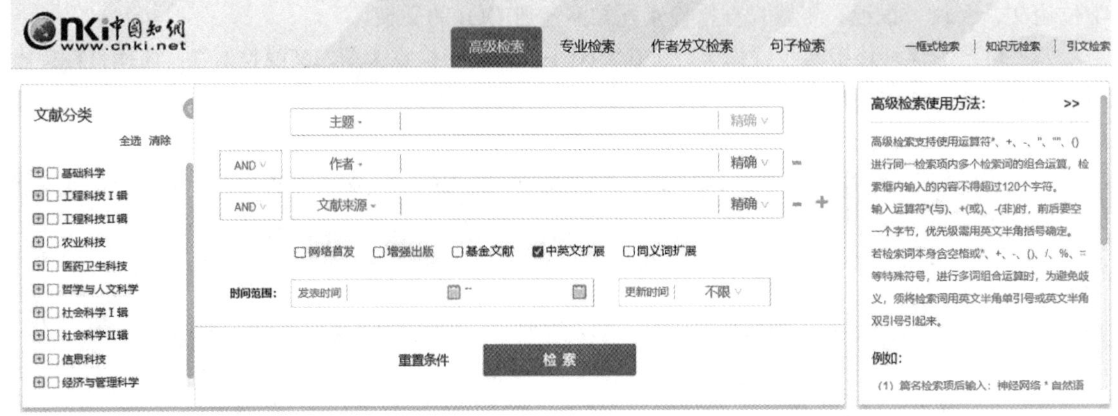

图 4-2　CAJD 高级检索界面

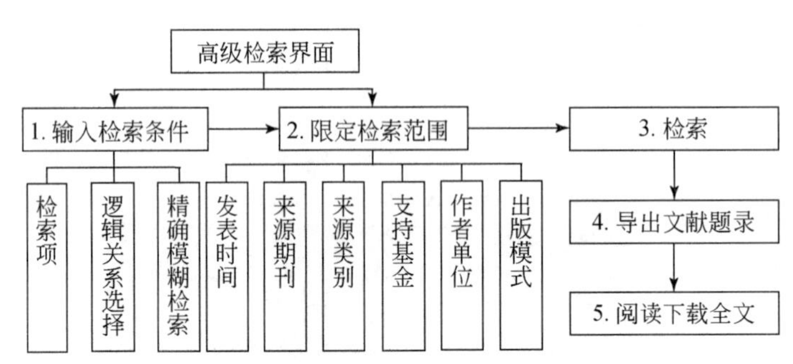

图 4-3　CAJD 高级检索流程

学术期刊库的高级检索控制条件有时间范围、来源类别、出版模式、扩展检索和基金文献等，与其他数据库稍有不同。通过对检索范围的限定，使得检索结果更加精确。高级检索平台还提供了逻辑运算符（“AND”、“OR”或“NOT”）检索、精确或模糊检索和扩展条件检索。点击检索框后的“－”“＋”按钮可添加或删除检索项，最多可支持 10 个检索项的组合检索，可通过输入相应的扩展信息来控制检索文献的精确度。同一检索项内可进行多个检索词的组合运算，在“全文”和“摘要”两个字段可进行词频限制，以辅助优化检索结果。

3. 专业检索　CNKI 专业检索需要使用逻辑运算符和检索字段构造检索式进行检索，适用于熟练掌握检索技能的专业检索人员。专业检索表达式的基本构成为＜字段标识符＞＜匹配运算符＞＜检索词＞＜逻辑运算符＞＜字段标识符＞＜匹配运算符＞＜检索词＞。在文献总库中可用以下检索字段构成检索式：SU=主题，TI=题名，KY=关键词，AB=摘要，FT=全文，AU=作者，FI=第一责任人，RP=通讯作者，AF=机构，JN=文献来源，RF=参考文献等（图 4-4）。

专业检索分为单库专业检索和跨库专业检索。单库专业检索执行各自的检索语法表。跨库专业检索原则上可执行所有跨库数据库的专业检索语法表。

在检索时，检索系统使用“AND（*）”“OR（＋）”“NOT（－）”作为逻辑运算符，“$”“？”“*”“%”作为截词符，例如 SU%=大黄 AND SU%=泻下，或 SU=（大黄*泻下），表示在主题字段检索“大黄泻下”的相关文献。需要注意的是，在 CNKI 中逻辑运算符的运算优先级相同，如需改变逻辑运算顺序，需使用英文半角圆括号将条件括起来。逻辑关系符前后要空一个字节，使用“同句”“同段”“词频”时，需用一组西文单引号将多个检索词及其运算符括起来。所用符号和英文字母都必须使用英文半角字符。

4. 作者发文检索　通过输入作者、第一作者和通讯作者等姓名及其单位信息，精确或模糊检索某作者发表的文献（图 4-5）。通过作者发文检索，不仅能找到某一作者发表的文献，还可以通过对结果的分组筛选情况，全方位了解该作者主要研究领域、研究成果等。检索项有作者姓名、第一作者姓名和作者单位，可在检索框中直接输入相关名称进行检索。

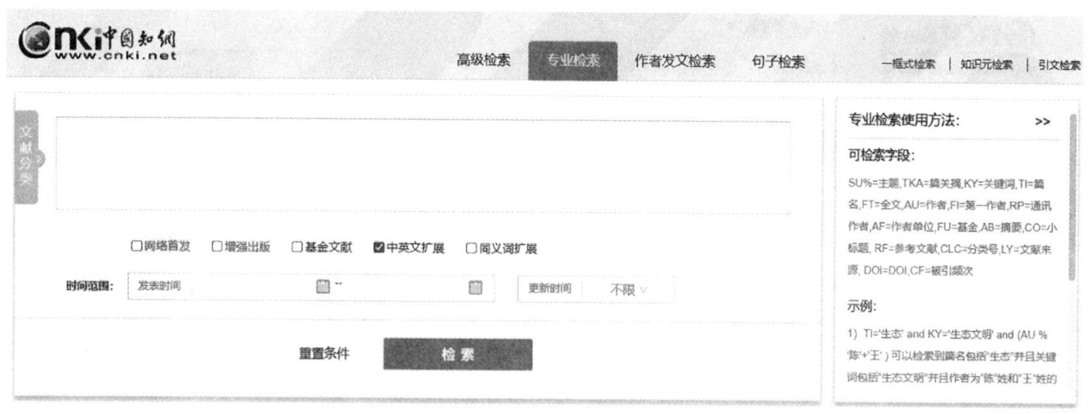

图 4-4　专业检索界面

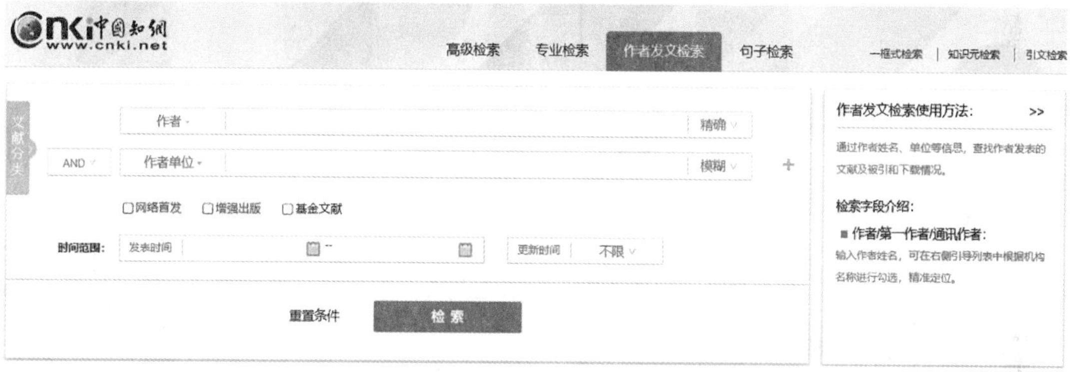

图 4-5　作者发文检索界面

5. 句子检索　是通过输入的两个检索词，在全文范围内查找同时包含这两个词的句子，实现对事实的检索。由于句子中包含大量的事实信息，通过检索句子可以提供有关事实问题的答案。可在全文的同一段或同一句话中进行检索，同段指 5 句之内，同句指两个标点符号之间。句子检索不支持空检，同句、同段检索时必须输入 2 个检索词（图 4-6）。

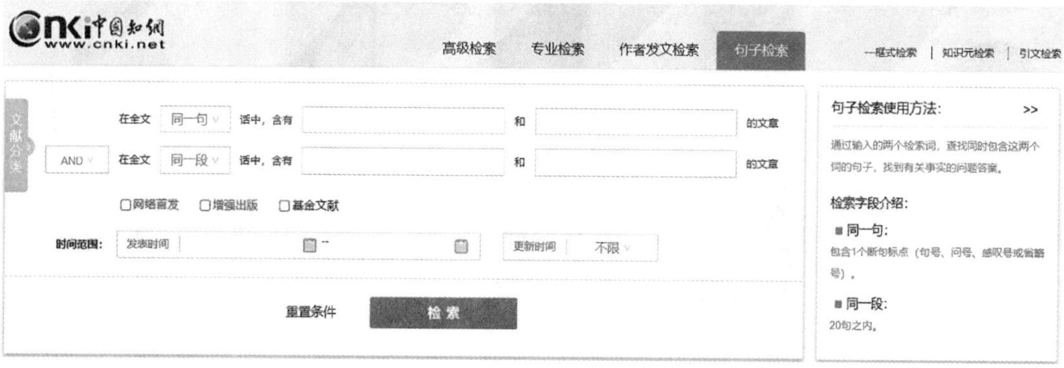

图 4-6　句子检索界面

6. 出版物检索 在 CNKI 首页，点击“出版物检索”即可进入出版物检索平台。出版物检索平台提供期刊导航、学术辑刊导航、学位授予单位导航、会议导航、报纸导航、年鉴导航和工具书导航等，每种导航提供的检索项和分类均不相同（图 4-7）。

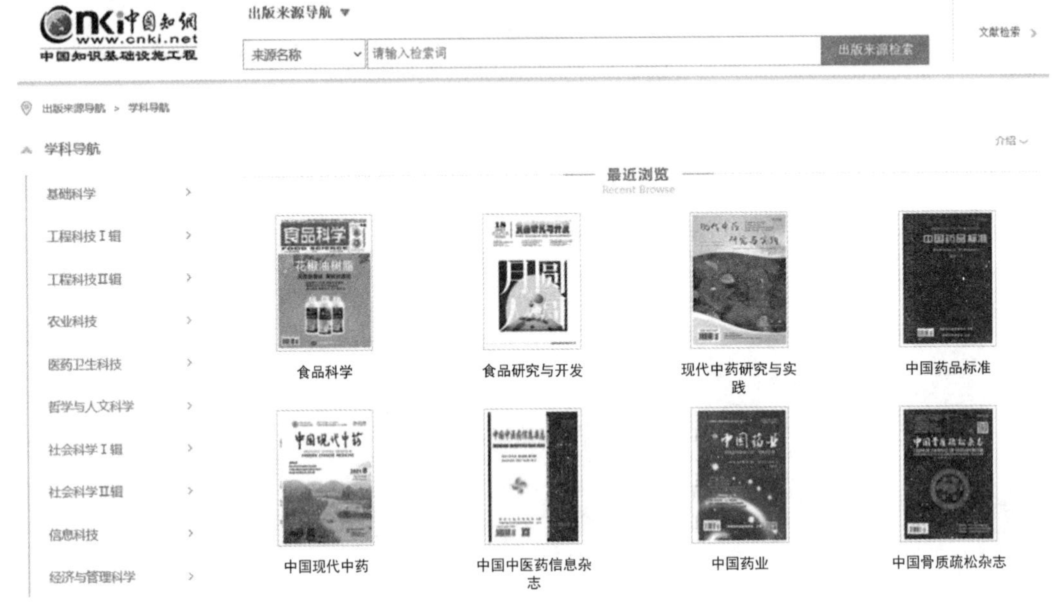

图 4-7 出版物导航界面

现以期刊导航为例（图 4-8），介绍其检索方法。在出版来源导航下拉菜单处选择期刊导航，可在检索框中输入期刊名、主办单位、ISSN 号和 CN 号等进行特定期刊信息的检索，也可按学科、卓越期刊、数据库刊源、主办单位、出版周期、出版地及核心期刊等导航分类浏览期刊信息。核心

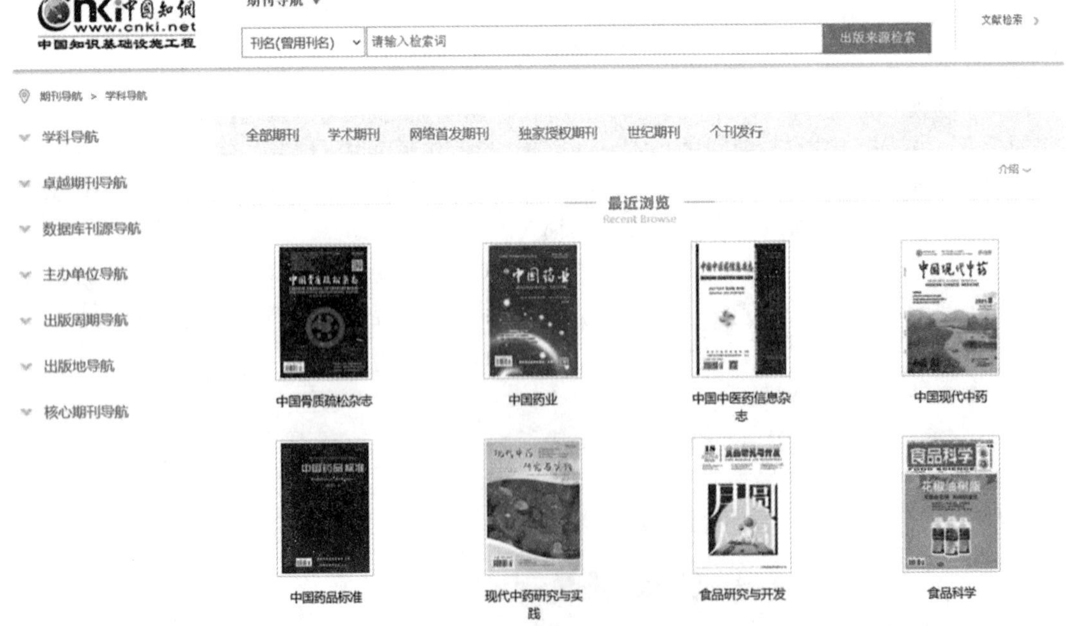

图 4-8 期刊导航界面

期刊的发文质量高、情报含量大、被引率较高，通常代表着学科当代水平和发展方向。核心期刊是对于一个机构单位或一个研究人员学术水平的测定，对于文献信息的筛选和有效利用，都有着极其重要的作用。

（二）知识元检索

在 CNKI 首页，点击检索类型“知识元检索”，选择目标检索对应的数据库，输入检索词，点击“🔍”即可完成（图 4-9）。知识元检索文本框中只能输入一个检索词，每次只能选择一个知识元数据库。

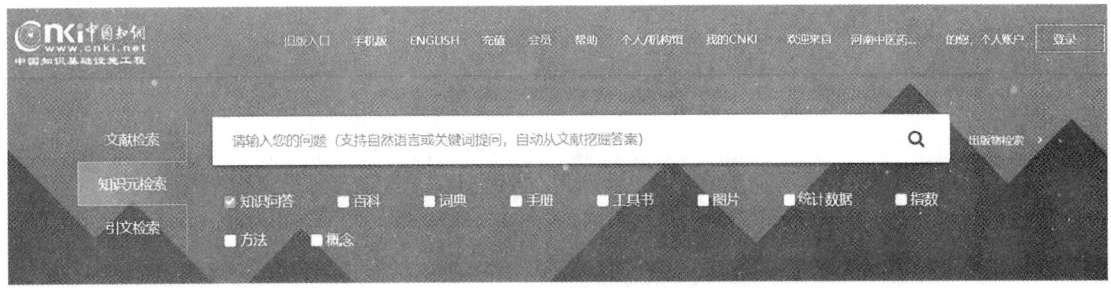

图 4-9　知识元检索界面

（三）引文检索

在 CNKI 首页，点击检索类型“引文检索”，选择“中国引文数据库”，选择限定的检索项，输入检索词，点击“🔍”即可（图 4-10）。在这里，限定的检索项包括被引题名、被引关键词、被引作者、被引单位和被引文献来源。检索结果在中国引文数据库检索平台上显示，同时可根据平台的来源文献检索、被引文献检索及数据分析器等进行更精确的限定检索。

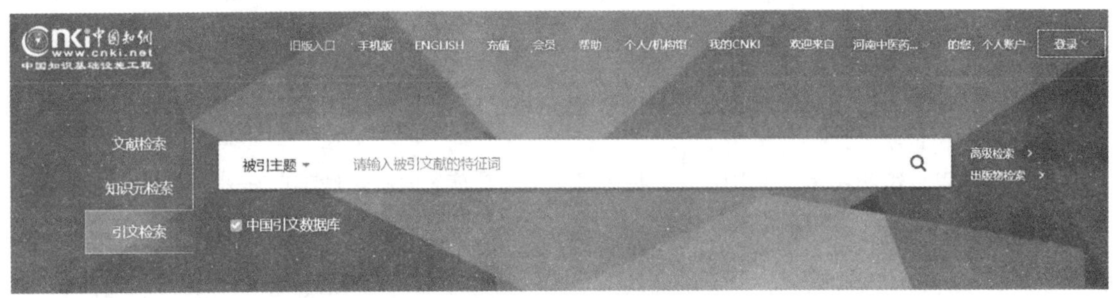

图 4-10　引文检索界面

三、检索结果输出及全文浏览

（一）检索结果梳理

1. 检索结果界面构成　《中国学术期刊网络出版总库》检索结果显示界面分为检出文献分组统计、各库检出文献统计、检出策略显示、检出结果排序及处理、检出结果列表五部分（图 4-11）。

（1）检出文献分组统计：显示检出文献的分组，筛选统计结果，有助于了解检出文献的分布情况。

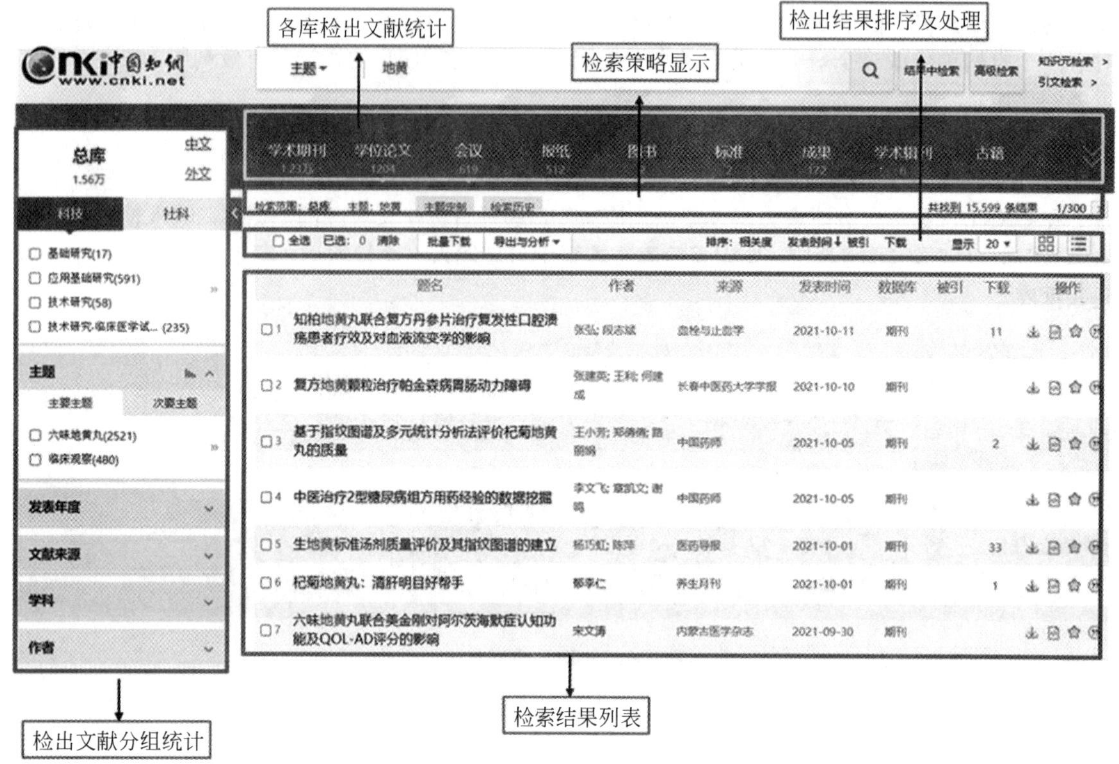

图 4-11 检索结果显示界面

（2）各库检出文献统计：显示检出结果在各个数据库的分布情况，便于了解检出文献的种类和类型。

（3）检索策略显示：可显示检索范围和简单的检索表达式，并提供“主题定制”和“检索历史”功能。

（4）检出结果排序及处理：可提供批量下载、导出与分析、排序和显示检索结果等相关功能。

（5）检索结果列表：可显示检出文献的题录或文摘，包括序号、篇名、作者、刊名、年/期、被引频次及下载频次等。

2. 检索结果分组和排序 《中国学术期刊网络出版总库》的检索结果以列表形式展示出来，并采用分组分析、排序分析的方法来准确查找文献检索结果。分组类型包括学科类别、主题、发表年度、文献来源、作者、机构、基金和文献来源。除分组筛选外，《中国学术期刊网络出版总库》还为检索结果提供了发表时间、相关度、被引频次、下载频次及浏览频次的排序方式。

3. 检索结果的输出

（1）检索结果导出：在“导出与分析”项下的“导出文献”中选择文献导出格式，即可进入检索结果保存界面。此处提供各种文献导出格式，可按需求进行选择；并可将所选择的格式文献进行批量下载、导出题录文件、复制到剪贴板，或以 xls.、doc.格式保存到本地计算机或直接打印（图 4-12）。

（2）检索结果分析：在“导出与分析”项下的“可视化分析”中，选择“已选结果分析”或“全部检索结果分析”即可进入计量可视化分析界面，可进行指标、总体趋势、分布和比较分析等操作（图 4-13），以散点图、柱形图、饼状图等形式更直观地展示检索结果。

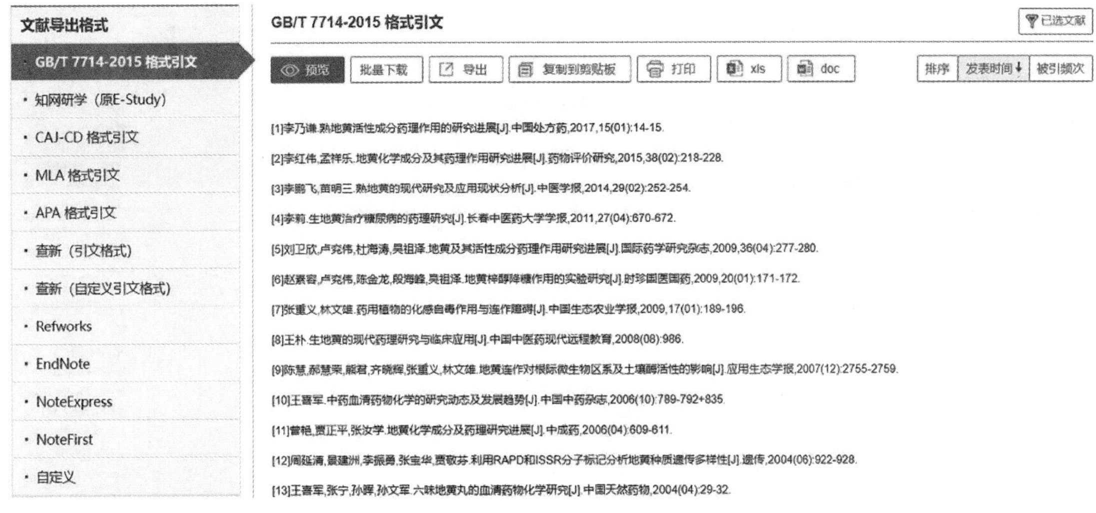
文献导出格式
GB/T 7714-2015 格式引文
知网研学（原E-Study）
CAJ-CD 格式引文
MLA 格式引文
APA 格式引文
查新（引文格式）
查新（自定义引文格式）
Refworks
EndNote
NoteExpress
NoteFirst
自定义
GB/T 7714-2015 格式引文
已选文献
预览
批量下载
导出
复制到剪贴板
打印
xls
doc
排序
发表时间
被引频次
[1]李乃谦.熟地黄活性成分药理作用的研究进展[J].中国处方药,2017,15(01):14-15.
[2]李红伟,孟祥乐.地黄化学成分及其药理作用研究进展[J].药物评价研究,2015,38(02):218-228.
[3]李鹏飞,苗明三.熟地黄的现代研究及应用现状分析[J].中医学报,2014,29(02):252-254.
[4]李莉.生地黄治疗糖尿病的药理研究[J].长春中医药大学学报,2011,27(04):670-672.
[5]刘卫欣,卢兖伟,杜海涛,吴祖泽.地黄及其活性成分药理作用研究进展[J].国际药学研究杂志,2009,36(04):277-280.
[6]赵素容,卢兖伟,陈金龙,殷海峰,吴祖泽.地黄梓醇降糖作用的实验研究[J].时珍国医国药,2009,20(01):171-172.
[7]张重义,林文雄.药用植物的化感自毒作用与连作障碍[J].中国生态农业学报,2009,17(01):189-196.
[8]王朴.生地黄的现代药理研究与临床应用[J].中国中医药现代远程教育,2008(08):986.
[9]陈慧,郝慧荣,熊君,齐晓辉,张重义,林文雄.地黄连作对根际微生物区系及土壤酶活性的影响[J].应用生态学报,2007(12):2755-2759.
[10]王喜军.中药血清药物化学的研究动态及发展趋势[J].中国中药杂志,2006(10):789-792+835.
[11]曾艳,贾正平,张汝学.地黄化学成分及药理研究进展[J].中成药,2006(04):609-611.
[12]周延清,景建洲,李振勇,张宝华,贾敬芬.利用RAPD和ISSR分子标记分析地黄种质遗传多样性[J].遗传,2004(06):922-928.
[13]王喜军,张宁,孙晖,孙文军.六味地黄丸的血清药物化学研究[J].中国天然药物,2004(04):29-32.

图 4-12　检索结果保存格式一览

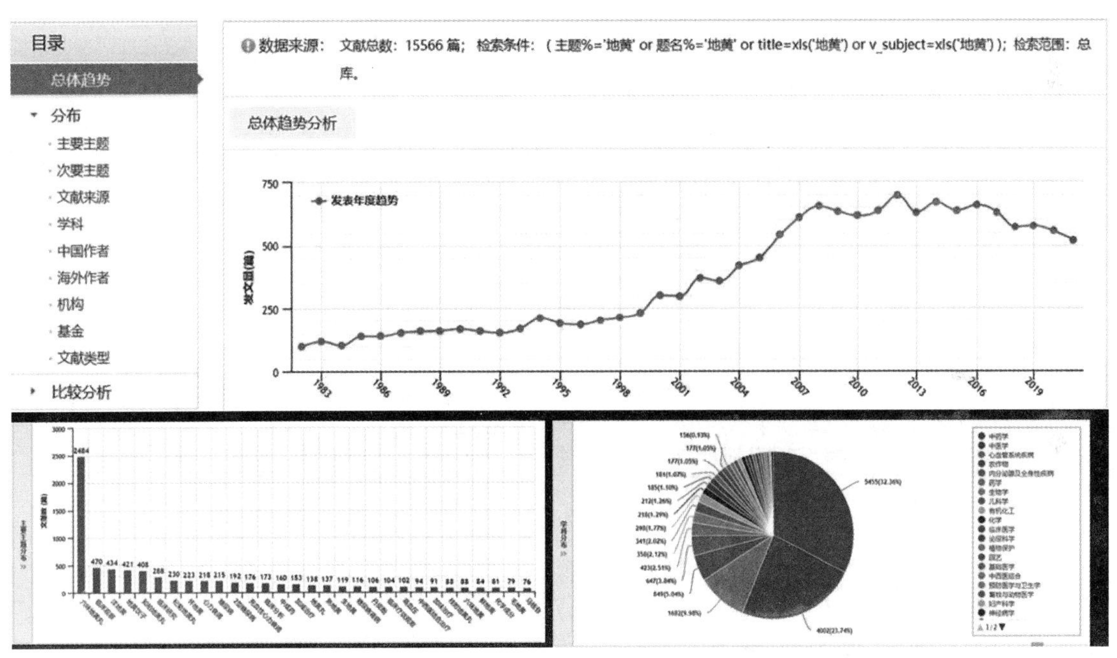

图 4-13　部分可视化分析结果

（3）知网节：在检索结果列表中任选一篇文献，点击文献篇名，可进入知网节界面，查看单篇文献详细信息及扩展信息（图 4-14）。

知网节指的是单篇文献的详细信息和扩展信息浏览的界面。它不仅包含了单篇文献的详细信息，还有各种扩展信息的入口汇集点。知网节界面提供的文献的详细信息包括篇名、作者、机构、摘要、关键词、DOI、基金、专辑、专题、分类号、下载频次、文献来源、文章目录、文内图片和引证文献等；扩展信息包括主题网络（核心文献推荐）、引文网络、参考文献、相关文献等信息。这些扩展信息通过概念相关、事实相关等方法，提示知识之间的关联关系，达到知识扩展的目的，有助于新知识的学习和发现。

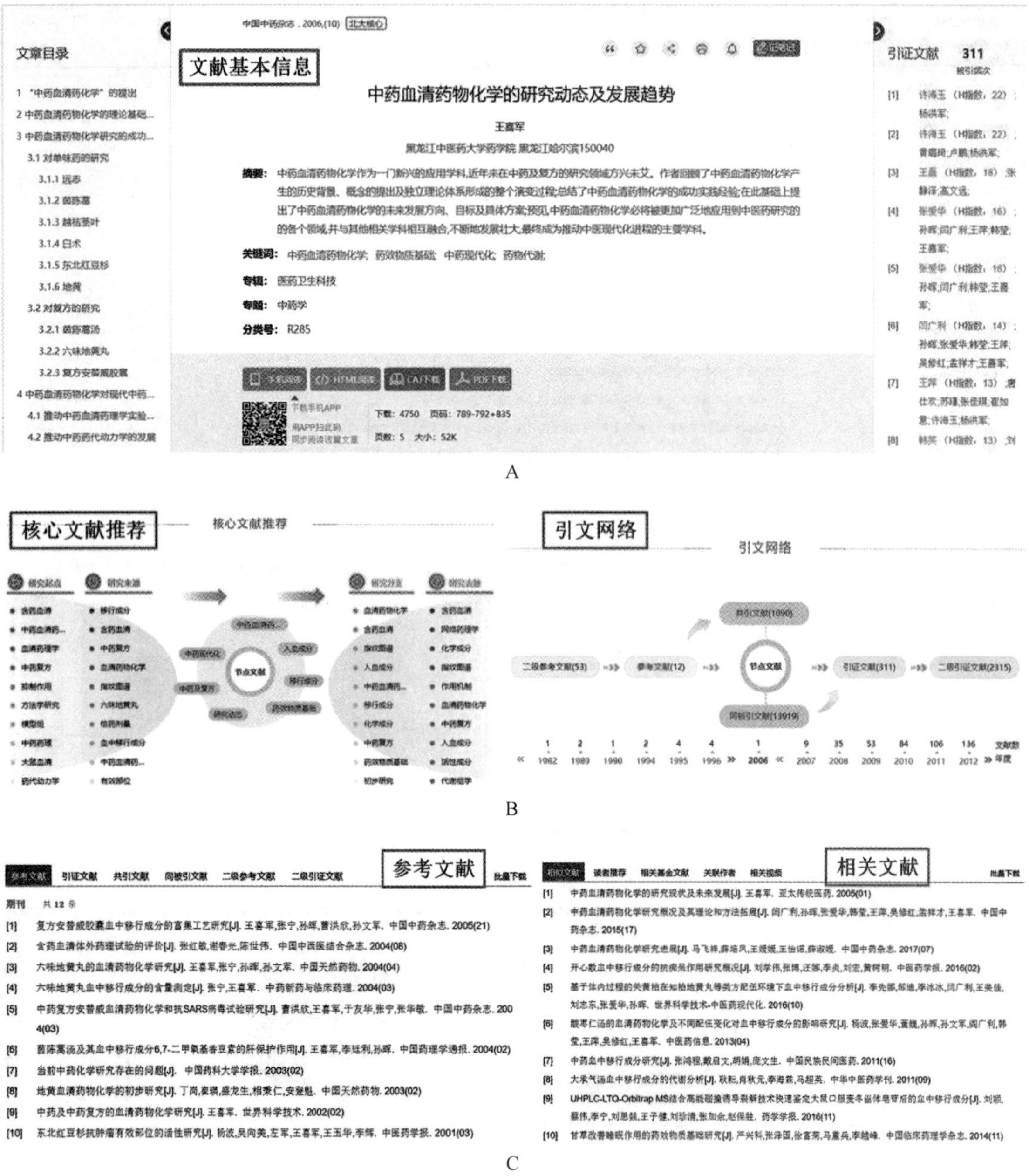

A

B

C

图 4-14 知网节界面

知网节的页面为三栏结构，从左到右分别为文章目录、题录摘要信息和引证文献。文章目录和引证文献可以收起或者展开，无内容时两侧默认收起。其他单库产品的知网节为单栏结构。此外，知网节主要包括文献知网节、作者知网节、机构知网节、学科知网节、基金知网节、关键词知网节和出版物知网节。在知网节的“相关文献链接”中，汇总了许多文献信息，主要链接内容包括参考文献、引证文献、共引文献、读者推荐文章、相似文献、相关研究机构、相关研究者文献、分类导航相关期刊及相同导师文献。这些链接信息是动态的，将随着系统中资源的增减而变化。

需要注意的是：点击 ❞ ☆ < 🖨 🔔 中的引用 ❞，可以弹出 3 种引用格式，默认选中 GB/T 7714—2015 格式，可获取参考文献信息；个人账号点击创建引文跟踪 🔔 可以创建引文跟踪，再次点击图

标可以进入个人书房中的引文跟踪；个人账号点击收藏✿可以收藏文献，再次点击图标可以进入个人书房；点击分享<，可以复制链接或分享到微信和微博。

知识链接

主题网络

文献主题脉络图以节点文献为中心，图示化节点文献相关主题内容的研究起点、研究来源、研究分支和研究去脉。文献主题脉络图显示节点文献的主题词，最多可以显示9个主题词。研究起点是二级参考文献的主题词，研究来源是参考文献的主题词，研究分支是引证文献的主题词，研究去脉是二级引证文献的主题词，均按主题词出现频次由多到少遴选，最多显示10条。将鼠标移入主题词，可以显示出该主题词来源文献的篇名，点击篇名，链接到该篇文献的知网节页面。

引文网络

引文网络部分包括参考文献、二级参考文献、引证文献、二级引证文献、共引文献和同被引文献。其中，参考文献反映本文研究工作的背景和依据；二级参考文献是本文参考文献的参考文献，进一步反映本文研究工作的背景和依据；引证文献是引用本文的文献，反映出本文研究工作的继续、应用、发展或评价；二级引证文献是本文引证文献的引证文献，更进一步反映本研究的继续、发展或评价；共引文献是与本文有相同参考文献的文献，与本文有共同研究背景或依据；同被引文献是与本文同时被作为参考文献引用的文献。

（二）全文浏览

知网节界面提供文献的阅读和下载（图4-15），包括手机阅读、HTML阅读、CAJ下载和PDF下载。

1. 手机阅读　检索者可以扫描二维码下载“移动知网-全球学术快报”客户端；打开“全球学术快报”，点击首页左上角的扫描图标；扫描二维码，手机同步即可阅读本篇文献。

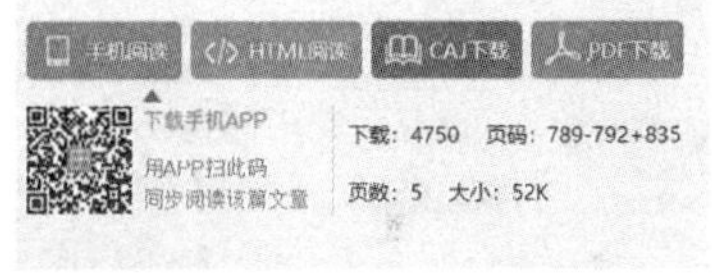

图4-15　文献的下载和阅读

2. HTML 阅读　HTML指的是超文本标记语言。通过网页形式来呈现文章内容，并在文章原文（与印刷版内容一致的电子版本）基础上，进行内容分析、知识标引，以达到富媒体出版的目的。在读者阅读时，为读者提供各种便利和各种附加信息。检索者登录后可以在线阅读HTML全文。适用期刊、报纸、会议。

3. CAJ 下载　可以下载到本地，使用CAJ Viewer阅读器查看文献。CAJ下载是CNKI独有的一种阅读文本，尤其是硕博论文，只提供CAJ下载模式。

4. PDF 下载　可以下载到本地，使用PDF阅读器即可浏览文献全文。

（三）检索实例

题目：查找2016～2021年我国有关中医药治疗肿瘤的期刊文献。

检索分析：对检索项目进行分析可知，本题核心概念为“中医药”和“肿瘤”。在检索时，为了系统性地检索出中医药研究方面的文献，应使用分类检索途径结合关键词检索。主要概括为：①时间限定为2016～2021；②数据库选择中文期刊库；③检索词：肿瘤；④学科分类：中医学、中药学。

检索步骤：①登录CNKI网站，点击“高级检索”，选择“学术期刊”。②检索框中输入“肿瘤”，字段选择“篇关摘”，选“模糊”匹配；限定时间范围为2016～2021；文献分类选择医药卫生科技项下“中医学”和“中药学”。③点击“检索”按钮进行检索。④结果显示共检索出138 640

篇文献（图 4-16）。⑤查看核心期刊上的文献共 7685 篇。按相关度或被引排序，查看相关度较高或被引频次较高的文献；还可按照知名机构及基金等筛选高质量的文献。⑥点击“导出与分析”中的“导出文献”按钮，选择“查新（引文格式）”保存筛选结果。⑦点击“导出”按钮，保存检索结果到本地计算机。

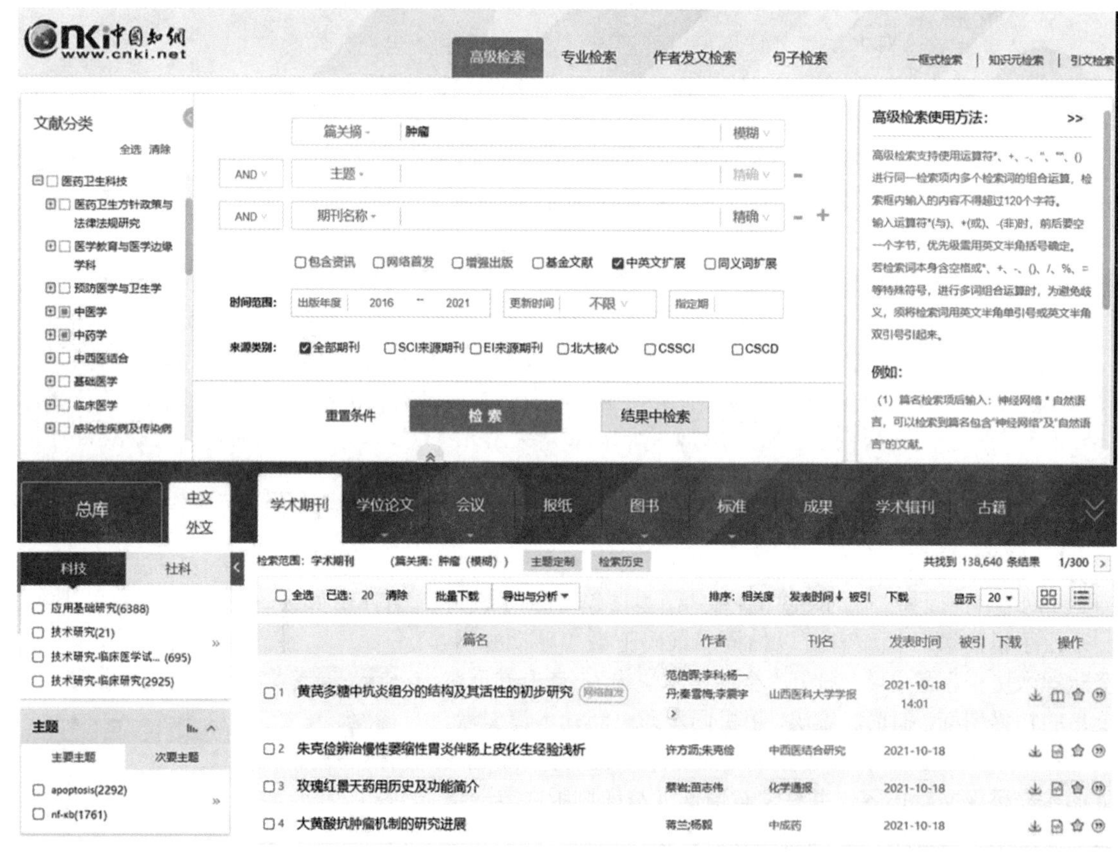

图 4-16　检索实例界面

第二节　维普资讯中文期刊服务平台

一、维普资讯中文期刊服务平台概述

维普资讯中文期刊服务平台（http://qikan.cqvip.com）以中文科技期刊数据库为核心资源，收录 1989 年至今中国境内历年出版的中文期刊 15000 余种，现刊 9000 余种，文献总量 7000 余万篇。所收录期刊分为 8 个专辑：社会科学、自然科学、工程技术、农业科学、医药卫生、经济管理、教育科学和图书情报期刊，文献按《中国图书馆分类法》进行学科分类。维普资讯中文期刊服务平台是高校图书馆文献保障系统的重要组成部分，也是科研工作者进行科技查证和科技查新的必备数据资源。

维普资讯中文期刊服务平台是以中文期刊资源保障为核心基础，以数据检索应用为基础，以数据挖掘与分析为特色，面向教、学、产、研等多场景应用的期刊大数据服务平台。平台采用先进的大数据构架与云端服务模式，通过准确、完整的数据索引和知识本体分析，着力为读者及信息服务机构提供优质的知识服务、解决方案和良好的使用体验。

二、检索途径与步骤

维普资讯中文期刊服务平台提供基本检索、高级检索和检索式检索三种检索方式，同时提供期刊导航、期刊评价报告和期刊开放获取等检索功能。

（一）基本检索途径

维普资讯中文期刊服务平台默认使用基本检索方式（图 4-17）。检索时，在首页检索框中输入检索词，点击“🔍”按钮，即可获得检索结果。其涵盖的检索字段包括题名或关键词、题名、关键词、文摘、作者、第一作者、作者简介、机构、基金、分类号、参考文献、栏目信息及刊名等。检索者还可以通过设定检索命中字段，从而获取最佳检索结果。检索框中输入的所有字符均被视为检索词，不支持任何逻辑运算。

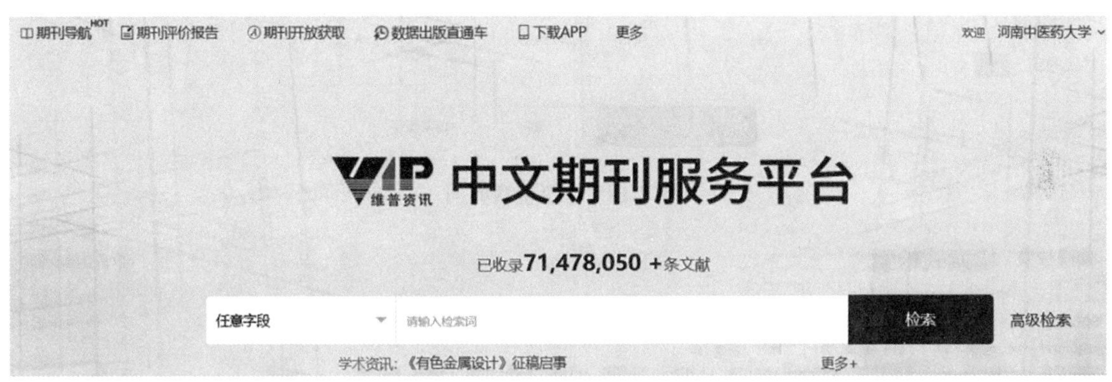

图 4-17　基本检索界面

（二）高级检索途径

高级检索是指检索者可以运用布尔逻辑关系“与”“或”和“非”将多个检索词进行组配检索。维普资讯中文期刊服务平台高级检索界面分为检索范围限定区和检索词输入区（图 4-18）。检索时，在检索词输入区，可通过下拉菜单选择限定字段，在检索框中输入检索词，通过选择“与”“或”“非”进行逻辑组配检索，检索词输入框后列有同义词扩展功能，该功能是维普资讯中文期刊服务平台特有的功能，有助于提高查全率、查准率。另外，还通过时间范围限定（1989 年至今）、期刊范围限定（北大核心期刊、EI 来源期刊、SCIE 期刊、CAS 来源期刊、CSCD 期刊和 CSSCI 期刊）、学科范围限定（医药卫生、农业科学等 35 个学科）来调整检索的数据范围；通过选择“精确”和“模糊”两种匹配方式以及是否进行“中英文扩展”和“同义词扩展”，通过更多的检索前条件限定，获得更佳的检索结果。高级检索途径可供选择的检索字段有任意字段、题名或关键词、题名、关键词、文摘、作者、第一作者、作者简介、机构、基金、分类号、参考文献、栏目信息和刊名等。

（三）检索式检索途径

检索式检索可直接输入检索式，检索界面也分为检索范围限定区和检索词输入区（图 4-19）。检索条件限定区功能与高级检索相同。检索式输入区可使用布尔逻辑运算符“AND”“OR”“NOT”表示逻辑“与”“或”“非”；使用字段标识符表示不同的检索途径，如 U=任意字段、S=机构、M=题名或关键词、J=刊名、K=关键词、F=第一作者、A=作者、T=题名、C=分类号、R=文摘。运用字段标识符和逻辑运算符构建检索逻辑表达式输入检索输入框中，点击“🔍”按钮，即可查找文献。

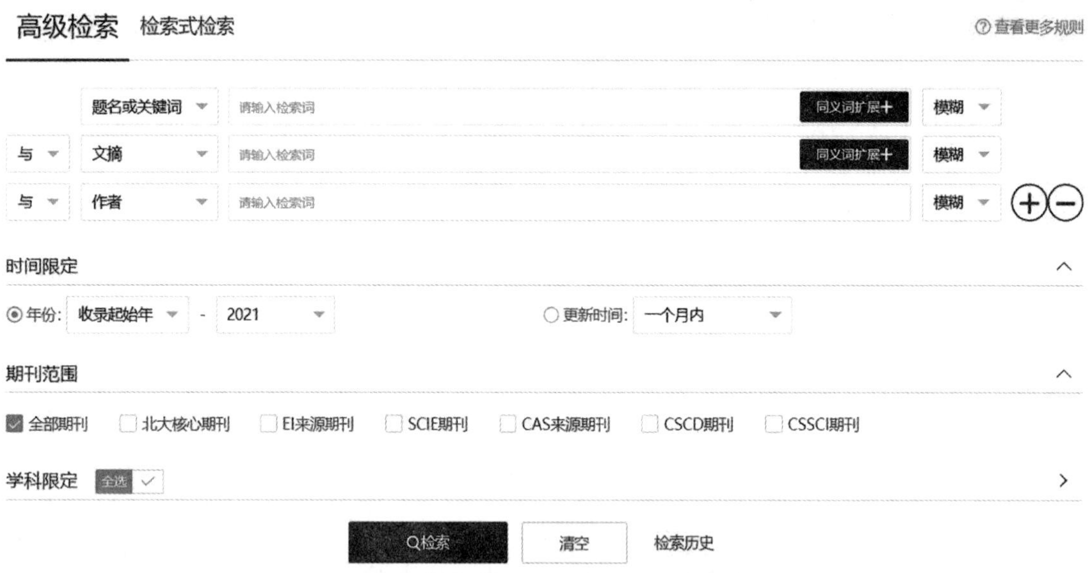

图 4-18 高级检索界面

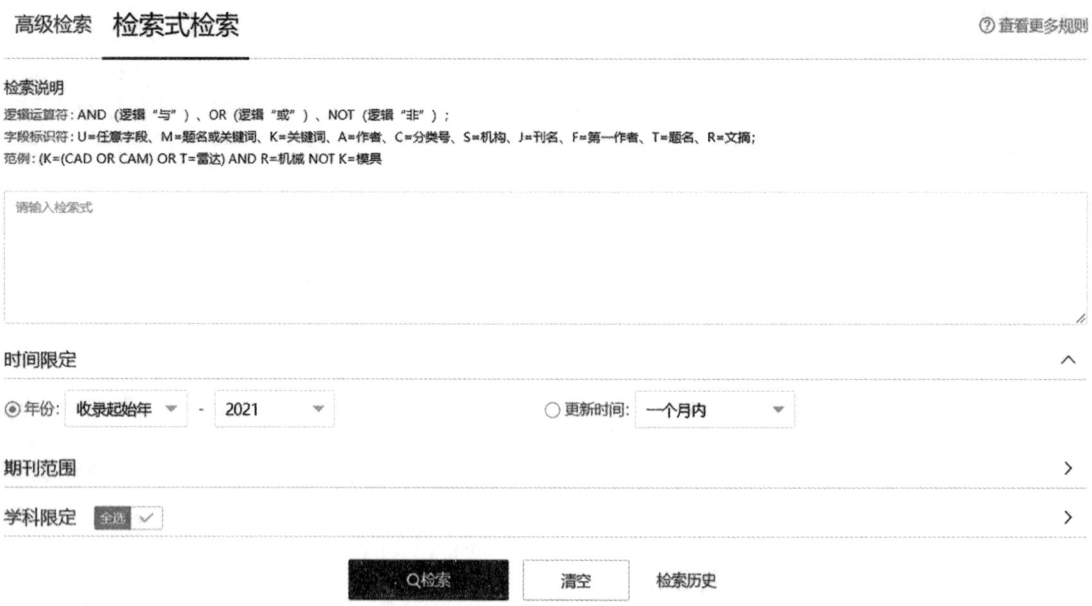

图 4-19 检索式检索界面

逻辑运算符 AND、OR、NOT 可兼容大小写，逻辑运算符优先级为：（）＞NOT＞AND＞OR；所有运算符号必须在英文半角状态下输入，前后需空一格，英文半角“""”表示精确检索，检索词不做分词处理，作为整个词组进行检索，以提高准确性。

（四）期刊导航

点击首页顶部导航区的“期刊导航”链接，或页面上方检索框后的“期刊导航”按钮，均可进入期刊导航页面（图 4-20）。期刊导航分为期刊检索查找和期刊导航浏览两种方式。

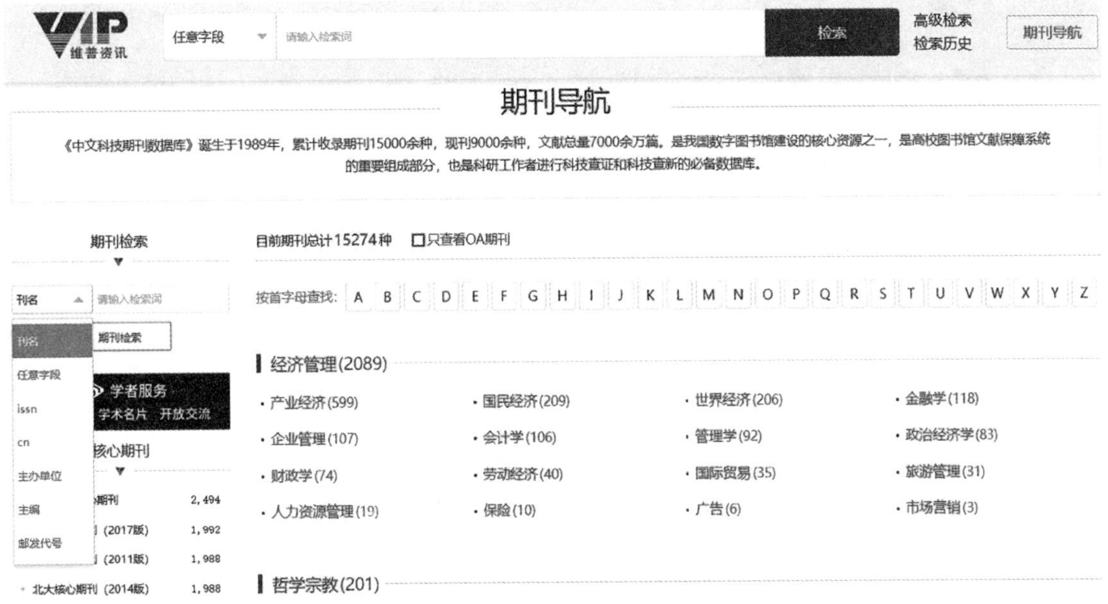

图 4-20　期刊导航检索界面

检索查找方式项下，可通过刊名、任意字段、ISSN、CN、主办单位、主编及邮发代号检索某一特定期刊。在检索结果界面可按期次查看该刊的收录文章，可实现刊内文献检索、题录、文摘及全文的下载，还可以查看期刊分析报告及期刊简介等信息。

浏览方式项下，可按首字母浏览期刊，也可按学科分类浏览期刊，还可按核心期刊、国内外数据库收录、地区、主题及学科对期刊进行筛选式浏览。其中新增核心期刊导航反映最新核心期刊收录情况，同时更新最新国内外知名数据库收录期刊情况。

一般在使用期刊导航时，如果已经有明确的期刊查找目标，建议检索者用期刊检索的方式快速定位到该刊；如果没有明确的期刊查找目标，建议检索者用期刊导航的方式自由浏览期刊。

（五）期刊评价报告

期刊评价报告可“按学科查找”“按地区查找”“直接查找”三种方式查找某学科、某地区和某指定的期刊某年的期刊评价报告。期刊评价报告内容包括被引次数、影响因子、立即指数、发文量、被引半衰期、引用半衰期、期刊他引率及平均引文率等指标（图 4-21）。

知识链接

影响因子指该期刊近两年文献的平均被引用率，即该期刊前 2 年发表的论文在评价当年每篇论文被引用的平均次数。立即指数是表征期刊即时反应速率的指标，即该期刊在评价当年发表的论文，每篇被引用的平均次数。被引半衰期是衡量期刊老化速度的一种指标，指某一期刊论文在某年被引用的全部次数中，较新的一半被引论文发表的时间跨度。期刊他引率指期刊被他刊引用的次数占该刊总被引次数的比例用以测度某期刊学术交流的广度、专业面的宽窄以及学科的交叉程度。引用半衰期表征某种期刊在某年中所引用的全部参考文献中较新的一半是在最近多少年时段内发表的。平均引文率指在给定的时间内，期刊中每篇平均参考文献量，用以测度期刊的平均引文水平，考察期刊吸收信息的能力以及科学交流程度。

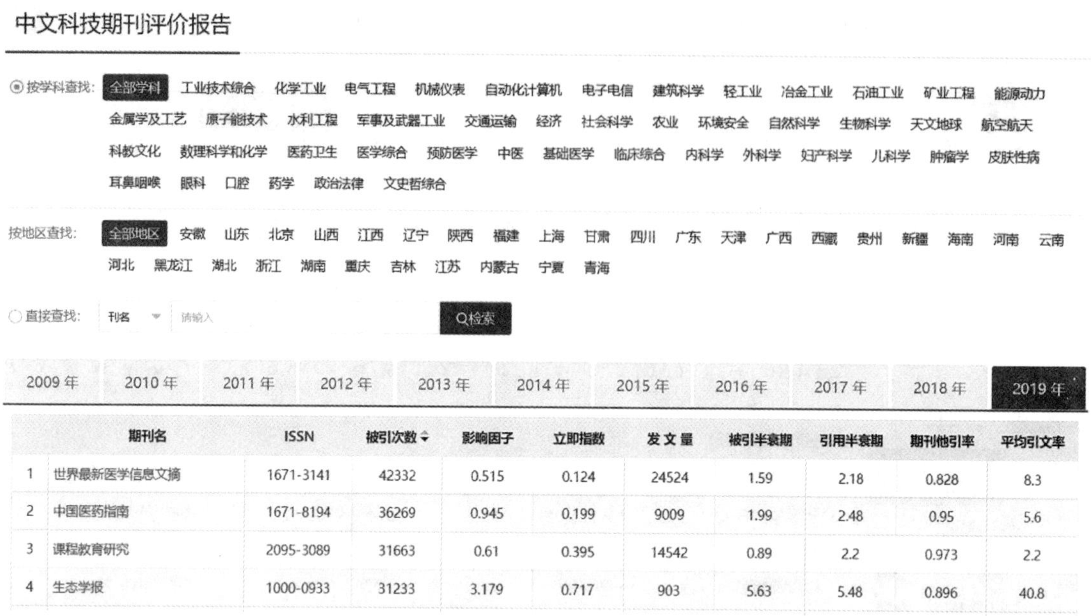

中文科技期刊评价报告

按学科查找: 全部学科 工业技术综合 化学工业 电气工程 机械仪表 自动化计算机 电子电信 建筑科学 轻工业 冶金工业 石油工业 矿业工程 能源动力 金属学及工艺 原子能技术 水利工程 军事及武器工业 交通运输 经济 社会科学 农业 环境安全 自然科学 生物科学 天文地球 航空航天 科教文化 数理科学和化学 医药卫生 医学综合 预防医学 中医 基础医学 临床综合 内科学 外科学 妇产科学 儿科学 肿瘤学 皮肤性病 耳鼻咽喉 眼科 口腔 药学 政治法律 文史哲综合

按地区查找: 全部地区 安徽 山东 北京 山西 江西 辽宁 陕西 福建 上海 甘肃 四川 广东 天津 广西 西藏 贵州 新疆 海南 河南 云南 河北 黑龙江 湖北 浙江 湖南 重庆 吉林 江苏 内蒙古 宁夏 青海

直接查找: 刊名 请输入 Q检索

2009年 2010年 2011年 2012年 2013年 2014年 2015年 2016年 2017年 2018年 2019年

	期刊名	ISSN	被引次数	影响因子	立即指数	发文量	被引半衰期	引用半衰期	期刊他引率	平均引文率
1	世界最新医学信息文摘	1671-3141	42332	0.515	0.124	24524	1.59	2.18	0.828	8.3
2	中国医药指南	1671-8194	36269	0.945	0.199	9009	1.99	2.48	0.95	5.6
3	课程教育研究	2095-3089	31663	0.61	0.395	14542	0.89	2.2	0.973	2.2
4	生态学报	1000-0933	31233	3.179	0.717	903	5.63	5.48	0.896	40.8

图 4-21 期刊评价报告界面

（六）期刊开放获取

期刊开放获取包括开放获取（OA）期刊和期刊开放获取平台两部分。开放获取期刊包含 1818 种期刊，可以通过开放获取期刊查看并下载免费的期刊文献。期刊开放获取平台包含 27 个开放获取平台，通过这些平台了解并利用各种免费期刊资源（图 4-22）。

三、检索结果的输出

（一）题录文摘输出

维普资讯中文期刊服务平台检索结果界面显示检索结果的详细信息（图 4-23），另外还提供了基于检索结果的二次检索、检索结果聚类筛选、多种排序方式、引用分析和统计分析等功能，方便检索者快速找到目标文献。平台提供已选文献集合的文献管理功能，检索者可以对已选择内容进行题录导出和计量分析。文献题录信息的导出，支持的导出格式为文本、查新格式、参考文献、XML、Note Express、RefWorks、EndNote、Note First、自定义导出和 Excel 等。选择目标文献，点击“导出”按钮后选择适当的导出格式，即可进行文献题录的下载。可以在题录列表中详细浏览文献题录信息，根据显示方式的不同，文献题录显示详略不一，主要有题名、作者、机构、来源和期卷等。

（二）全文输出

维普资讯中文期刊服务平台提供在线阅读、下载 PDF、原文传递和 OA 全文链接等多途径的全文保障模式。在文摘显示或全记录显示状态下，可以直接点击文献题名下方的下载 PDF 图标进行下载；点击“在线阅读”按钮，即可在线阅读文献全文。或者先点击文献标题，查看到该文献的详细信息，如题名、作者、摘要、关键词及相关文献等，此处也会显示在线阅读、下载 PDF 和原文传递等全文获取途径。

开放获取(OA)期刊

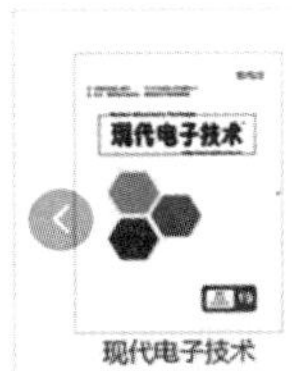

现代电子技术

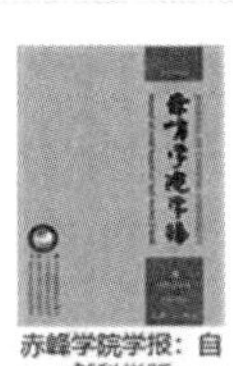
赤峰学院学报：自然科学版

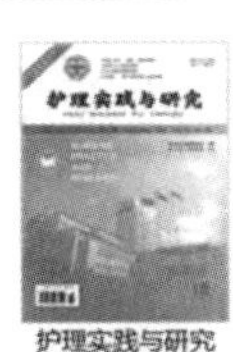

护理实践与研究

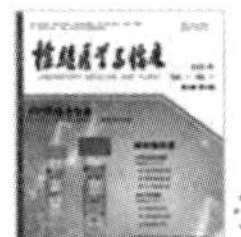
检验医学与临床

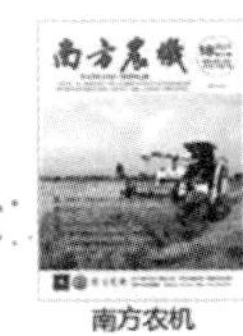

南方农机

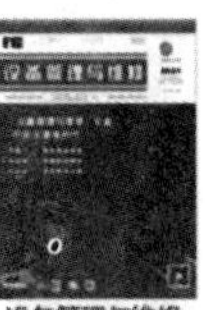

设备管理与维修

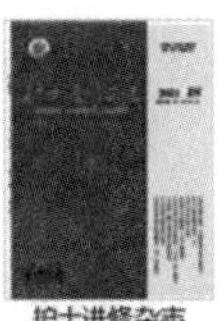
护士进修杂志

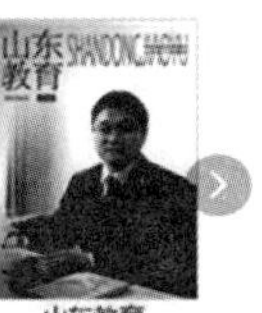

山东教育

查看更多+

期刊开放获取平台

美国科研出版社	中国科技论文在线	中国高校机构知识库联盟	ROAR	PLoS
OpenDOAR	BioMed Central	arXiv.org	Open Access Week	eifl
OASPA	PubMed Central	中国微生物信息网络	香港科技大学图书馆	台湾TAIR知识库联盟
国际开放知识库联盟	澳大利亚研究在线	Taylor and Francis Online	SpringerOpen	INASP
hindawi	Frontiers	ELCVIA	Dove Medical Press	cogent oa
Copernicus Publication	COACTION			

图 4-22　期刊开放获取界面

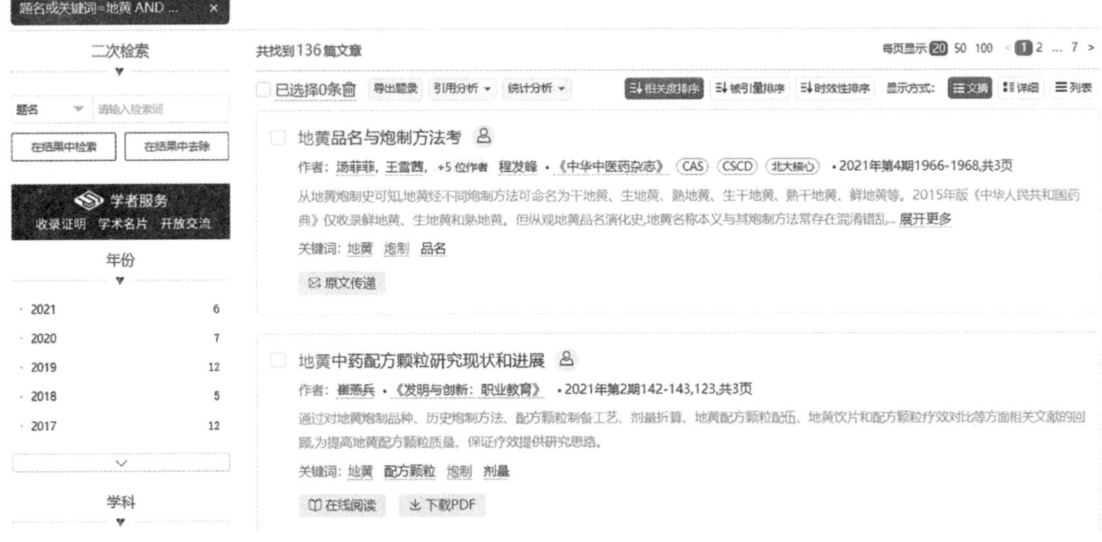

图 4-23　检索结果显示界面

第三节 万方数据知识服务平台

一、万方医药数据库概况

万方数据知识服务平台（http://www.wanfangdata.com.cn）由万方数据股份有限公司研制。其内容涉及自然科学、工程技术、医药卫生、农业科学、哲学政法、社会科学、科教文艺等全学科领域，收录范围包括期刊、会议、成果、专利、科技报告、学位论文、标准、法律法规、地方志和视频等十余种知识资源类型。还提供与资源相对应的 63 个数据库，其中，中国地方志数据库、中国机构数据库、中国科技专家库是特色资源库，中国学术期刊数据库，中国学位论文数据库、中外标准数据库、国内外文献保障服务数据库、NS，TL 外文文献数据库和科技报告数据库是较为热门的数据库。数据库来源涵盖万方数据库及其合作数据库，可进行中文和英文两种语言检索。

（一）资源介绍

1. 中国学术期刊数据库（China Online Journals，COJ） 收录自 1998 年以来出版的各类期刊的全文，涵盖 8000 余种期刊，其中包含由北京大学、中国科学技术信息研究所、中国科学院文献情报中心、南京大学和中国社会科学院历年收录的核心期刊 3300 余种，年增 300 万篇，每周更新 2 次。

2. 中国学位论文全文数据库（China Dissertations Database） 收录自 1980 年以来我国各领域高等院校和科研院所的硕士、博士及博士后论文的全文，目前收录约 670 万篇，年增 30 余万篇。

3. 中国学术会议文献数据库（China Conference Proceedings Database） 资源包括中文会议和外文会议，中文会议收录始于 1982 年，年收集约 3000 个重要学术会议，年增 20 万篇论文，每月更新。外文会议主要来源于国家科技图书文献中心（National Science and Technology Library，NSTL）外文文献数据库，收录了 1985 年以来世界各主要学会与协会、出版机构出版的学术会议论文共计 766 万篇全文（部分文献有少量回溯），每年增加论文 20 余万篇，每月进行数据更新。

4. 中外标准数据库（China Standards Database） 收录中国国家标准（GB）、中国行业标准（HB）及中外标准题录摘要数据，共计 200 余万条记录，其中中国国家标准全文数据内容来源于中国质检出版社，中国行业标准全文数据收录了机械、建材、地震、通信标准，以及由中国质检出版社授权的部分行业标准。

5. 中外专利数据库（Wanfang Patent Database，WFPD） 收录始于 1985 年，目前共收录中国专利 2200 余万条，国外专利 8000 余万条，年增 200 万条，收录范围涉及十一国两组织，分别为中国、美国、澳大利亚、加拿大、瑞士、德国、法国、英国、日本、韩国及俄罗斯，以及世界专利组织和欧洲专利局。

6. 中国科技成果数据库（China Scientific & Technological Achievements Database） 收录自 1978 年以来国家和地方主要科技计划、科技奖励成果，以及企业、高等院校和科研院所等单位的科技成果信息，涵盖新技术、新产品、新工艺、新材料和新设计等众多学科领域，共计 90 余万项。数据库每 2 个月更新 1 次，年新增数据 1 万条以上。

7. 国内外文献保障服务 是万方数据与国家工程技术图书馆合作开发的文献传递服务，系统收录工程技术、高技术等多个学科领域的科技文献，包括电子和自动化技术、计算机和网络技术、材料科学、环境科学、航空航天、生物工程、能源动力、交通运输、建筑、水利和一般工业技术等，同时兼有基础科学、农业科学、医药卫生及社会科学领域。该系统收藏的文献以英文为主，同时兼顾少量的日文、德文、俄文和法文文献。

8. 国家科技图书文献中心（NSTL） 文献资源包括外文期刊论文和外文会议论文（外文期刊论文是全文资源）。收录 1995 年以来世界各国出版的 2.9 万种重要学术期刊（部分文献有少量回溯）。每年增加论文约百万余篇，每月进行数据更新。外文会议论文是全文资源。收录 1985 年以来世界各主要学术协会和出版机构出版的学术会议论文共计 766 万篇，部分文献有少量回溯。每年增加论文约 20 余万篇，每月进行数据更新。

9. 中外科技报告数据库 包括中文科技报告和外文科技报告。中文科技报告收录始于 1966 年，源于中华人民共和国科学技术部，共计 2.6 万余份。外文科技报告收录始于 1958 年，涵盖美国政府四大科技报告（AD、DE、NASA、PB），共计 110 万余份。

10. 中国地方志数据库 地方志，简称“方志”，即按一定体例，全面记载某一时期某一地域的自然、社会、政治、经济和文化等方面情况或特定事项的书籍文献。通常按年代分为新方志和旧方志，新方志收录始于 1949 年，共计 4.7 万册，旧方志收录 1949 年之前文献，约 8600 余种，10 万余卷。

11. 中国机构数据库（China Institution Database） 收录企业机构、科研机构、科技信息机构和教育机构的信息。

12. 中国科技专家库 收录国内自然科学技术领域的专家名人信息，介绍了各专家在相关研究领域内的研究内容及其所取得的进展，为国内外相关研究人员提供检索服务，有助于检索者掌握相关研究领域的前沿信息。该数据库的主要字段内容包括姓名、性别、工作单位、工作职务、教育背景、专业领域、研究方向、研究成果、专家荣誉、获奖情况、发表的专著和论文等 30 多个字段。

13. 万方视频数据库 是以科技、教育、文化为主要内容的学术视频知识服务系统，现已推出高校课程、会议报告、考试辅导、医学实践、管理讲座、科普视频和高清海外纪录片等适合各类人群使用的精品视频。截至目前，已收录视频 3.3 万余部，近 100 万分钟。

（二）功能服务简介

1. 万方检测（WF Similarity Detection） 于 2016 年在检测算法、数据积累、检索者体验等方面进行全面升级并更名。该系统采用先进的检测技术，实现海量数据全文比对，秉持客观、公正、精准、全面的原则，提供多版本、多维度的检测报告，检测结果精准详实，为科研管理机构、教育领域、出版发行领域、学术个体等客户和检索者提供各类学术科研成果的相似性检测服务。

2. 万方分析（WF Stats） 是针对科研人员、科研管理人员和科研决策人员等不同检索者群体，提供主题研究现状分析、学科发展动态跟踪、分析学者/机构的学术能力监测、期刊学术影响力评价、地区科研水平定位等服务，为科学研究、科研决策、学科建设等提供数据支持和科学解决方案。通过进行海量数据分析，助力科研创新。

3. 万方书案（WF Desk） 是满足检索者文献管理、知识组织、知识重组等需求的在线个人管理。万方云章紧密衔接资源检索和利用过程，提供高效的管理、组织、阅读、引用等辅助功能，帮助检索者建立并不断完善个人知识体系与学习框架，从而增进知识理解、促进知识决策、推进知识创新。

4. 万方学术圈（WF Link） 是基于优质学术内容的轻社交平台，提供学术文献分享、科研档案展示、学术认知交流等功能，营造轻松、友好、专业的学术氛围，帮助学者们进行学术探讨与交流互动。

5. 万方选题（WF Topic） 利用数据挖掘算法、知识关联技术深度挖掘中外文海量学术资源，揭示学科研究热点与新兴研究前沿，帮助科研人员快速把握选题方向、客观评估选题价值，为科研立项及论文选题等科研过程提供专业化支撑服务。

6. 增值服务 包括万方指数、检索结果分析、研究趋势和热门文献。通过万方增值服务，帮助检索者对文献内容资源进行加工和重组，从而满足检索者个性化需求，达到为读者及作者等专业检索者提供高级服务的目的。

7. 编辑部专用服务 包括中文 DOI 和优先出版。DOI 是 Digital Object Identifier 的缩写，是国际通用、全球唯一且终身不变的数字资源标识符。优先出版是指在符合国家出版政策法规的前提下，将编辑部录用并定稿的稿件，于正式印刷之前，在具备网络出版资质的数字出版平台上提前发布。

8. 个人专用服务 指引用通知，是一款新的信息服务，当检索者所订阅的论文被其他论文引用时，检索者将得到及时通知。这种服务的独到之处在于可以指定一组文献，了解它们被引用的情况以及引用变更的情况。及时了解指定论文的权威性、受欢迎程度。目前该服务仅面向个人注册检索者。

9. 万方快看 包括专题聚焦、基金会议、科技动态和万方资讯。专题聚焦是根据当下公众关注的热点，对数据库里的海量资源进行再组织，从而便于检索者获取感兴趣的、特定主题的专题文献服务。基金会议是为检索者提供学术密切相关的基金、学术会议的相关信息的服务，包括基金申报时间、申报要求、会议召开时间、会议概况等。科技动态是为检索者提供动态更新的科技信息服务，包括国际最新的科技成果、科技成果的应用，目前科技研究的热门领域等信息。万方资讯主要介绍万方相关的市场活动信息，包括万方举办的各种图情领域论坛会议、市场推广活动、最新合作信息等。

二、检索途径与步骤

万方数据知识服务平台提供简单检索、高级检索、专业检索和作者发文检索四种检索途径，并支持跨库检索。

（一）简单检索

简单检索是万方数据知识服务平台的默认检索方式。简单检索是在指定范围内（题名、作者、作者单位、关键词及摘要），按单一的检索表达式检索。这一功能不能实现多表达式的逻辑组配检索，适用于不熟悉多条件组合检索的检索者。检索步骤：在万方数据知识服务平台首页，点击“数字图书馆”，进入平台文献检索界面。选择目标检索的数据库资源，在检索词输入框中输入检索词或检索表达式，点击“🔍检索”按钮，即可完成检索（图 4-24）。

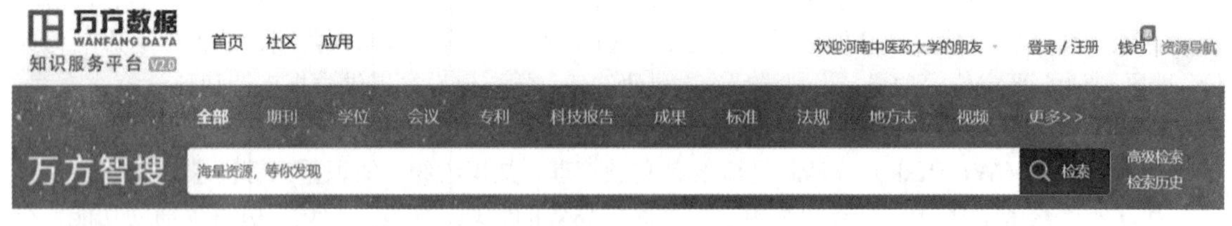

图 4-24 简单检索界面

（二）高级检索

高级检索是有 2 个或以上的检索框提供检索。检索时，按需要选择文献类型及提名、作者和关键词等检索字段，输入检索词，限定文献发表时间，点击“检索”按钮即可（图 4-25）。检索操作严格按照由上到下的顺序进行，可以选择检索词精确或者模糊匹配，检索词之间可进行逻辑组配。

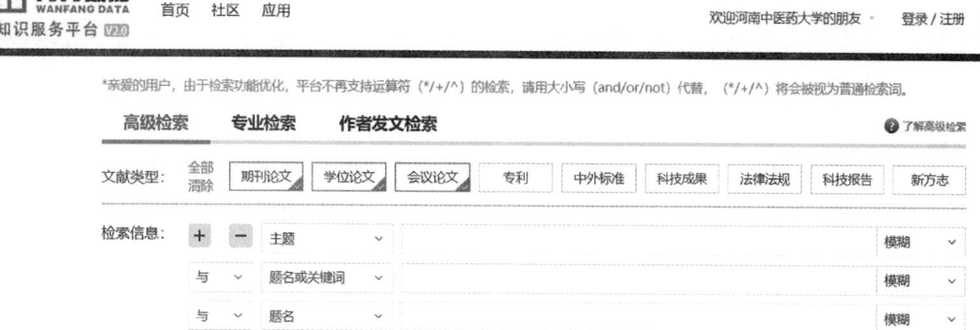

图 4-25　高级检索界面

（三）专业检索

专业检索比高级检索功能更加强大，但需要根据检索系统的检索语法编制检索式进行检索。含有空格或其他特殊字符的单个检索词需要用英文半角符号括起，多个检索词之间根据逻辑关系使用“and”（与）、“or”（或）、“not”（非）连接，运算符优先级：（）>not>and>or。专业检索可以使用“”（双引号）进行检索词的精确匹配限定（图 4-26）。

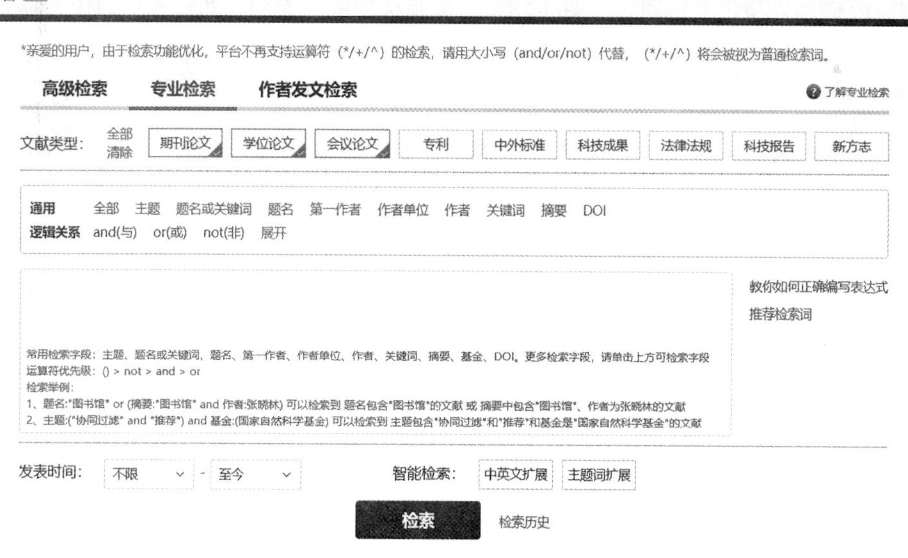

图 4-26　专业检索界面

（四）作者发文检索

作者发文检索界面与高级检索界面相同，自上而下选择文献类型、作者、第一作者和作者单位等检索字段输入作者和作者单位等相应的检索词，限定文献发表时间，点击“检索”按钮即可完成

（图 4-27）。检索者还可以输入作者名称和作者单位等字段来精确查找相关作者的学术成果，系统默认精确匹配。同时，可以通过点击输入框前的“＋”来增加检索字段。若某一行未输入作者或作者单位，则系统默认作者单位为上一行的作者单位。

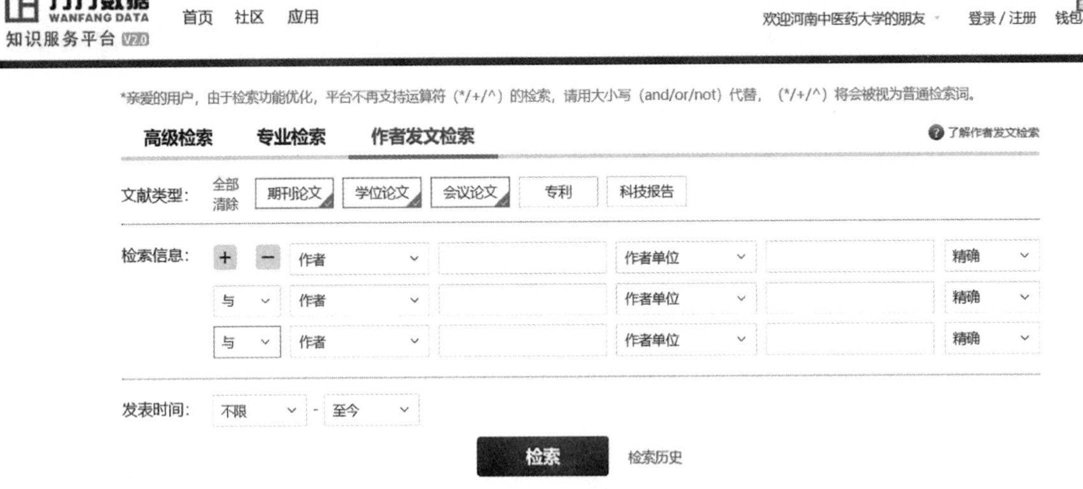

图 4-27　作者发文检索界面

三、检索结果的输出

万方数据知识服务平台检索结果显示界面包括聚类筛选、结果中检索、结果排序、结果列表、智能扩展、研究趋势和相关热词等（图 4-28）。其筛选功能与 CNKI 和维普资讯中文期刊服务平

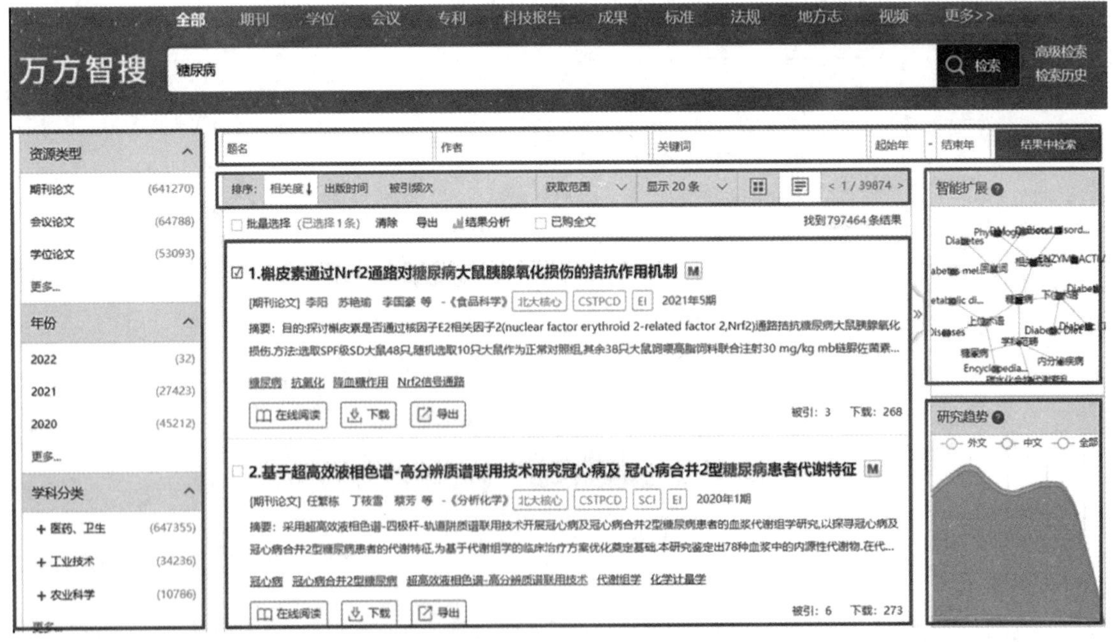

图 4-28　检索结果显示界面

台类似。检出文献可以按精简模式“⊞”和详细模式“☰”显示检索结果，默认是详细模式。此处显示“在线阅读”“下载”和“导出”按钮。点击“在线阅读”或“下载”，可直接阅读或下载文献全文，文献下载默认 PDF 格式。点击“导出”可将文献题录加入导出列表，并按参考文献格式、制定文献管理软件格式、自定义格式及查新格式导出所检出文献题录。点击文献篇名可查看文献详细信息，以及相关作者、相关单位和相关文献（图 4-29），功能与知网节相比，较为简单。

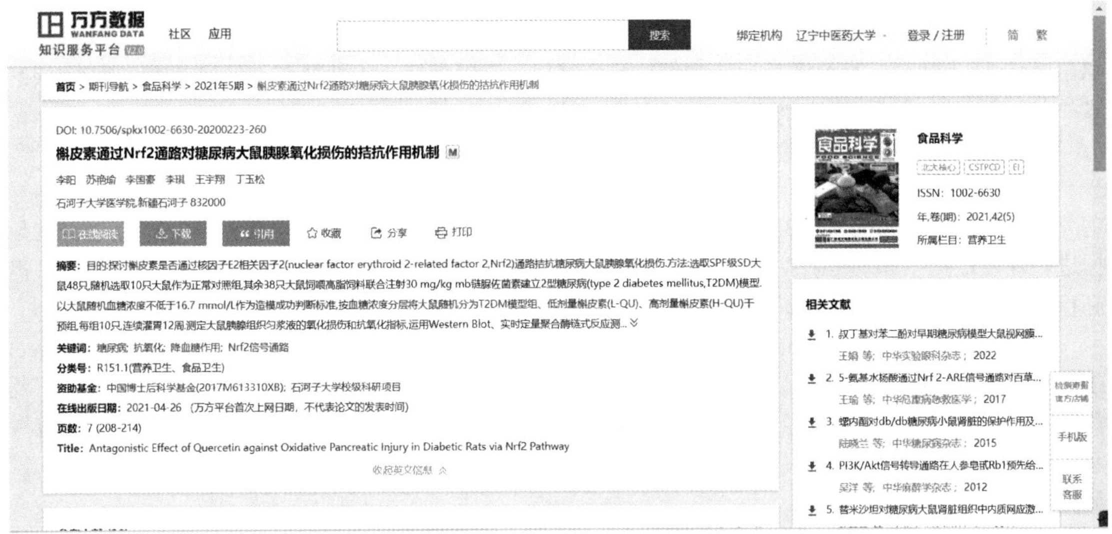
万方数据
WANFANG DATA
知识服务平台
社区　应用
搜索
绑定机构　辽宁中医药大学
登录/注册
简　繁
首页 > 期刊导航 > 食品科学 > 2021年5期
DOI: 10.7506/spkx1002-6630-20200223-260
槲皮素通过Nrf2通路对糖尿病大鼠胰腺氧化损伤的拮抗作用机制
石河子大学医学院,新疆石河子 832000
在线阅读　下载　引用　收藏　分享　打印
关键词：糖尿病；抗氧化；降血糖作用；Nrf2信号通路
分类号：R151.1(营养卫生、食品卫生)
资助基金：中国博士后科学基金(2017M613310XB)；石河子大学校级科研项目
在线出版日期：2021-04-26（万方平台首次上网日期，不代表论文的发表时间）
页数：7 (208-214)
Title: Antagonistic Effect of Quercetin against Oxidative Pancreatic Injury in Diabetic Rats via Nrf2 Pathway
收起英文信息
食品科学
ISSN: 1002-6630
年,卷(期)：2021,42(5)
所属栏目：营养卫生
相关文献
手机版
联系客服

图 4-29　文献详细信息界面

第四节　中国生物医学文献服务系统

一、概述

中国生物医学文献服务系统（SinoMed）是由中国医学科学院北京协和医学院医学信息研究所/图书馆开发研制的集检索、统计分析、免费获取和全文传递服务于一体的生物医学中外文整合文献服务系统。

（一）收录范围

SinoMed 涵盖资源丰富、学科范围广泛、年代跨度大、专业性强、更新及时，能全面、快速地反映国内外生物医学领域研究的新进展。现整合了以下 5 种资源。

1. 中国生物医学文献数据库（CBM）　收录 1978 年至今国内出版的生物医学学术期刊 2900 余种，其中 2019 年在版期刊 1890 余种，文献题录总量 1080 余万篇。全部题录均进行主题标引、分类标引，同时对作者、作者机构、发表期刊、所涉基金等进行规范化加工处理；2019 年起，新增标识 2015 年以来发表文献的通讯作者，全面整合中文 DOI（数字对象唯一标识符）链接信息，以更好地支持文献发现与全文在线获取。

2. 中国生物医学引文数据库（CBMCI）　收录 1989 年以来中国生物医学学术期刊文献的原始引文 2000 余万篇，经归一化处理后，引文总量达 640 余万篇。所收录期刊文献引文与其原始文献题录关联，以更好地支持多维度引文检索与引证分析。

3. 西文生物医学文献数据库（WBM） 收录世界各国出版的重要生物医学期刊文献题录2900余万篇，其中协和馆藏期刊6300余种，免费期刊2600余种；该数据库年代跨度大，部分期刊可回溯至创刊年，全面体现协和医学院图书馆悠久丰厚的历史馆藏。

4. 北京协和医学院博硕学位论文库（PUMCD） 收录1981年以来北京协和医学院培养的硕士、博士学位论文全文，涉及医学、药学各专业领域及其他相关专业，内容前沿且丰富。

5. 中国医学科普文献数据库（CPM） 收录1989年以来近百种国内出版的医学科普期刊，文献总量达43万余篇，重点突显养生保健、心理健康、生殖健康、运动健身、医学美容、婚姻家庭、食品营养等与医学健康有关的内容。

（二）功能特色

2019年5月，SinoMed 3.0正式推出并上线服务。新版系统对生物医学文献题录数据、引文数据进行深度地揭示和规范，并整合DOI等外部资源链接信息。优化检索流程，拓展检索途径，提高检索的智能化程度，丰富扩展原文获取渠道。

1. 数据加工规范 SinoMed根据美国国立医学图书馆《医学主题词表》（Medial Subject Heading， MeSH）（中译本）、中国中医科学院中医药信息研究所《中国中医药学主题词表》及《中国图书馆分类法·医学专业分类表》对收录文献进行主题标引和分类标引，深入、全面地揭示文献内容。同时，CBM还对作者、作者机构、发表期刊和所涉基金等进行规范化处理，标识第一作者及通讯作者。

2. 检索功能强大 系统优化跨库检索、快速检索、高级检索、智能检索、主题词表辅助检索、主题与副主题扩展检索、分类表辅助检索、多维限定检索、多维筛选过滤、多知识点链接等文献检索功能，丰富拓展被引文献主题、作者、出处、机构、基金等引文检索功能，新增检索词智能提示、通讯作者/通讯作者单位检索、检索表达式实时显示编辑等功能。

3. 全文服务方式多样 在整合多种原文链接信息的基础上，继续拓宽全文获取路径，立足中国医学科学院医学信息研究所/图书馆的丰富馆藏，依托国家科技图书文献中心（NSTL）及与维普等数据服务商的合作，建立强大的全文服务系统。通过SinoMed，用户能在线阅读协和医学院硕士、博士学位论文，直接链接维普、万方医学网/万方数据知识服务平台、编辑部、出版社等文献原文（含OA期刊）或通过申请付费方式进行文献传递。

4. 个性化服务 用户注册个人账号后便能拥有“我的空间”，享有检索策略定制、检索结果保存和订阅、检索内容主动推送及邮件提醒、学术分析定制等个性化服务。

二、检索方法

（一）跨库检索

进入SinoMed（http://www.sinomed.ac.cn，见图4-30），默认状态下为跨库检索，也可以选择SinoMed各子文献数据库进行检索。

SinoMed支持通配符检索，即截词检索，系统支持单字通配符（？）和任意通配符（%）两种检索方式，具体含义如下。

1. 单字通配符（？） 替代一个字符。例如，输入“血？动力”，可检索出含有血液动力学、血流动力学等相关文献。

2. 任意通配符（%） 替代任意字符。例如，输入“肝炎%疫苗”，可检索出含肝炎疫苗、肝炎病毒基因疫苗、肝炎减毒活疫苗和肝炎灭活疫苗等相关文献。

（二）快速检索

SinoMed 中所有数据库均支持快速检索。快速检索是在数据库的常用字段内执行智能检索（图 4-31）。

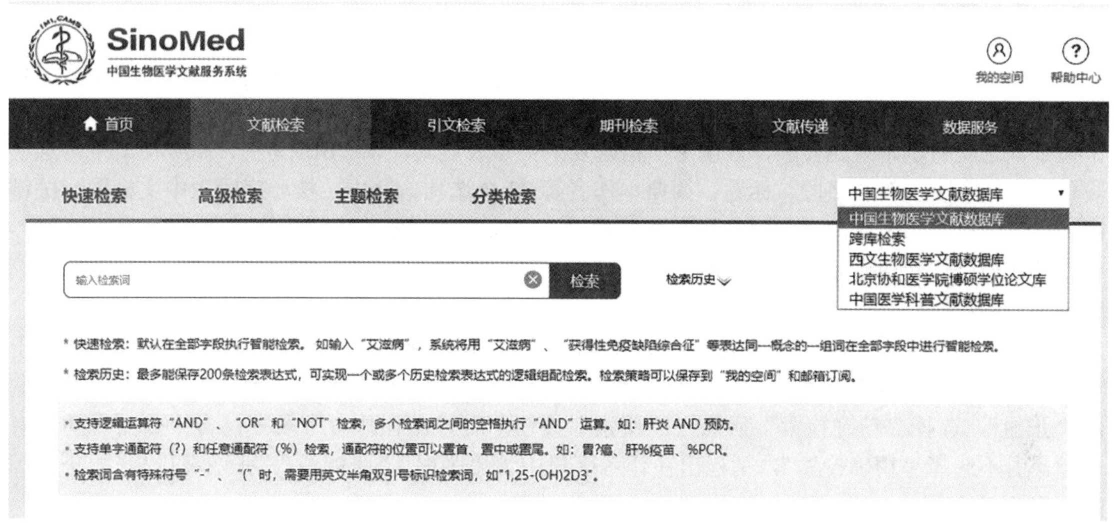

图 4-30　SinoMed 检索界面

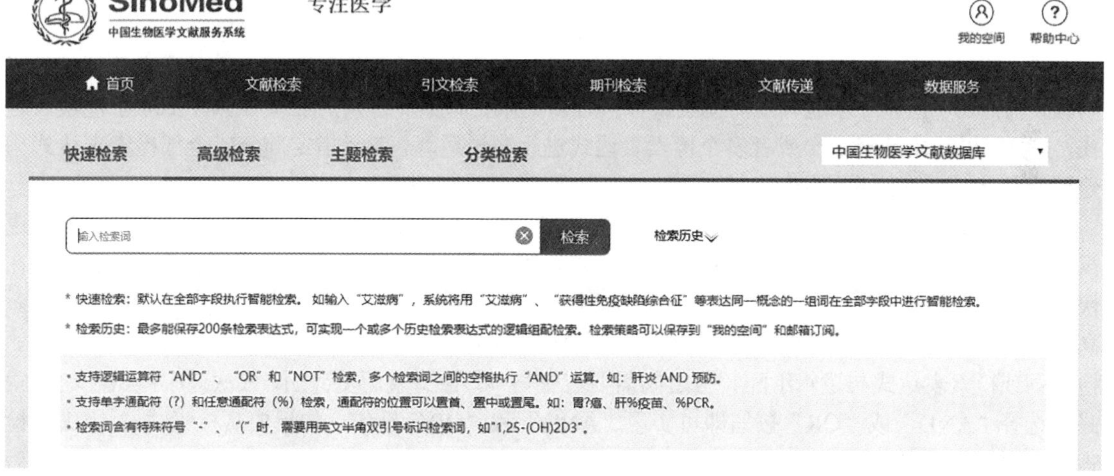

图 4-31　SinoMed 快速检索

在各个单库中，常用字段相同，包括标题、摘要、关键词和主题词四个字段。智能检索是基于系统预先构建的自由词—主题词转换表，可将输入的检索词转换成表达同一概念的组词进行检索的方式，即自动实现检索词及其同义词、检索词对应主题词及该主题词所含下位词的同步检索。例如，输入“艾滋病”，系统自动检出含“艾滋病”和“获得性免疫缺陷综合征”等同一概念的全部文献。快速检索支持词与词间的逻辑组配检索，且对检索词的数量没有限制，词间用空格分隔，默认为“AND”逻辑组配关系。以 CBM 为例，检索“大黄与枳实配伍用药”的有关文献，在快速检索状态下输入“大黄枳实”，系统进行智能检索。

检索式：（“大黄”［全部字段］OR“大黄属”［全部字段］OR“马蹄大黄”［全部字段］OR“大黄属”［主题词］）AND（“枳实”［全部字段］OR“枳实”［主题词］）。

需要将多个英文单词作为一个检索词时或者检索词含有特殊符号“-”“（”时，需要用英文半角引号标识检索词，如“hepatitis B virus”“1，25-（OH）$_2$-2-D3”。

（三）高级检索

高级检索是一种构建逻辑检索表达式的检索方式。检索时可以在检索框中直接输入检索式进行检索，也可以通过“构建表达式”选项构建逻辑检索式进行检索。高级检索支持多个检索入口、多个检索词之间的逻辑组配检索，方便用户构建复杂检索表达式。以 CBM 为例，高级检索中可选字段包括常用字段、核心字段、标题、摘要、作者等 22 个选项。其中，核心字段由中文标题、关键词、主题词三个字段组成，与“常用字段”相比，剔除了“摘要”项，可提高查准率。

构建表达式是指通过选择限定的字段，输入一个检索词，再选择逻辑组配关系（AND、OR、NOT），并发送到检索框，反复操作后构建一个理想检索表达式。

高级检索支持精确检索及限定检索。精确检索是检索结果等同于检索词的一种检索，适用于特征词、分类号、作者、第一作者、通讯作者、刊名、期、ISSN 字段。如：在“作者”字段输入“张丽”，选择“精确检索”后点击“检索”按钮，则检出在作者字段中仅含“张丽”的所有文献。若不选择“精确检索”，则检出在作者字段中含“张丽”“张丽丽”“张丽萍”“张丽华”等的所有文献。

与精确检索相比，模糊检索能够扩大检索范围，提高查全率。如无特殊说明及要求，默认进行的是模糊检索。

此外，高级检索界面含有限定检索功能，可对检索结果的语种、年代、文献类型、年龄组、性别、对象类型等进行限定。进行限定检索时，可以在检索前设置限定条件，也可以在检索后设置限定条件，还可以根据需要随时修改限定条件。如果是在检索后设置限定条件，或对限定条件进行了修改，需点击“检索”才能对当前检索条件执行新的限定检索。检索历史最多保存 200 条检索表达式，并且可以从中选择一个或者多个检索表达式进行逻辑运算，或者指定部分或全部检索表达式构建检索策略并保存到我的空间。

该系统支持的逻辑运算符有 3 种，分别为“AND”（逻辑与）、“OR”（逻辑或）和“NOT”（逻辑非），三者间的优先级顺序为：NOT>AND>OR。可以通过以下 2 种方法进行逻辑组配检索：①在快速检索框中的检索词或检索表达式之间直接使用“AND”、“OR”或“NOT”（不区分大小写）。高级检索框中的检索词或检索表达式之间直接使用“AND”、“OR”或“NOT”（只能采用大写）。检索词或检索表达式与逻辑组配符号之间需要有空格。②在检索历史界面，依次选中欲组配的检索式，选择“AND”或“OR”按钮即可实现“AND”和“OR”操作。如果要从检索式 1 中去除检索式 2 的内容，需要先选择检索式 1，再点击“AND”或“OR”按钮，之后选择检索式 2，最后点击“NOT”按钮。

例如，在 CBM 中查找 2017 年后发表的阿托伐他汀药物治疗冠心病的综述文献。可以进行如下操作。

第一步：选择数据库 CBM 的高级检索，在“构建表达式”部分选择“常用字段”，在其后的检索框中分别输入“阿托伐他汀”和“冠心病”，两字段之间的逻辑算符选择“AND”。

第二步：在“年代”部分选择开始时间“2017-”。在限定检索部分的文献类型选项中选择“综述”。

第三步：此时，最上面的检索框中已形成检索式：“阿托伐他汀”［常用字段：智能］AND“冠心病”［常用字段：智能］，点击“🔍检索”按钮即可得到检索结果（图 4-32）。

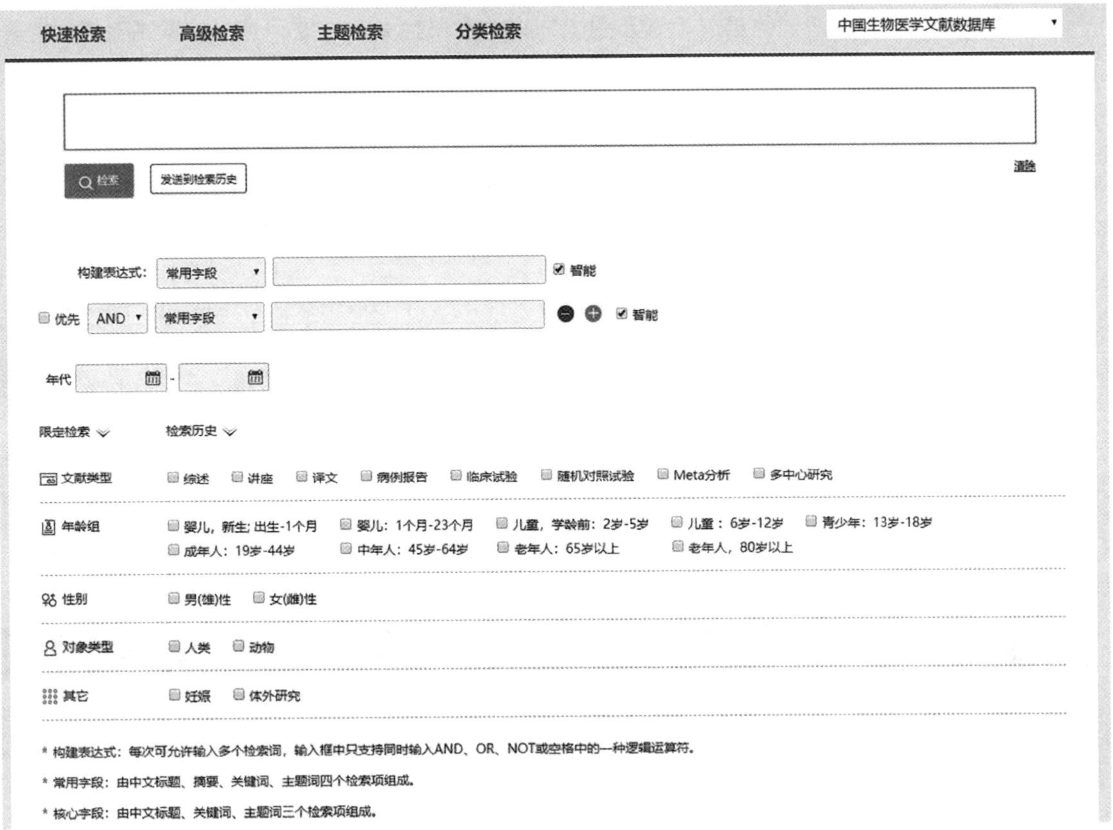

图 4-32　SinoMed 高级检索

（四）主题检索

主题检索是对系统标引的主题词字段进行检索的途径。输入检索词后，系统将在《医学主题词表》（MeSH）中文译本及《中国中医药学主题词表》中查找对应的中文主题词。也可通过“主题导航”，浏览主题词树查找需要的主题词。

具体的操作方法如下。

（1）在主题检索状态输入中文主题词或英文主题词执行“查找”，系统将显示有关该主题词的列表。

（2）在主题词列表中，点击选中的主题词，进入主题检索界面。

（3）根据主题词注释，选择主题词“加权检索”及“扩展检索”中的“不扩展”或“扩展”；根据副主题词注释，选择限定主题词的副主题词，同时，选择副主题词的“扩展”和“不扩展”发送到检索框中，然后点击“检索”按钮，即可检出检索结果。

与副主题词组配检索：副主题词用于对主题词的某一特定方面加以限制，强调主题词概念的某些专指方面。CBM 现有副主题词 95 个（其中 MeSH 副主题词 83 个；中医药学副主题词 12 个，除《中国中医药学主题词表》10 个副主题词外，另有“中医疗法”“中药疗法”），表明同一主题的不同方面。例如，“肝/药物作用”表明文章并非讨论肝脏的所有方面，而是讨论药物对肝脏的影响。需要注意的是，不是所有的副主题词均能同每个主题词进行组配，“选择副主题词”对话框列出了当前主题词可组配的所有副主题词，选中一个或多个副主题词或全部副主题词，即可实现对当前主题词与副主题词的组配检索。

扩展检索：包括主题词的扩展检索及副主题词的扩展检索。主题词扩展检索指对当前主题词及其所有下位主题词进行检索，主题词非扩展检索则仅限于当前主题词的检索。如选择主题词“胃炎”进行非扩展检索，则仅检索“胃炎”一个主题词；若扩展检索时除检索“胃炎”外，还对其下位主题词“胃炎，肥厚性”“胃炎，萎缩性”等同时进行检索。副主题词扩展检索指对当前副主题词及其下位副主题词进行检索，副主题词非扩展检索则仅限于对当前副主题词进行检索。有些副主题词之间也存在上下位关系，如副主题词“治疗”的下位词包括“膳食疗法”“药物疗法”“护理”“预防和控制”“放射疗法”“康复”“外科学”“按摩疗法”“气功疗法”“中西医结合疗法”“中医药疗法”“中药疗法”和“中医疗法”等。系统默认对主题词、副主题词进行扩展检索。

加权检索：加权检索指对加“*”主题词（即主要概念主题词）进行检索，非加权检索表示对加“*”主题词和非加“*”主题词（即非主要概念主题词）均进行检索。

使用主题检索中需要注意以下两点：①“主题词注释”显示主题词的详细信息，包括主题词的中文名、英文名、标引注释、历史注释、检索注释、参见系统、树形结构等内容。这些信息可帮助检索者正确使用主题词，并为相关主题词的使用提供有益的线索，有助于提高查全率和查准率。②“副主题词注释”显示副主题词的概念及带（+）副主题词所包含的下位词（图 4-33）。

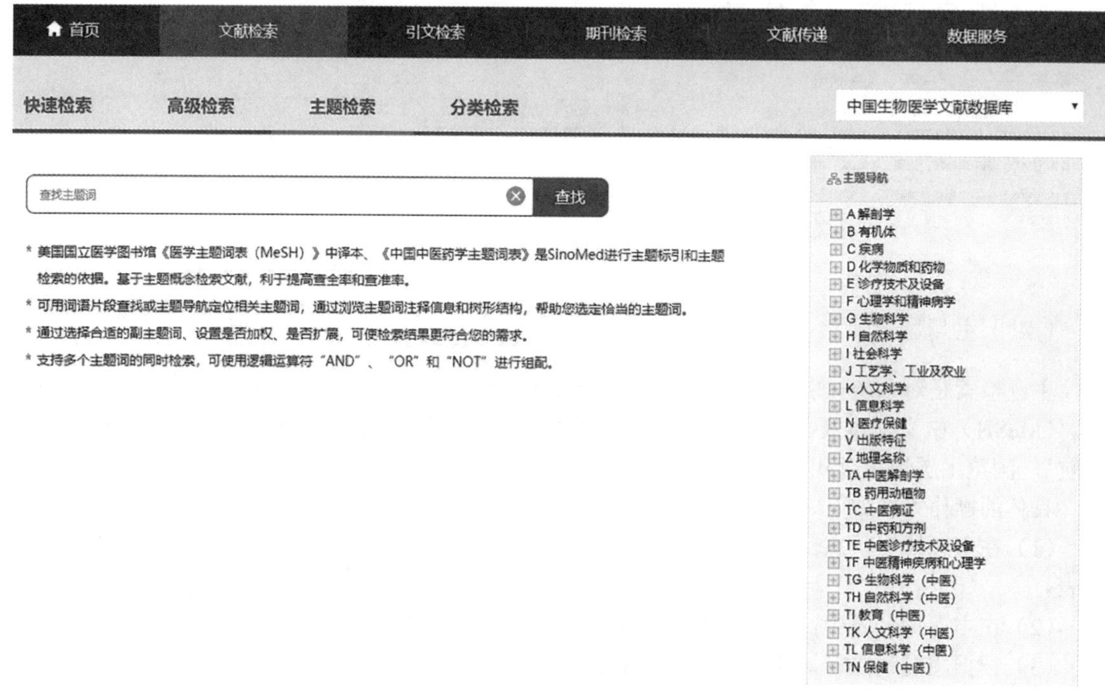

图 4-33　CBM 主题检索

（五）分类检索

分类检索是对数据库中记录的分类号字段进行检索的途径。分类检索从文献所属学科角度进行查找，能提高族性检索效果。输入类名或分类号后，系统将在《中国图书馆分类法医学专业分类表》中查找对应的类号或类名。

例如，在 CBM 的“分类检索”中查找“肺肿瘤的中西医结合疗法”方面的文献。

第一步：在 CBM 的分类检索页面的检索框中输入“肺肿瘤”，点击“查找”，在列出的分类名中找到“肺肿瘤”，点击该分类名。

第二步：在分类词注释详细页面，显示了该分类可组配的复分号、详细解释。可以根据检索需要，选择是否“扩展检索”。“肺肿瘤的中西医结合疗法”应选择复分号“中西医结合疗法”。选中后“发送到检索框”（图 4-34），再点击“检索”按钮，即可检索出“肺肿瘤的中西医结合疗法”的相关文献。

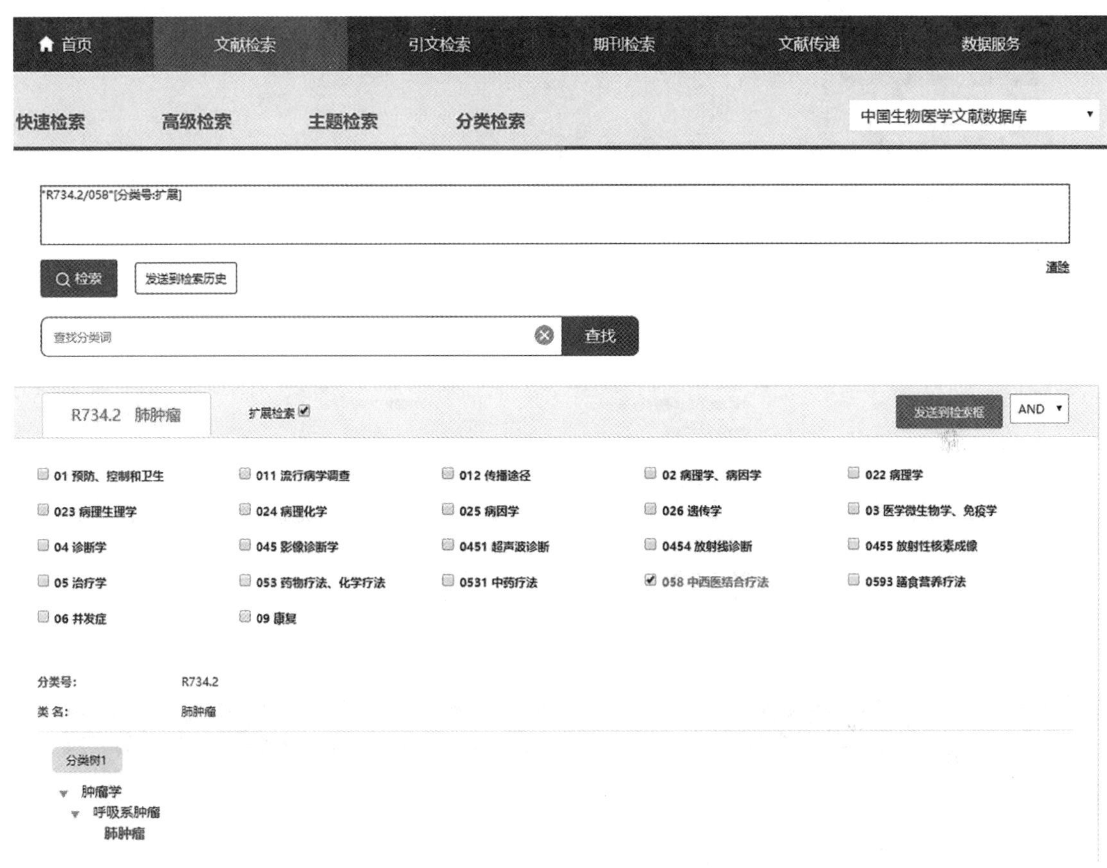

图 4-34　CBM 分类检索

（六）期刊检索

期刊检索提供从期刊途径获取文献的方法。可以通过刊名、出版地、出版单位、期刊、主题词及 ISSN 号等途径查找期刊，并能对期刊的发文情况进行统计与分析（图 4-35）。

（七）引文检索

引文检索支持从被引文献题名、关键词、主题词、被引文献出处和出版社共 5 个途径查找引文，帮助了解目标文献在生物医学领域的引用情况。

在引文检索结果界面，用户还能对检索结果做进一步的限定，包括限定被引频次、被引年代及引文发表年代等（图 4-36）。

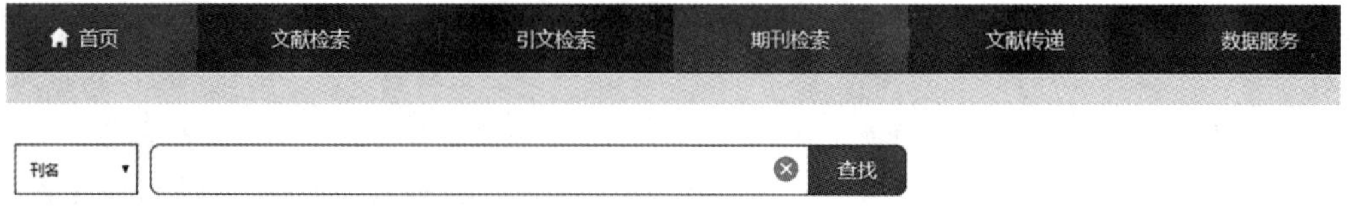
首页
文献检索
引文检索
期刊检索
文献传递
数据服务
刊名
查找
* 从“检索入口”处选择刊名、出版地、出版单位、期刊主题词或者ISSN直接查找期刊。
* 也可通过“首字母导航”逐级查找浏览期刊

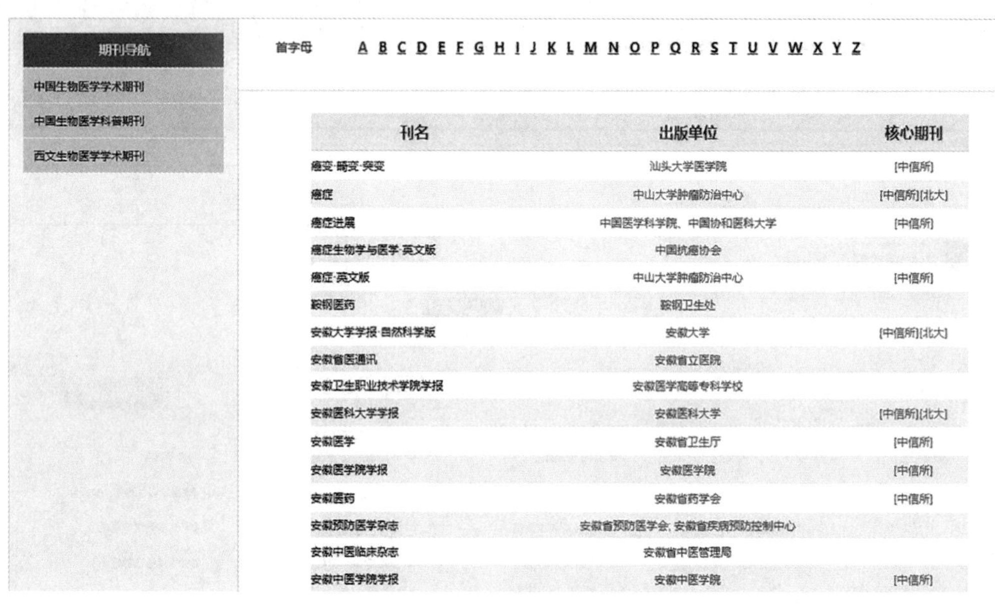

刊名	出版单位	核心期刊
癌变·畸变·突变	汕头大学医学院	[中信所]
癌症	中山大学肿瘤防治中心	[中信所][北大]
癌症进展	中国医学科学院、中国协和医科大学	[中信所]
癌症生物学与医学·英文版	中国抗癌协会	
癌症·英文版	中山大学肿瘤防治中心	[中信所]
鞍钢医药	鞍钢卫生处	
安徽大学学报·自然科学版	安徽大学	[中信所][北大]
安徽省医通讯	安徽省立医院	
安徽卫生职业技术学院学报	安徽医学高等专科学校	
安徽医科大学学报	安徽医科大学	[中信所][北大]
安徽医学	安徽省卫生厅	[中信所]
安徽医学院学报	安徽医学院	[中信所]
安徽医药	安徽省药学会	[中信所]
安徽预防医学杂志	安徽省预防医学会、安徽省疾病预防控制中心	
安徽中医临床杂志	安徽省中医管理局	
安徽中医学院学报	安徽中医学院	[中信所]

图 4-35　CBM 期刊检索

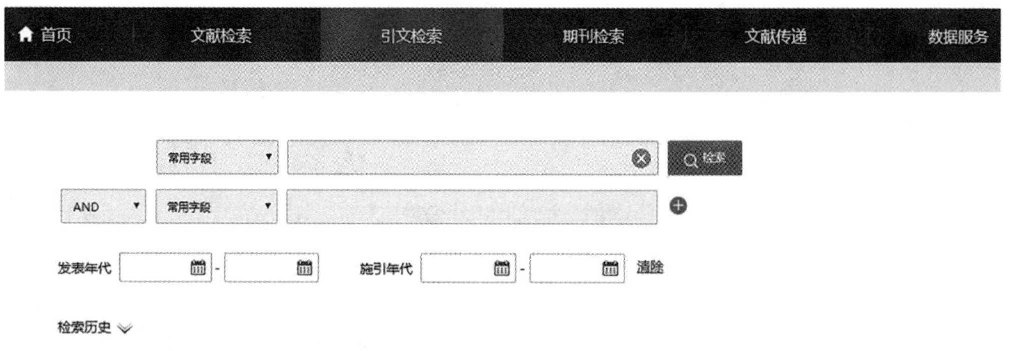
首页
文献检索
引文检索
期刊检索
文献传递
数据服务
常用字段
检索
AND
常用字段
发表年代
施引年代
清除
检索历史
* 常用字段：由被引文献题名、关键词、主题词、被引文献出处和出版社五个检索组成。
* 被引文献主题：由被引文献题名、关键词和主题词三个检索项组成。
* 输入词提示：在被引文献机构、被引文献第一机构、被引基金字段支持规范名称的提示。
* 关联提示：在被引文献作者、被引文献第一作者字段支持关联规范机构名称的提示。
* 精确检索：检索结果与检索词完全匹配的一种检索方式，适用于被引文献作者、被引文献第一作者、被引文献出处字段。
* 支持逻辑运算符“AND”、“OR”和“NOT”检索，多个检索词之间的空格执行“AND”运算。如：肝炎AND预防。
* 支持单字通配符（?）和任意通配符（%）检索，通配符的位置可以置首、置中或置尾。如：胃?癌、肝%疫苗、%PCR。
* 检索词含有特殊符号“-”、“（”时，需要用英文半角双引号标识检索词，如“1,25-（OH）2D3”。
* 检索历史：最多能保存200条检索表达式，可实现一个或多个历史检索表达式的逻辑组配检索。检索策略可以保存到“我的空间”和邮箱订阅。

图 4-36　CBM 引文检索

三、检索结果

（一）检索结果显示

检索结果界面可以设置显示的格式（题录、文摘）、每页显示的条数（20条、50条、100条）、排序的规则（入库、年代、作者、期刊、相关度、被引频次），并且可以进行翻页操作和指定页数跳转操作。

CBM对检索结果从核心期刊、中华医学会期刊、循证文献三方面进行分类（图4-37）。

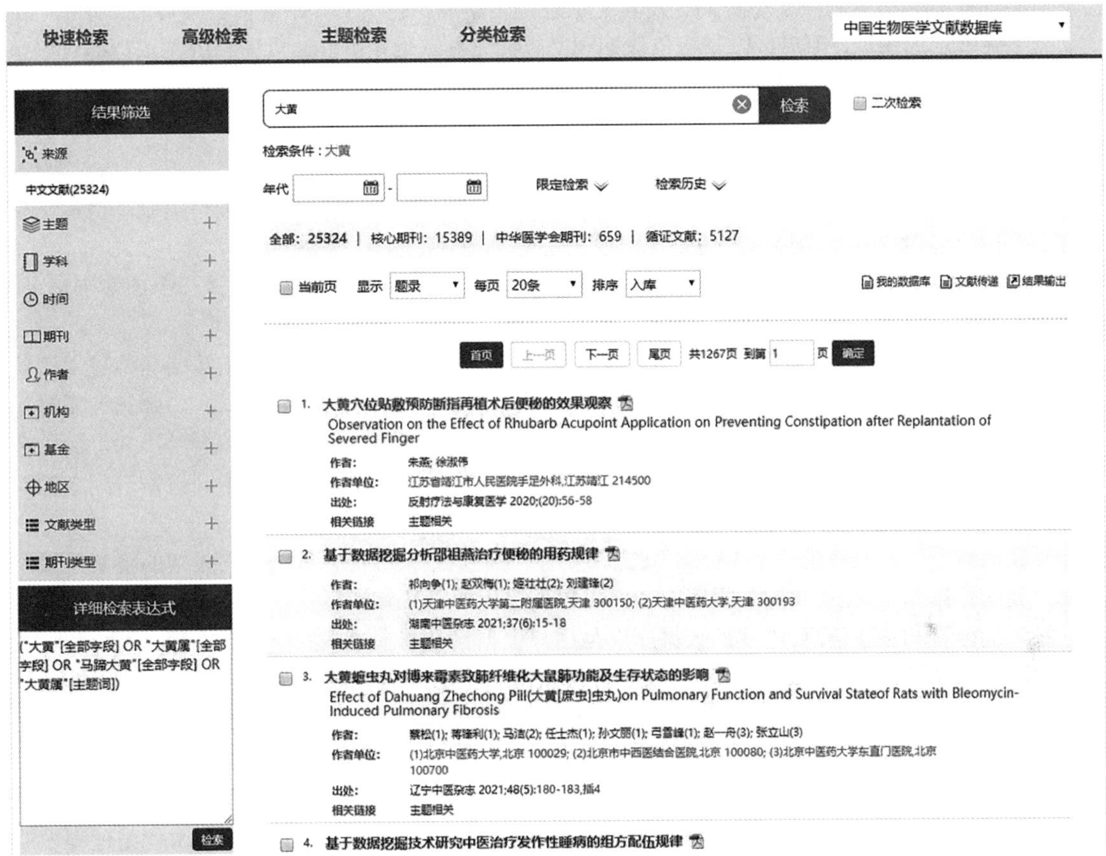

图4-37　CBM检索结果显示

（二）检索结果输出

在检索结果页面，用户可根据需要点击结果输出，选择输出方式（题录或文摘）、输出范围、保存格式。

（三）检索结果筛选

检索结果页面左侧，可从来源、主题、学科、时间、期刊、作者、机构、基金、地区等维度对检索结果进行聚类筛选，点击统计结果数量可以在检索结果页面中展示所需内容。

（四）获取免费全文

SinoMed 的全文有三类：中文期刊文献全文、北京协和医学院硕士博士学位论文全文和外文生物医学期刊文献全文。

如果读者所在单位订购了维普中文数据库，可以利用 SinoMed 提供的维普中文全文链接功能获取中文期刊文献全文。

如果读者所在单位订购了北京协和医学院博硕学位论文，可以进入北京协和医学院博硕学位论文库检索结果页面，点击标题右侧的全文链接图标，即可获取学位论文全文。

SinoMed 对网络生物医学免费期刊及其文献进行了整理。进入 WBM 检索结果页面，点击“原文链接”中展示的图标，用户可以查找免费期刊文献线索并获取全文。如果读者所在单位拥有一定的外文资源电子资源，可以从中选择单位拥有的电子馆藏资源直接获取该篇文献原文。

四、个性化服务

用户注册个人账号后便能拥有 SinoMed 的“我的空间”权限，享有检索策略定制、检索结果保存和订阅、检索内容主动推送及短信、邮件提醒等个性化服务。

1. 我的检索策略 在已登录了“我的空间”的前提下，从检索历史页面，选择一个或多个记录，保存为检索策略，并且可以为这个检索策略赋予贴切的名称。

保存成功后，可以在“我的空间”里对检索策略进行导出和删除操作。点击策略名称进入策略详细界面，可对策略内的检索表达式进行“重新检索”、“删除”和“推送到邮箱”。邮箱订阅是指将有更新的检索结果定期推送到用户指定邮箱，可以设置每条检索表达式的推送频率，并可浏览和删除任意记录的邮箱推送服务。通过策略详细页面的“重新检索”，可以查看不同检索时间之间新增的数据文献。

2. 我的数据库 在登录“我的空间”的前提下，在检索结果界面，可以把感兴趣的检索结果添加到“我的数据库”。在“我的数据库”中，可以按照标题、作者和标签查找文献，并且可以对每条记录添加标签和备注信息。“我的数据库”是用户根据自我需求建立的个人数据库。

3. 我的引文追踪 可用于跟踪某一课题的最新施引文献，用于对关注的论文被引情况进行追踪。当有新的论文引用此论文时，用户将收到登录提示和邮件提示。对于单篇文献，在登录“我的空间”后，可以创建“引文追踪器”，并发送到“我的空间”，追踪该引文的最新被引情况。在“我的引文追踪”页面，可以对创建的引文追踪进行“重新检索”和“删除”操作。

4. 我的反馈 登录“我的空间”后，用户可以在“我的反馈”中提交 SinoMed 使用过程中的相关疑问和需求，由专人定期回复，回复结果可在“我要查看”页面进行查询和浏览。

5. 检索实例 在 CBM 的主题检索中查找大黄药理学方面的文献。可以进行如下操作。

第一步：进行课题分析，该课题的主要概念为“大黄”，应组配副主题词“药理学”。

第二步：进入 CBM 的主题检索页面，在检索入口选择“中文主题词”，输入“大黄”后，点击“查找”按钮。在出现的主题词列表中找到其主题词“大黄”，点击该词。

第三步：选择副主题词“药理学”，此时主题检索选项可以选择“加权”“扩展”，加权检索即检索带星号*的主题词，可提高检索结果的相关性；扩展检索是选择该主题词及其下位词进行检索。点击“发送到检索框”（图 4-38）。

第四步：点击“检索”按钮，得到检索结果。

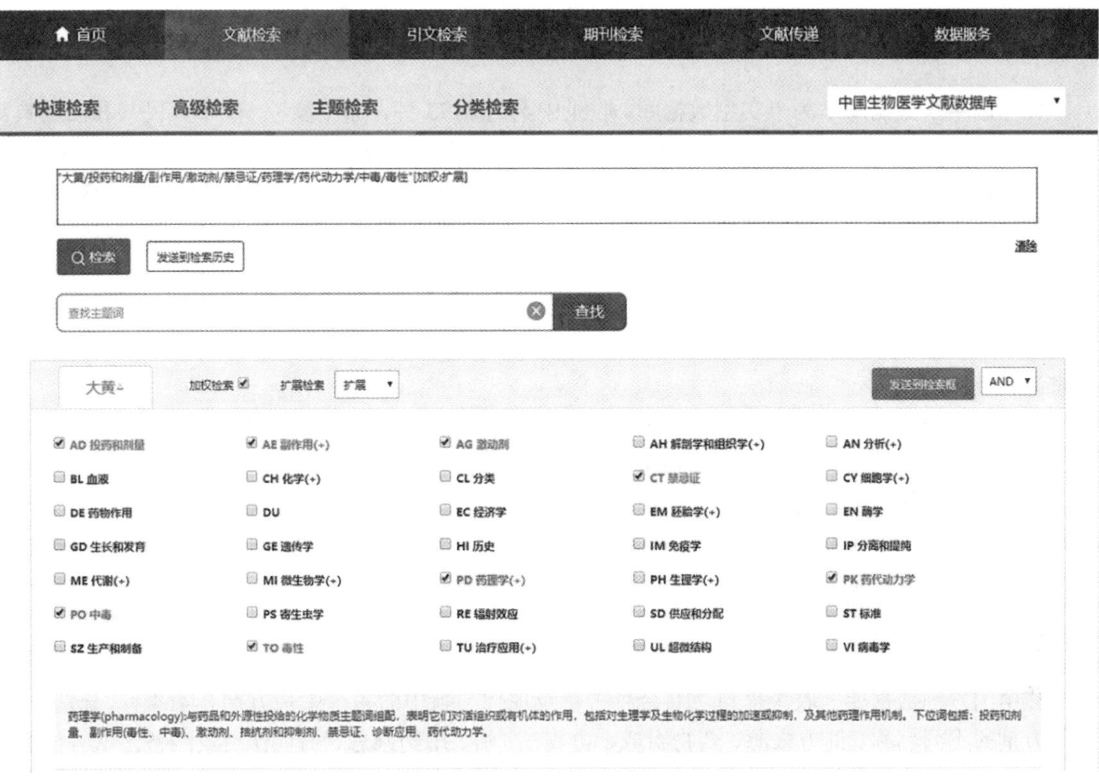

图 4-38　CBM 主题检索

第五节　中国中医药数据库·检索系统

中国中医药数据库·检索系统是由中国中医科学院中医药信息研究所创办的国内提供中医药学信息服务的专业化检索系统。党的二十大报告提出要促进中医药传承创新发展，因此建立专门的中医药学系列数据库是非常重要的。自 1984 年开始进行中医药学大型数据库的建设，目前数据库总数已有 48 个，数据总量达 120 余万条，划分为期刊文献类、中药类、方剂类、药品类、不良反应类、疾病类、机构类、标准类和其他 9 类。

一、概述

（一）期刊文献类

1. 中国中医药期刊文献数据库　收录 1949 年以来国内出版的千余种生物医学期刊及相关期刊的文献题录或文摘，学科范围涉及中医、中药、中西医结合、针灸、气功、按摩、养生和保健等方面。数据库采用 MeSH 及《中国中医药学主题词表》进行规范的主题标引，采用《中国图书馆分类法·医学专业分类表》进行规范的分类标引，具有文献检出全面、准确等特点。该数据库按专题分成 18 个专题数据库，如中药文献数据库、针灸文献数据库、肿瘤文献数据库等，方便中医药专业人员检索专题文献。

2. 民国期刊文献数据库　收录中国中医科学院中医药信息研究所馆藏的清末至 1949 年以前的有关中医药学内容的期刊文献 87 种，数据量近 7 万条。

（二）中药类

1. 中国中药数据库 为事实型数据库，收录中药约 8173 种，综合参考《中华人民共和国药典》《中药大辞典》《中华药海》《中国药材学》《常用中药成分与药理手册》和《中华本草》等权威工具书及专著，对每味中药从性味归经、功效、主治、用法用量、产地、化学成分、药理作用、毒理学、药材基原、资源分布、栽培或养殖、采集加工、炮制方法和药材鉴别等方面信息进行著录。

2. 中国中药药对数据库 中药药对又称对药，是临床上常用的、相对固定的两味或多味中药的配伍形式，也是中药特有的特殊配伍方法。该库收录中医临床常用药对 917 对，对每一药对分别介绍药对名称、性味、归经、功效、主治、作用分类、配伍机制、用法用量、临床应用、药对出处、各家论述及注意事项。

3. 中国中药化学成分数据库 收录了相关的中药化学成分 27593 种，对每一种化学成分从品名、化学名、理化性质、化学结构和临床应用等方面进行著录。

4. 中国藏药数据库 收录了包括植物、动物、矿物药材在内的 1200 余种藏药，所收药物分别介绍药名、品名（藏名）、拉丁名、英文译名、药用部位、炮制方法、中药剂型、中药配伍、药性、归经、功效、主治、性味和分类等信息。

（三）方剂类

1. 中国方剂数据库 收录来自 710 余种古籍及现代文献中的古今中药方剂 84464 首，分别介绍每一方剂的不同名称、处方来源、药物组成、功效、主治、用药禁忌、药理作用及制备方法等信息。

2. 方剂现代应用数据库 收录源自《中华人民共和国药典》《卫生部颁药品标准・中药成方制剂》及期刊文献中的中药方剂 9651 种，对每一方剂分别介绍方剂名称、别名、处方来源、剂型、药物组成、加减、功效、主治、制备方法、用法用量、用药禁忌、不良反应、临床应用、药理作用、毒性试验、化学成分、理化性质、生产厂家及各家论述等内容。

（四）药品类

1. 国家药品标准化学药说明书数据库 数据来源于《国家药品标准化学药说明书内容汇编》1～7 册，共收录化学药说明书 1914 条。

2. 临证用药配伍指南数据库 数据来源于《临证用药配伍指南》，记录中药单味药配伍方法 525 条。

3. 中国藏药药品标准数据库 收录中华人民共和国药典委员会 1995 年制定的藏药药品标准 366 种。

4. 中国中药新药品数据库 收录自 1985 年以来国家批准的中药新药品种 3412 种。

5. 中药成方制剂标准数据库 收录 1989～1998 年中华人民共和国卫生部发布的 4052 种中药成方制剂的药品标准。

6. 中药非处方药数据库 收录 1999 年中国实施处方药与非处方药分类管理以来政府发布的 2852 种中药非处方药的信息。

7. 《中国药典》（2020 年版）药材和饮片 数据来源于《中华人民共和国药典（2020 版）》。

8. 中国药典临床用药须知中药成方制剂数据库（2015 年版） 数据来源于《中华人民共和国药典临床用药须知（中药成方制剂卷）》（2015 年版）。

9. 中国国家基本药物数据库 为全面介绍中华人民共和国国家基本药物的参考工具型数据库，数据来源于国家药品监督管理局编写的《国家基本药物》。

10. 中国中成药主要产品产量数据库（1999～2002 年） 共收录 4042 条记录，数据来源于中华人民共和国国家经济贸易委员会1999～2002年中国医药统计年报。

11. 中成药、中药材进出口品种数据库（2004～2005年） 共收录134条记录，数据来源于中华人民共和国国家经济贸易委员会2004～2005年中国医药统计年报。

12. 国家药品标准藏、维、蒙药、中成药说明书数据库 共有记录4785条，数据来源于《国家药品标准藏、维、蒙药说明书（主要成分）内容汇编》及《国家药品标准中成药说明书（主要成分）内容汇编》。

（五）不良反应类

1. 有毒中药合理应用数据库 介绍相关有毒中药如何合理使用，共有记录102条。数据来源于《有毒中药现代研究与合理应用》。

2. 药物不良反应数据库 是全面介绍中药、西药在治疗应用过程中出现的不良反应信息的参考工具型数据库，共有记录1362条。

3. 有毒中药古籍文献数据库 收录中药古籍文献中有毒中药相关的古籍文献1755条。

（六）疾病类

疾病诊疗数据库（原名临床医学数据库）共收录疾病3776种，从中医学和西医学两种角度详述疾病的临床诊疗和基础研究，内容包含疾病的中英文名称、定义、中西医病因、病机、诊断、鉴别诊断和治疗等。

（七）机构类

1. 中国医药企业数据库 共收录国内4044家医药企业（以制药工业、中成药工业与中药饮片工业为主）的主要信息，其中经济指标以中华人民共和国国家经济贸易委员会发布的信息为主。

2. 中国 GMP 认证企业数据库 收录了近万家获得国家药品监督管理局药品生产质量管理规范（Good Manufacturing Practice，GMP）认证的药品生产企业的相关信息，数据来源于国家药品监督管理局药品认证管理中心1999年10月至今发布的GMP认证公告。

3. 国外传统医学机构数据库 收录美国、加拿大、日本、德国等50多个国家的1670个机构，包括中医、中药（植物药）、针灸、气功、推拿按摩、替代疗法等的生产机构、经营机构、科研机构、教学机构（学校、学院）、医疗机构（诊所、医院）、学术机构和出版机构等，其中国外生产经营厂家机构数达到1300余家。

（八）标准类

1. 中医临床诊疗术语国家标准数据库（疾病部分） 收录中医临床诊疗术语国家标准疾病部分标准信息，共有记录978条。数据来源于《中华人民共和国国家标准—中医临床诊疗术语·疾病部分》。

2. 中医临床诊疗术语国家标准数据库（证候部分） 收录中医临床诊疗术语国家标准证候部分标准信息，共有记录812条。数据来源于《中华人民共和国国家标准——中医临床诊疗术语·证候部分》。

3. 中医临床诊疗术语国家标准数据库（治法部分） 收录中医临床诊疗术语国家标准治法部分标准信息，共有记录1005条。数据来源于《中华人民共和国国家标准——中医临床诊疗术语·治法部分》。

4. 中医证候分类与代码国家标准数据库 收录中医证候分类与代码国家标准，包括中医证候683种，数据来源于《中华人民共和国国家标准——中医病证分类与代码》（GB/T 15657—1995）。

5. 中医疾病分类与代码国家标准数据库 收录中医疾病分类与代码国家标准，包括中医疾病

1888 种，数据来源于《中华人民共和国国家标准——中医病证分类与代码》（GB/T 15657—1995）。

（九）其他

1. 中国中医药新闻数据库 收录 1989 年以来的有关中医药报刊新闻信息 6 万余条。

2. 海外古籍书目数据库 收录从战国至清代的海外中医古籍的相关信息，共有记录 2 万余条。

二、检索方法

中国中医药数据库 • 检索系统支持多库融合检索与单库检索。

（一）多库融合检索

多库融合检索在检索首页，检索项包括全字段、中文题名、中文摘要、年份、关键词、主题词、方剂名称、中药名称和疾病名称。检索时，只需在检索框中输入检索词，点击“检索”按钮，即可完成多库同时检索（图 4-39）。

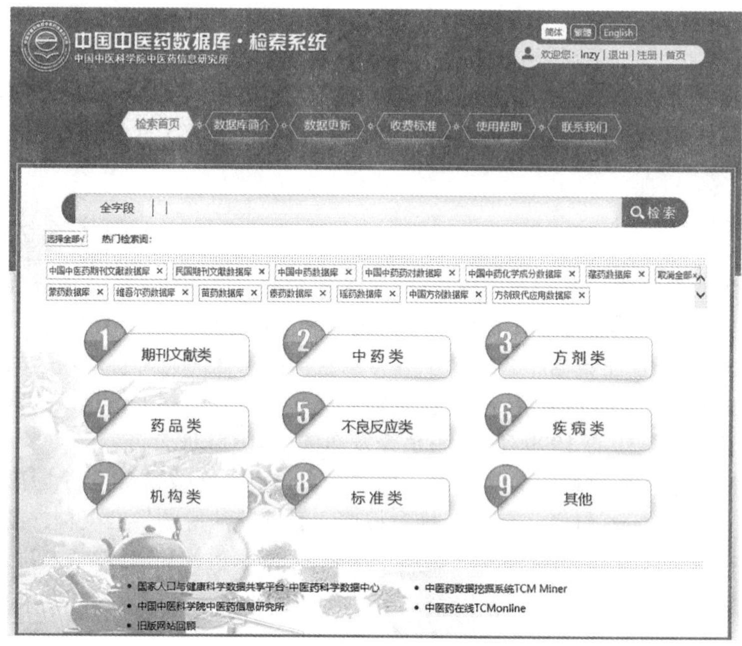

图 4-39 多库融合检索首页

（二）单库检索

单库检索不同的数据库检索途径不同，检索方式也有所区别。中国中医药期刊文献数据库提供快速检索、高级检索、主题检索、分类检索、期刊检索、限定检索、语义检索、历史检索等 8 种检索方式；其他数据库提供快速检索和高级检索 2 种检索方式。现以检索期刊文献为例，介绍中国中医药期刊文献。

在期刊文献类中点击中国中医药期刊文献数据库库名，进入中国中医药期刊文献数据库检索界面（图 4-40）。

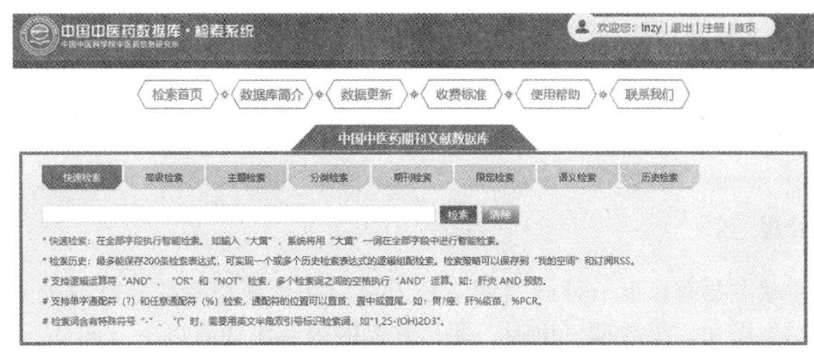

图 4-40　中国中医药期刊文献数据库检索界面

三、检索结果显示与下载

系统按题录和文摘两种形式显示检索结果，按入库、时间、作者、期刊相关度 5 种形式对检索结果排序。在选择框中选择所需文献，点击“输出结果”按钮，即可按所选择的输出类型、输出范围及保存格式保存已经选择的文献题录或文摘。点击“原文索取”，即可通过全文链接下载全文。

第六节　常用中药特种文献及检索

一、专利

专利文献是包含已经申请或被确认为发现、发明、实用新型和工业品外观设计的研究、设计、开发和试验成果的有关资料，以及保护发明人、专利所有人及工业品外观设计和实用新型注册证书持有人权利的有关资料的已出版或未出版的文件（或其摘要）的总称。

专利文献是专利制度的产物。专利制度是为推动科技进步和生产力发展，由政府审查和公布发明内容并运用法律和经济手段保护发明创造所有权的制度。专利文献是记录有关发明创造信息的文献。广义的概念包括专利申请书、专利说明书、专利公报、专利检索工具以及与专利有关的一切资料；狭义的概念仅指各国（地区）专利局出版的专利说明书或发明说明书。

由于专利可区分为发明专利、实用新型专利、外观设计专利、植物专利、再公告专利、防卫性公告、商标、技术诀窍等，专利文献也可相应地按内容作如上类型划分。广义的专利文献有专利申请书、专利说明书、专利公报、专利法律文件、专利检索工具等类型。

专利说明书是专利文献的主体，它是个人或企业为了获得某项发明的专利权，在申请专利时必须向专利局呈交的有关该发明的详细技术说明，一般由三部分组成：①著录项目，包括专利号、专利申请号、申请日期、公布日期、专利分类号、发明题目、专利摘要或专利权范围、法律上有关联的文件、专利申请人、专利发明人、专利权所有者等。专利说明书的著录项目较多并且整齐划一，每个著录事项前还须标有国际通用的数据识别代号［Internationally agreed Numbers for the Identification of (bibliographic) data，INID］。②发明说明书，是申请人对发明技术背景、发明内容以及发明实施方式的说明，通常还附有插图。旨在让同一技术领域的技术人员能依据说明重现该发明。③专利权项（简称权项，又称权利要求书），是专利申请人要求专利局对其发明给予法律保护的项目，当专利批准后，权项具有直接的法律作用。

专利公报是专利局定期（每周、每月或每季度）公布新收到或批准的专利的刊物，一般有发明内容摘要。专利法律文件包括专利法、专利局公布的公告及有关文件。专利检索工具包括专利公报、专利索引和文摘、专利分类法等。

（一）专利文献的手工检索

1. 中国专利公报

公报类专利文献主要有以下三种：《发明专利公报》《实用新型专利公报》《外观设计专利公报》。目前，三种公报均为周刊，每星期三出版一期。它们的内容主要有以下三部分。

（1）公布及授权公告部分

主要内容为发明专利申请公布和三种专利申请授权公告。发明专利申请公布、实用新型专利和外观设计专利授权公告以文摘的形式记载，文摘均按 IPC 号顺序编排。发明专利申请公布和实用新型专利授权公告包括 IPC 号、申请号、文献号（公开或公告号）、优先权数据、申请人及其地址、发明人、专利代理机构、发明名称、说明书摘要等；外观设计专利授权公告以图片描述及著录项组成。以发明专利申请公布为例：

申请号：200610093610　申请日：2006/06/21　公开日：2006/11/29

公开号：1869055　专利类别：发明　国别省市代码：66[中国|海南]

发明名称：一种从人参叶中提取分离人参皂苷单体的方法

国际分类号：C07J 9/00；　A61K 31/704；　A61K 36/258；A61K 127/00

发明人：李绪文；桂明玉；金永日　　申请人：海南亚洲制药有限公司

申请人地址：海南省海口市大同路 38 号国际商业大厦 1206 室，邮编：570000

摘要：本发明公开了从人参叶中提取分离人参皂苷 Rb_1、人参皂苷 Rb_2、人参皂苷 Rb_3、人参皂 F1 等制备方法，利用大孔吸附树脂……

（2）专利事务部分

记载了与专利申请的审查及专利法律状态有关的事项，如申请撤回、专利权的终止、专利权的继承或转让等。

（3）索引部分

发明专利公报包括申请公布索引和授权公告索引，实用新型专利及外观设计专利公报仅有授权公告索引。申请公布索引包括 IPC—公开号、申请号—公开号、专利权人-公开号及公开号-申请号对照表索引；授权公告索引包括 IPC-授权公告号、专利号-授权公告号、专利权人-授权公告号及授权公告号对照表索引，便于用户多途径快速检索到所需专利资料。

2. 中国专利索引

1999 年中国专利局将《中国专利索引》由原来的每年出版一套改成每季度出版一套，每套由《分类号索引》《申请人、专利权人索引》《申请号/专利号索引》组成。检索者可根据所掌握的资料选择不同的索引类别，获得国际专利分类号、发明名称、授权公告号、申请号、专利号、申请人（或专利权人）以及专利公报的卷、期等信息，从而可进一步追踪专利公报或专利说明书。

（1）分类号索引

将发明、实用新型专利和外观设计专利分别根据 IPC 号或国际外观设计分类顺序编排，在分类号相同的情况下，按申请号（或专利号）递增顺序排列。其内容依次为 IPC 号/外观设计分类号、公开号/授权公告号、申请号/专利号 ZL、申请人/专利权人、专利名称、刊登该专利信息的专利公报的卷和期。

（2）申请人、专利权人索引

以申请人或专利权人姓名或译名的汉语拼音字母顺序进行编排。为了方便查找，以阿拉伯数字或英文字母等非汉语字起首的，均集中安排在该部分内容的最前面；日文汉字及计算机用以外的汉字起首的，均放在该部分内容的最后面。索引分为发明专利申请公开、发明专利权授予、实用新型专利和外观设计专利授予四个部分。

（3）申请号/专利号索引

以申请号或专利号的顺序编排。

3. 世界专利索引（World Patent Index，WPI）

由英国德温特公司（Derwent Publication Ltd.）于 1974 年创刊，并以《WPI 索引周报》（*WPI Gazette*）《WPI 文摘周报》（*WPI Alerting Abstracts Bulletin*）及各类分册的形式出版，索引周报因以题录的形式报道，故也称为“题录周报”。

（二）专利文献的光盘检索

光盘检索需到特定的光盘收藏单位进行，很多是收费服务项目，且更新的速度也有一定的限制。目前，随着信息技术的发展，网络上有大量免费的专利信息网站，使得专利检索更为快捷、方便。

1. 中国专利文献 CD-ROM 光盘

国家知识产权局知识产权出版社是中国专利文献唯一法定出版单位，于 1992 年成功开发了第一批专利文献 CD-ROM 光盘，标志着我国专利文献的出版迈入电子化时代。其后陆续出版多种光盘，如今光盘已成为专利主要载体之一。

知识产权出版社的专利光盘系列使用统一的检索系统，该系统检索功能强大，用户可用关键字或不同组合形式快速检索；可用公开（告）日、公开（告）号、分类号、申请号、申请日、申请人、地址等申请著录项为检索入口进行查找，检索极为方便。

（1）《中国专利说明书全文》光盘

《中国专利说明书全文》光盘于 1994 年 1 月正式出版发行，收录了 1985 年 9 月以来的所有发明专利和实用新型专利说明书上的全部信息，包括摘要及其附图、权利要求书、说明书及其附图等，是中国最完整、最准确的专利图文信息库。

（2）《中国专利数据库文摘》光盘

《中国专利数据库文摘》光盘收录了 1985 年 9 月以来的所有专利信息近 370 万条，包含实用新型、发明专利、外观设计等。每条信息均包含著录项目，如发明人、发明日期、公开日、公告日、优先权、摘要、主权项等，共提供 20 多个检索入口，操作简单易懂，使用方便。

（3）《专利公报》光盘

《专利公报》光盘是知识产权出版社为了进一步满足广大用户的要求，完善专利文献系列出版的电子出版物。该光盘提供了每期专利公报的全部图文信息，并实现了外观设计专利图形的电子化。

（4）《外观设计》光盘

《外观设计》光盘记载了 1985 年以来的所有外观图形光盘，采用电子扫描方式，再现了其外观设计的线条图、灰度图和彩色图。本套光盘检索方便、快捷，是查询外观设计专利最好的工具。

（5）《中国医药及化工产品专利文献数据库》光盘

由国家药品监督管理局信息中心与国家知识产权局专利文献出版社共同研究开发，该光盘收载自 1985 年以来世界各国在中国申请的医药专利，其中包括化学合成原料药、中间体、抗生素、制剂、传统中药、天然药物、生物技术产品、饲料添加剂、保健品等。

（6）其他专利光盘

为了更好地为用户服务，提高专利利用率，知识产权出版社还出版了大量其他专利文献光盘，如《专利复审委员会决定》《中国失效专利》等。同时还提供为用户专门定制各种分类光盘或按申请号提取专利数据等服务。

2. 国外专利文献光盘数据库

国外专利数据库有美国专利检索光盘系统（Continuous Automated Patent Search，CAPS）（1969～）、欧洲 PCT 检索光盘 ESPACE/ACCESS（1978～）、欧洲法律状态光盘 ESPACE/Bulletin（1978～）、国际专利检索光盘 GLOBALPat（1971～）、英国专利文摘光盘 GB-A（1994～）等。

（三）专利文献的网络检索

网上专利检索，速度快、内容新，但如要将其作为证据使用，则需要有关部门出示相应的证明，或通过法律认可的部门检索后下载并予以证明才具有法律效力。

1. 中国专利文献的网络检索

（1）国家知识产权局网站（https://www.cnipa.gov.cn）

国家知识产权局专利检索系统收录了自 1985 年以来公开（告）的全部中国发明专利、实用新型专利、外观设计专利的中文著录项目、摘要及全文说明书图像。该数据库每周三更新，并提供 2002 年以来每周变化的最新法律状态信息。本系统最大的优点是简单明了，使用方便，自动安装其提供的浏览工具，可免费查看专利说明书全文，支持全文在线阅读和全文下载离线阅读。

点击页面上方的“服务”，选择“公共服务”，即可进入国家知识产权公共服务网。这里点击“专利检索及分析系统”，即可进行专利检索。检索需先注册账号，见图 4-41。

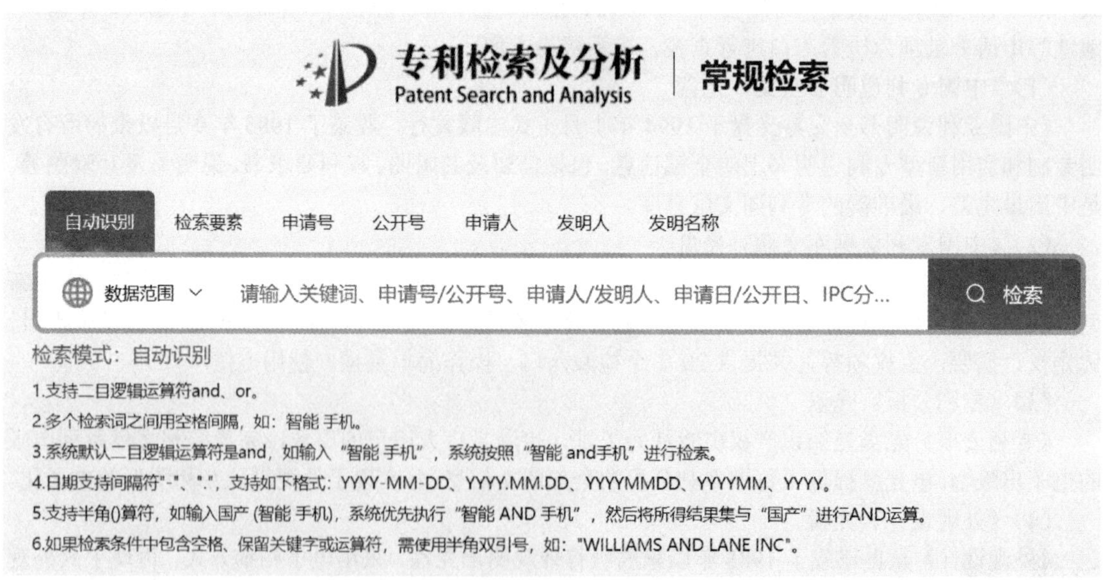

图 4-41　国家知识产权局-专利检索及分析系统

点击高级检索，可以进入高级检索界面。在高级检索界面设有申请号、名称、摘要、申请日、公开（公告）号、公开（公告）日、发明名称、IPC 分类号、申请（专利权）人、发明人、优先权号、优先权日、摘要、权利要求、说明书、关键词等 14 种检索入口。每种检索入口输入字符数量不限。

（2）中国专利信息中心专利检索系统（http://www.cnpat.com.cn）

中国专利信息中心专利检索系统由中华人民共和国国家知识产权局中国专利信息中心创建并维护。该检索系统提供了自 1985 年以来的专利摘要及专利说明书全文等内容，网上数据每周更新 1 次，面向公众提供免费专利检索服务，具有较高的权威性，是国内较好的专利数据库检索系统之一。

该网站为“专利之星检索系统”，提供智能检索、表格检索、专家检索等。申请账号后，可进行免费检索。

（3）中国专利信息网（http://www.patent.com.cn）

中国专利信息网集中了我国自 1985 年 4 月 1 日中国专利法实施以来的全部发明专利和实用新型专利。数据库为全文检索数据库，用户注册并登录成功后可使用各项检索功能，包括简单检索、逻辑组配检索和菜单检索。输入检索词、专利号、分类号等即可进行检索。正式用户和高级用户可以查阅并打印、下载说明书的全部内容，免费用户可以自由浏览专利题录信息和摘要。中国专利信息网除提供中国专利检索外，还附有世界各国家、地区及专利组织的免费专利的链接。

（4）中国知识产权网（http://www.cnipr.com）

中国知识产权网由国家知识产权局知识产权出版社于 1999 年 10 月正式向公众开放。收录了 1985 年至今在中国公开的所有专利信息（包括所有全文说明书），外观设计专利也首次实现网上公开，并按法定公开日实现信息每周更新。

（5）药物在线（http://www.drugfuture.com）

药物在线为药学综合性网站，网站内容包括专利全文下载，中国药典、日本药典、英国药典在线查询，FDA 药品数据库查询等。与其他专利网站不同，该网站可打包下载专利全文说明书/授权书，且无需注册为其会员或用户即可免费使用，操作简便、快捷。对于文件容量较大的专利而言，省去了翻页和分页下载的繁琐操作，节约大量时间，提高了工作效率。对药学工作者而言，该网站是不可多得的专业药学资源网站。在其网页上方有“中国专利全文下载”“美国专利全文下载”“欧洲专利全文下载”等选项。

2. 国外专利文献的网络检索

（1）欧洲专利数据库（http://worldwide.espacenet.com）

欧洲专利数据库由欧洲专利局提供，可用于检索包括英国、德国、法国、奥地利、比利时、意大利、芬兰、丹麦、西班牙、瑞典和瑞士等国的专利数据。收录了 1979 年以来在欧洲专利局申请的图形文本、全部图像信息和专利的法律状态等数据，以及 1980 年以来欧洲专利局批准的专利的图形文本和全部图像信息，数据库每周更新一次。该数据库检索界面简单、清晰，特别适合于非专业检索人员使用，可快速方便地了解所关注的课题在世界范围内的研究状况。

（2）美国专利商标局专利数据库（http://patft.uspto.gov）

美国专利商标局（United States Patent and Trademark Office，USPTO）数据库由美国专利商标局提供，收录了 1976 年 1 月 1 日至今的美国专利，数据每周更新一次。USPTO 网上专利检索数据库分为两部分：第一部分是 1790 年以来出版的所有授权的美国专利说明书扫描图形。其中，1976 年以后的说明书实现了全文检索。第二部分是 2001 年 3 月 15 日以来所有公开（未授权）的美国专利申请说明书扫描图形。本数据库检索方式灵活多样，且能进行免费的全文检索，但检索范围仅限于美国专利，且没有相关网页或相关信息的链接。

3. 其他专利检索网址

德国专利商标局：http://www.deutsches-patentamt.de
芬兰国家专利与注册委员会：http://www.prh.fi
瑞典专利注册局：http://www.prv.se/
瑞士联邦知识产权所：http://www.ige.ch
丹麦专利和商标局：http://www.dkpto.dk
法国专利局：http://www.inpi.fr
Derwent 专利检索网站：http://www.derwent.com

二、学位论文与会议文献检索

（一）学位论文

学位论文分为学士学位论文、硕士学位论文和博士学位论文。学位论文检索通常是指硕士和博士学位论文的检索。学位论文通常有如下特点。

1. 论文质量较高

在学位论文研究课题开题立项及撰写过程中须对其先进性、创新性、实用性及可行性等方面进行论证。论文是在导师的直接指导和审核下用 2～3 年时间完成，并必须通过院校或研究所的专家评审答辩后才能得以通过。

2. 具有一定的独创性

研究生导师从事或指导着较高水平的科研工作，因此在其指导下的学位论文专业性强，阐述问题比较系统详细，具有一定的独创性。

3. 参考文献多而全面

研究生在撰写论文时往往要查阅大量国内外文献资料，有助于对相关学科文献进行追踪检索。在某种意义上学位论文是很好的三次文献，所附参考文献更是不可忽视的。

4. 一般不公开出版

由于学位论文是向校方或科研机构提供的，通常是以打印本或抄本的形式保存在学位授予单位，不会像其他公开出版物那样广泛流传，只有少部分学位论文日后能在期刊或会议上发表或以专著的形式出版。随着网络的发展和普及，各数据库商纷纷推出网络版学位论文数据库，许多授予学位单位的院校和研究机构也在自己的网站上提供学位论文检索。

（二）会议文献

会议文献包括参会者会议前预先提交的论文文摘，在会议上宣读或散发的论文，会上讨论的问题、交流的经验和情况等经整理编辑加工而成的正式出版物等。会议文献具有学术性强、内容新颖和质量高等特点，许多重大发现往往在学术会议上首次公布于众，会议文献可以充分反映出一门学科、一个专业的研究水平和最新成果。因此，会议文献是了解世界各国科技发展水平和动向的重要信息源。

（三）学位论文与会议论文检索

1. 国家科技图书文献中心（NSTL，http://www.nstl.gov.cn）

NSTL 提供的二次文献数据库涉及期刊、学位论文、会议论文、科技报告、专利、标准、计量检定规程、科技成果、研究报告、计量基准、图书和工具书等文献类型。其中收录了 1984 年以来的中文博士、硕士学位论文 94 万余条，1980 年以来的中文学术会议论文 77 万余条，2001 年以来的外文博硕士学位论文 11 万余条，1985 年以来的外文学术会议论文 345 万余条。

2. 中国知识基础设施工程（CNKI）

（1）中国博士学位论文全文数据库和中国优秀硕士学位论文全文数据库

中国博士学位论文全文数据库和中国优秀硕士学位论文全文数据库是连续动态更新的中国博硕士学位论文全文数据库。截至 2021 年 2 月，两个数据库分别收录了全国 500 余家博士培养单位和 700 余家硕士培养单位的博士学位论文约 44.74 万余篇，硕士学位论文约 442.4 万余篇。涵盖基础科学、工程技术、农业、医学、哲学、人文、社会科学等多个领域。

（2）中国重要会议论文集全文数据库（China Proceedings of Conference Full-text Database，CPCD）

CPCD 重点收录 1999 年以来，中国科学技术协会、社会科学界联合会系统及省级以上的学会、协会，高校、科研机构，政府机关等举办的重要会议上发表的文献。其中，全国性会议文献超过总量的 80%，部分连续召开的重要会议论文可回溯至 1953 年。目前累积文献总量 350 万余篇。

3. 万方数据资源系统

（1）中国学位论文全文数据库

现有博硕士论文 490 万余篇，年递增 20 万篇。收录我国近 800 家学位授予单位的学位论文，涉及全国“211 工程”（指面向 21 世纪、重点建设 100 所左右的高等学校和一批重点学科的建设工程）重点高校、中国科学院、中国工程院、中国农业科学院、中国医学科学院、中国林业科学研究院等机构的重点精选博士硕士论文，内容涵盖理学、工学、农学、医学、经济学、管理学、教育学等学科领域。

（2）中国学术会议论文文摘数据库

收录了由国际及国家级学会、协会、研究会组织召开的各种学术会议论文，每年涉及上千个重要的学术会议，范围涵盖自然科学、工程技术、农林、医学等多个领域。

三、标准文献检索

（一）概述

1. 标准

标准是由一定的权威组织（国际组织、区域组织、国家组织、专业组织等）对科学、技术和经济领域内具有重复应用性的事物所作出的统一规定。它以科研成果和实践经验为基础，在有关各方（如产品研发单位、生产单位、使用单位、管理机构等）充分协商的基础上，按规定的格式编写，按规定的办法报批，由主管机构批准，以特定形式颁布，作为共同遵守的准则和依据。

制订、修订和贯彻标准的全部活动过程称为标准化。标准化是组织现代化生产和实行科学管理的基础，它有利于引进和推广新技术、开发新产品、提高产品质量、节约人力物力、消除贸易障碍以及保证安全生产。因此标准文献是一类独特的重要科技文献。标准化对中医药学的发展更有着重要的意义。

2. 标准文献

标准文献是对技术标准、管理标准及其他具有标准性质的类似文件所组成的文献体系的总称。标准文献除包括各种技术标准以外，还包括标准化会议文献和专著，以及报道技术标准和标准化工作的期刊和标准目录。为便于存储、管理和检索利用标准文献，各类各级标准都规定固定的代号（标准代号或标准号），使用一定的编号方法。

标准文献的特点如下：①制订和审批有一定程序，一般都是公开颁布；②针对性强，适用范围明确专一；③编排格式统一，措辞严谨，内容详尽可靠；④对相关方面有一定的约束力，具有法律作用；⑤每件标准都有一个固定不变的标准号，便于检索利用。

通过检索标准文献可了解经济技术政策、生产水平、资源状况和国标水平。国内外先进的标准可供推广研究，是改进新产品、提高新工艺和技术水平的依据。可以简化设计、缩短时间、节省人力，减少不必要的试验和计算，能够保证质量，提高生产效率。在科研、工程设计、工业生产、企业管理、技术转让、商品流通中，采用标准化的概念、术语、符号、公式和量值等有助于克服技术交流的障碍。标准文献是鉴定工程质量、校验产品、控制指标和统一试验方法的技术依据，有利于企业或生产机构经营管理活动的统一化、制度化、科学化和文明化。

（二）标准文献检索

在标准文献的检索过程中，手工检索工具曾发挥了重要作用。由于标准文献数量相对较少，仍可选择手检方式，检索对象为各种标准目录，如《国家标准目录》《国家标准代替、废止目录》《国际标准目录》和《美国标准目录》等。欲查我国国家标准，可利用标准编号查找《中国国家标准汇编》或《中国强制性国家标准汇编》等标准汇编，阅读标准全文。

目前利用互联网检索标准文献成为主要手段。

1. 中国标准服务网（http://www.cssn.net.cn）

中国标准服务网（China Standard Service Network，CSSN）创建于 1998 年，是中国标准化研究院主办的国家级标准信息服务网站。中国标准服务网由中国标准化研究院标准信息研究所负责运营。2021 年 10 月，改版后的中国标准服务网以更丰富的内容和全新的面貌为广大用户服务。在该网站首页注册成为中国标准服务网会员，可获得最大使用权。

2. 中外标准数据库（https://c.wanfangdata.com.cn/standard）

该库为万方数据知识服务平台的子库，收录了中国国家标准、中国行业标准、国际标准化组织标准、国际电工委员会标准、欧洲标准、英国标准学会标准、法国标准协会标准、德国标准化学会标准、日本工业标准调查会标准、美国国家标准学会标准、美国材料试验协会标准、美国电气及电子工程师学会标准和美国保险商实验室标准等国内外多种标准。

3. 主要中药标准介绍

《中华人民共和国药典》

《中成药临床应用指导原则》（2010 年）

《中国药品检验标准操作规范》（2010 年版）

《药品检验仪器操作规程》（2010 年版）

思维导图

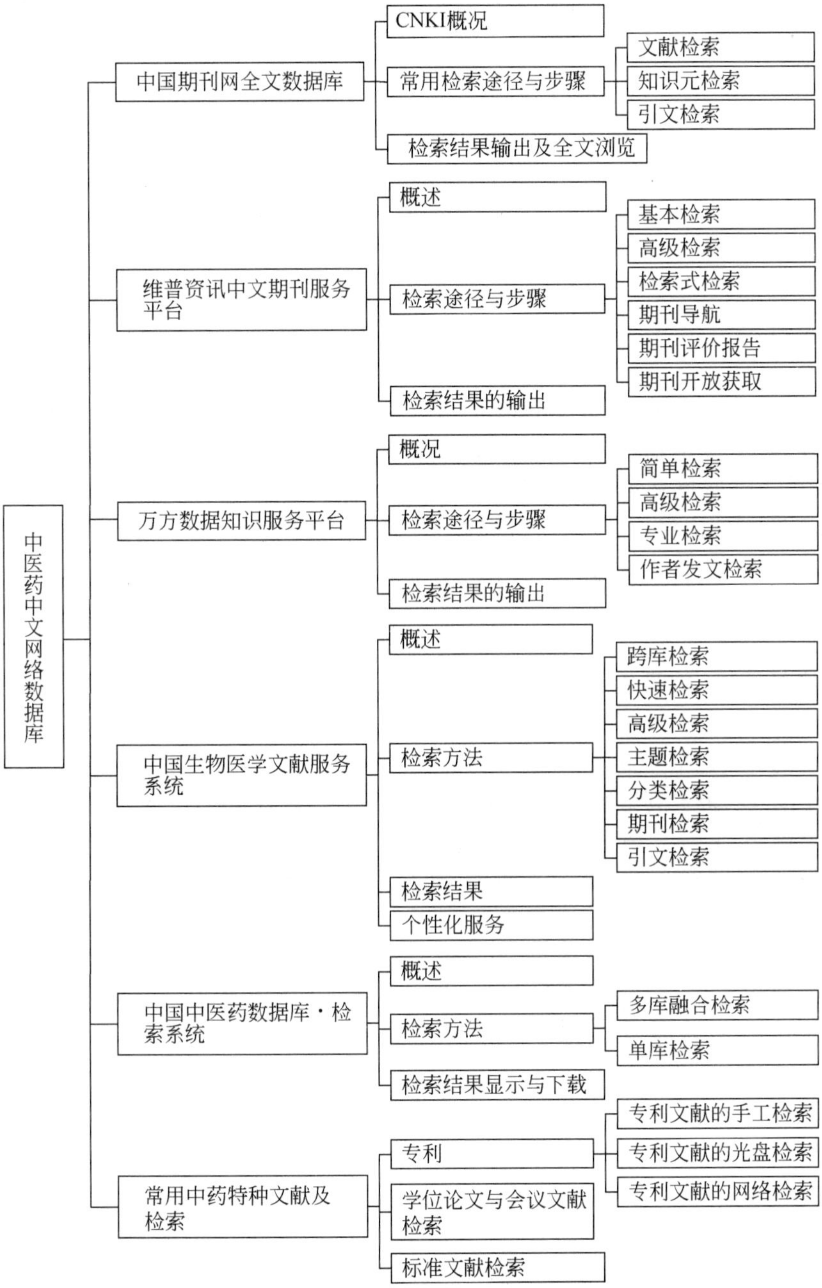

- 中医药中文网络数据库
  - 中国期刊网全文数据库
    - CNKI概况
    - 常用检索途径与步骤
      - 文献检索
      - 知识元检索
      - 引文检索
    - 检索结果输出及全文浏览
  - 维普资讯中文期刊服务平台
    - 概述
    - 检索途径与步骤
      - 基本检索
      - 高级检索
      - 检索式检索
      - 期刊导航
      - 期刊评价报告
      - 期刊开放获取
    - 检索结果的输出
  - 万方数据知识服务平台
    - 概况
    - 检索途径与步骤
      - 简单检索
      - 高级检索
      - 专业检索
      - 作者发文检索
    - 检索结果的输出
  - 中国生物医学文献服务系统
    - 概述
    - 检索方法
      - 跨库检索
      - 快速检索
      - 高级检索
      - 主题检索
      - 分类检索
      - 期刊检索
      - 引文检索
    - 检索结果
    - 个性化服务
  - 中国中医药数据库·检索系统
    - 概述
    - 检索方法
      - 多库融合检索
      - 单库检索
    - 检索结果显示与下载
  - 常用中药特种文献及检索
    - 专利
      - 专利文献的手工检索
      - 专利文献的光盘检索
      - 专利文献的网络检索
    - 学位论文与会议文献检索
    - 标准文献检索

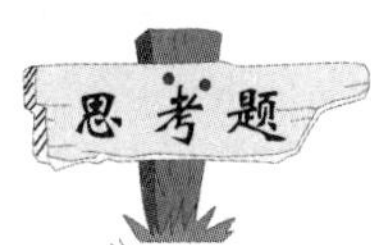

结合课本知识及各平台应用情况，说明 CNKI、维普期刊和万方数据知识服务平台各有何特点。

第五章　外文中药文献检索

第一节　美国《化学文摘》

一、概述

美国《化学文摘》(Chemical Abstracts，CA)创刊于1907年，由美国化学文摘社(CAS)编辑出版。经过100多年的发展，美国《化学文摘》不仅是世界最大的化学文摘库，也是目前世界上应用最广泛、最为重要的化学化工及其相关学科的检索工具，被誉为“打开世界化学化工文献之门的钥匙”。CA 报道的内容几乎涉及了化学家感兴趣的所有领域，是中药学专业应用最为广泛的国外文摘期刊之一。

(一) CA 的特点

1. 收载信息量大，收录范围广　CA 收录范围呈逐年递增趋势，到目前为止，CA 收录的文献量占全世界化学化工总文献量的98%，其中70%的文献来自美国以外的国家和地区。CA 收录期刊多达万余种，另外还包括160个国家和地区、56种文字出版的1800多种出版物，29个国家和2个国际专利组织(欧洲专利组织、世界知识产权组织)的各类文献。CA 收录的文献以化学化工为主，并收录生物学、医学、药学、卫生学等密切相关文献。中药化学、中药药理、中药药剂、中药资源、中药分析、中药炮制等内容均有收录。近年来对针灸、针麻和经络等中医药文献也做了相应报道。

2. 索引完备，检索途径多　CA 的索引经过不断地增设和改进，从最初仅有的作者索引、主题索引2种，发展分化为14种。除期、卷索引外，还有5年累积索引。完善的索引体系提供了多种检索途径，有利于回溯检索，极大提高了检索效率。

3. 报道迅速，版本多样　自1975年第83卷起，CA 编辑出版工作全面实现计算机化，报道时差从11个月缩短到3个月，美国的期刊及多数英文书刊在 CA 当月就能报道。CA 的联机数据库可为读者提供机检手段进行检索，极大提高了检索效率。为求实效更快，周刊之前还先发行《化学题录》(Chemical Titles)及磁带(CA Search)。1996年，新出版了 CA 光盘版本，检索效率大幅提高。现今网络版 SciFinder 可以查询到当天的最新信息。

4. 文摘品质高　CA 的文摘分为报道性文摘和指标性文摘2种，以一定的格式著录文献的外部特征和内容摘要。CA 摘录的内容准确，忠实于原文。内容为原始文献的缩影，不作评价。文摘员和编辑一般为该专业领域的专家，因此保证了文摘的质量。

(二) CA 的出版

CA 的出版形式有印刷型、缩微胶片、机读磁带、光盘和网络联机。印刷版的 CA 得到最新信息要延迟几个月，光盘版的 CA 检索延迟一个多月，而网络版化学文摘 SciFinder Scholar 检索仅滞后一天。网络版 CA 已成为主要出版形式。

二、印刷版 CA

（一）印刷版 CA 的出版情况

CA 自创刊至 1961 年，均为半月刊，每年 24 期为一卷。1962 年第 56 卷起，改为双周刊，每半年 13 期为一卷，每年出二卷。1967 年第 66 卷起改为周刊。CA 初期不分类，自 1911 年第 5 卷开始分类，此后所设类目几经变化，由最初的 30 个类目演变为目前的五大部分，80 个类目，并将其分在单双周交替出版。从 1967 年第 66 卷开始，无论单、双期均刊载 80 个类目的全部内容。截至目前，CA 印刷版和光盘版已分别于 2010 年和 2011 年停止出版，国内高校和科研机构普遍使用 SciFinder Scholar 网络版。

历年 CA 类目变化情况见表 5-1。

表 5-1 CA 历年刊期类目变化表

年份/年	卷序号	卷/年	期/卷	刊期	类目
1907～1910	1～4	1	24	半月刊	不分小类
1911～1944	5～38	1	24	半月刊	分为 30 小类
1945～1960	39～54	1	24	半月刊	分为 31 小类
1961	55	1	26	双周刊	分为 31 小类
1962	56～57	2	13	双周刊	分为 73 小类
1963～1966	58～65	2	13	双周刊	分为 74 类
1967～1981	66～95	2	26	周刊	分 5 大部分　旧 80 类
1982 至今	96～	2	26	周刊	分 5 大部分　新 80 类

CA 的 80 个类目中与中药专业有关的类目如下。①类号 1：药理学（pharmacology）；②类号 6：普通生物化学（general biochemistry）；③类号 11：植物生物化学（plant biochemistry）；④类号 30：萜与萜烯类（terpenes and terpenoids）；⑤类号 31：生物碱（alkaloids）；⑥类号 32：甾族化合物（steroids）；⑦类号 34：氨基酸、多肽和蛋白质（amino acids，peptides and proteins）；⑧类号 63：药物（pharmaceuticals）；⑨类号 64：药物分析（pharmaceuticals analysis）；⑩类号 79：无机分析化学（inorganic analytical chemistry）；⑪类号 80：有机分析化学（organic analytical chemistry）。

（二）印刷版 CA 的结构

印刷版 CA 分为文摘和索引两部分，索引部分又根据出版周期分为期索引（journal index）、卷索引（volume index）、累积索引（cumulative index）和辅助性索引（secondary index）等。其中，期索引随着每期 CA 的文摘共同出版外，其他索引均单独出版。

1. 文摘部分

（1）文摘的类型：CA 创刊时期，只收录期刊论文和专利两种文献类型。在 1967 年 66 卷的文摘本导言中开始介绍了收录文献的著录格式，有期刊论文（journa1 article）、专利（patent）和新书（new book）3 种。随着科技文献类型的发展，CA 收录文献类型也有所变化，1973 年从第 78 卷起增加了会议文献（proceedings an edited collection）；1975 年从第 83 卷起增加了技术报告（technical report)；1976 年从第 85 卷起增加了存档文献（deposited document)；1977 年从第 86 卷起增加了学位论文（dissertation)。至此，CA 共收录有 7 种类型的文献。1987 年 106 卷起删除了存档文献；1978 年从第 8 卷起将新书改为新书和视听资料（new book and audio visual material)，增加了新的载体形式，即胶片和磁带；1988 年从第 109 卷起，期刊论文更名为连续文献（serial document)；1989 年从第 110 卷起又更名为连续出版物（serial publications)；1995 年从第 123 卷起开始收录电子文献（electronic document)；又在 2000 年从第 133 卷起改称为电子预印本（electronic preprint)；到 2007 年 CA 收录的文献类型包括连续出版物、专利、新书和视听资料、会议文献、技术报告、学位论文、电子预印本 7 种。

（2）文摘的编排顺序：CA 一直按专业内容归类编排文献，即将每条文摘按其内容编排在相应的类目之中，现每期按五大部分 80 小类顺序排列。在每一个类目中，又按不同的文献类型划分为以下 4 个区域。

1）第一类：综述文献、期刊论文、技术报告、会议论文、档案资料、学位论文，其中综述文献列在最前面，并注明参考文献篇数。

2）第二类：新书及视听资料，只有题录，无文摘（有时没有报道)。

3）第三类：专利文献（收录 27 个国家和 2 个专利组织的专利)。

4）第四类：与本类目有关的参见目录。

（3）文摘的著录格式：CA 在近百年的出版历程中，编排格式曾几度变化：自 1967 年 66 卷开始改用文摘号，即 CA 给每条文摘编一个号（文摘号)，每页一个页码，取消每页中间的段号，并在文摘号后增加计算机核对字母。需要注意的是，1967 年 66 卷以前的文摘没有文摘号，所以在抄录文摘号时需注意卷号、页数及部位号（阿拉伯数字或英文小写字母）等。1967 年 66 卷以后的文摘，只要有卷号、文摘号和计算机核对字母就可以了。文摘号每卷从 1 开始编排。每期文摘第一页的右上角都设有文摘的起始号，单页码在右上角给出该页文摘的终止号。

在 CA 中，每条文摘都按一定的格式进行著录，一般由以下几部分组成：文摘号，论文标题，著者姓名，著者单位或通讯地址，文献来源，语种和文摘正文。文献类型不同，则著录的内容也略有区别，其中各类文摘标题的著录格式具有明显的规律性。熟悉文摘标题的著录格式，有助于对文摘的取舍和原文的查找。

图 5-1 列出了一个 CA 文摘部分的著录格式通式。

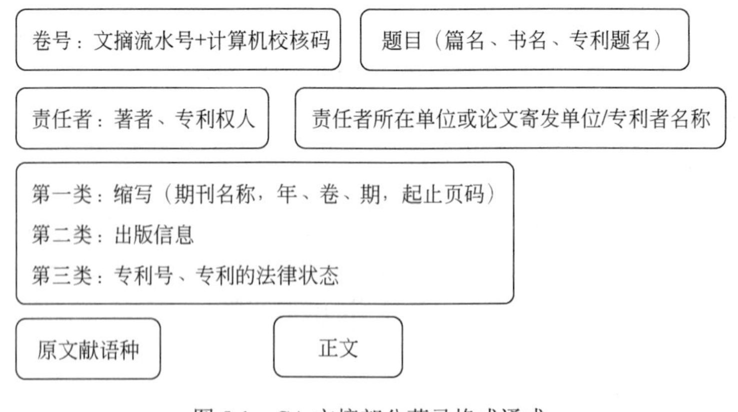

图 5-1　CA 文摘部分著录格式通式

（4）缩略语的使用：文摘的内容都是简洁的短文，突出反映实验发现和研究结论，对原始文献中的理论部分和具体操作不作摘录。CA 摘要内容均为原文缩略，不另作评价。文摘的详略程度，视原始文献的情况而定。一般情况，对于有价值的重要原始文献，文摘较详细，普通的原始文献则较简略，文摘内容基本可以满足读者的需求。为了节省篇幅，文摘中使用了大量的缩略语，阅读文献时，可从每卷第 1 期的缩写词表中查找缩写词的全称。CA 使用的与中医药有关的缩略语见表 5-2。

表 5-2　CA 使用的缩略语

缩略语	英文	中文
abs.	absolute	绝对的
abstr.	abstract	文摘，摘要
Ac	acetyl（CH_3CO，not CH_3COO）	乙酰基［CH_3CO^-］
addn.	addition	加成，附加
alc.	alcohol，alcoholic	乙醇，醇的
Aliph.	aliphatic	脂肪族的
alk.	alkaline（not alkali）	碱的（不是碱）
alky.	alkalinity	碱度，碱性
Amu	atomic mass unit	原子质量单位
Anal	analysis，analytical（ly）	分析，分析的
anhyd.	anhydrous	无水的
AO	atomic orbital	原子轨道函数
app.	apparatus	设备，装置，仪器
approx.	approximate（ly）	近似的，近似地
approxn.	approximation	近似，接近，近似值
aq.	aqueous	含水的，水制的
Arom.	aromatic	芳香族的
Assoc.	associate	联合，缔合
assocd.	associated	缔合
assocg.	associating	缔合
asscon.	association	缔合（作用），协会
Asym.	asymmetric（al）（ly）	不对称的
at.	atomic（not atom）	原子的
Atm	atmosphere（the unite）	大气压（单位）
atm.	atmesphere，atmospheric	大气压的，气压（的）
av.	average	平均
b.	boils at（followed by a figure denoting temperature），boiling at（similarly b13，at 13mmHg pressure）	沸腾在……（后面数字表示温度），沸腾在……（b_{13} 表示在 13mm 压力下沸腾）
b.p.	boiling point	沸点
Bz	benzoyl（C_6H_5CO，not $C_6H_5CH_2$）	苯酰基，苯甲酰基
℃	degree，Celsius（centigrade）	摄氏度
cf.	compare	比较
chem.	chemical（ly），chemistry	化学，化学的
CoA	coenzyme A	辅酶 A
compd.	compound	化合物
compn.	composition	成分，组成
conc.	concentrate	浓缩，蒸浓
concd.	concentrated	浓缩的

续表

缩略语	英文	中文
concg.	concentrating	浓缩
concn.	concentration	浓缩
CP	chemically pure	化学纯
cryst.	crystalline（not crystallize）	结晶的，晶状的
crystd.	crystallized	结晶的
crystg.	crystallizing	结晶
crystn.	crystallization	结晶（作用）
d	density（d^{13}，density at 13° referred to water at 4°，d_{20}^{20}，at 20° referred to water at the same temperature	密度（d^{13}表示在13℃时与4℃水相比时密度，d_{20}^{20}表示在20℃时与同温度水相比时密度）
decomp.	decompose	分解
decompd.	decomposed	分解的
decompg.	decomposing	分解
decompn.	decomposition	分解（作用）
deriv.	derivative	衍生物，导（函）数
det.	determine	测定
detd.	determined	测定的，决定的
detg.	determining	测定，决定
detn.	determination	测定，决定
dil.	dilute	稀释
dild.	diluted	稀释的
dilg.	diluting	稀释
diln.	dilution	稀释
dissoc.	dissociate	离解
dissocd.	dissociated	离解的
dissocg.	dissociating	离解
dissocn.	dissociation	离解
distd.	distilled	蒸馏的
distg.	distilling	蒸馏
distn.	distillation	蒸馏
DMF	dimethylformamide	二甲基甲酰胺
e.g.	for example	举例
En	ethylenediamine（used in Wernen complexes only）	乙二胺
equil.	equilibrium（s）	平衡
Et	ethyl	乙基
et al.	et alia	以及、其他、等等
evap.	evaporate	蒸发
evapd.	evaporated	蒸发的
evapg.	evaporating	蒸发
evapn.	evaporation	蒸发
examd.	examined	检验（过）的
examg.	examining	检验
examn.	examination	检验（法）

续表

缩略语	英文	中文
expt.	experiment	实验，试验
exptl.	experimental（ly）	实验的，试验的
Ext.	extract	萃取，提取
extd.	extracted	萃取（过）的，提取（过）的
extg.	extracting	萃取，提取
extn.	extraction	萃取，提取
inorg.	inorganic	无机的
（l）	liquid，only as in NH_3（l）	液态［仅用于 NH_3（液）］
lab.	laboratory	实验室
LCAO	linear combination of atomic orbitals	原子轨道函数的线性结合
Liq	liquid	液体
max.	maximum（s）	最大，最高值
Me	methyl（not metal）	甲基（不是金属）
min.	minimum（s）	最小，最小值
mixt.	mixture	混合物
mO	molecular orbital	分子轨道函数
mol	mole（the unit）	摩尔
mol.	molecule，molecular	分子，分子的
m.p.	melting point	熔点
N	refractive index（N_D^{20} for 20°and sodium D light）	折射率［N_D^{20} 表示在20℃和钠光下测得数据］
org.	organic	有机的
oxidn.	oxidation	氧化（作用）
Ph	phenyl	苯基
phys.	physical（ly）	物理的
polymd.	polymerized	聚合的
Polymg.	polymerizing	聚合
polymn.	polymerization	聚合作用
powd.	powdered	粉末的
ppt.	precipitate	沉淀，沉淀物
pptd.	precipitated	沉淀的
pptg.	precipitating	沉淀
pptn.	precipitation	沉淀（作用）
Pr.	propyl（normal）	丙基
prep.	prepare	制备，准备
prepd.	prepared	制备的，准备的
prepg.	preparing	制备，准备
Prepn.	preparation	制备（法）
purifn.	purification	净化（作用），提纯（作用）
Py	pyridine（used in Werner complexes only）	吡啶（仅用于络合物）
qual.	qualitative（ly）	定性的
quant.	quantitative（ly）	定量的

续表

缩略语	英文	中文
resoln.	resolution	溶解，分解，离析，解析
resp.	respective（ly）	各自的，各个的
（s）	solid，only as in AgCl（s）	固态［如用于 AgCl（固）］
sapon.	saponification	皂化作用
sapond.	saponified	皂化（了）的
sapong	saponifying	皂化
sat.	saturate	饱和
satd.	saturated	饱和（了）的
satg.	saturating	饱和
satn.	saturation	饱和（度）
sep.	separate（ly）	分离，分开
sepd.	separated	分离的
sepg.	separating	分离的
sepn.	separation	分离
sol.	soluble	溶解
soln.	solution	溶解作用，溶液
soly.	solubility	溶解度
std.	standard	标准
sym.	symmetric（al）（ly）	对称的，平衡的
tech.	technical（ly）	技术的，工艺的
Temp.	temperature	温度
THF	tetrahydrofuran	四氢呋喃
titrn.	titration	滴定（法）
UV	ultraviolet	紫外
V	volt	伏特
vs.	versus	对；与……相比；为……的函数
vol.	volume（not volatile）	容积

2. 索引部分

（1）概述：在 CA 的发展历史中，最为成功和突出的方面是建立了一个与时俱进并趋于完善的索引体系。CA 的索引为检索 CA 提供了方便，各种索引约占 CA 总篇幅的 1/2。它们各有特点又相互关联，相互补充，形成一个有机整体。可根据不同课题要求，不同已知信息，从不同的入口检索，查找到所需的文献。CA 可按出版周期或索引本身的特点和功用进行分类。

1）按出版周期分类

A. 期索引：是用来检索本期文摘内容而设置的索引，43 卷之前无期索引，现每期 CA 都附有 3 种索引：关键词索引、专利索引和作者索引。其最大特点是可以检索特定研究课题的最新进展和动态。

B. 卷索引：是检索该卷全部文摘的工具，目前 CA 每半年出版一卷，共 26 期。全卷各期文摘本出完后出版卷索引。卷索引现有 5 种：普通主题索引（general subject index，GS），化学物质索引（chemical substance index，CS），分子式索引（formula index，FI），著者索引（author index，AI），专利索引（patent index，PI）。

C. 累积索引：是各种卷索引的 10 年（1907～1956 年）或 5 年（1957～）的累积汇编，它的最大特点是在短时间内检索 10 年或 5 年的文献。其编排方式及种类与卷索引一致。

2）按功能分类

A. 主题性索引：包括关键词索引、普通主题索引、化学物质索引。它们可从文献的内部特征查找所需文献，可直接查到文摘号，进而得到文摘。

B. 辅助性索引：包括分子式索引、登记号索引、环系索引。它们一般不给出文摘号，查不到所需的文摘，只是帮助读者查出化学物质的正确 CA 用标准名称，通过查阅“化学物质索引”，查找相应文摘。

C. 目录式索引：包括著者索引和专利索引（专利号和专利对照索引）。它们从文献的外部特征来查找所需的文献，这类索引虽然都能查出文摘号，但前提是要已知著者的姓名或专利号码。

D. 指导性索引：包括索引指南和资料来源索引，它们的主要功能是帮助读者正确使用 CA 的各种索引和查找资料的全称。图 5-2 表示了 CA 各索引间的关系。

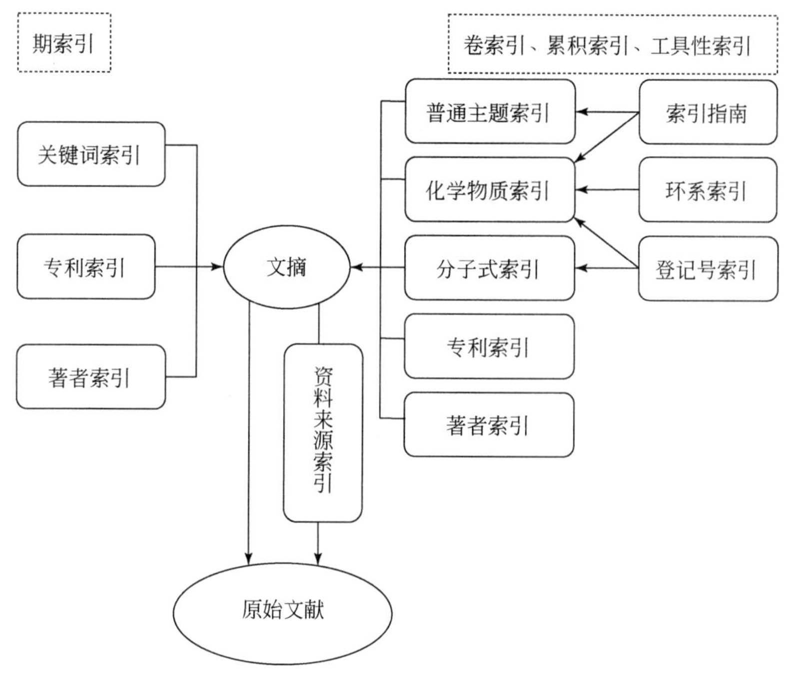

图 5-2　CA 各种索引相互关系

（2）多种索引介绍

1）关键词索引（keyword index，KWI）：始于 1963 年 58 卷，是以关键词为检索标识检索文摘的索引。本索引附于每期文摘后面，是期索引中使用最广泛的一种索引，没有卷索引和累积索引。

关键词索引按关键词字母顺序排列（A～Z），由“关键词（检索词）+说明语（限定词）+文摘号”组成。关键词是未经规范的自然语言，一般从文献的题名、摘要或原文中选出 2～5 个能揭示文献内容特征的具有实质性意义的词，作为关键词，它们彼此之间在语法上没有严格的关系。每个关键词都按其字母顺序分别轮换排在前面，作为检索词，其他关键词列在其后，作为限定词。关键词以英文字母顺序排列，置于左上方，作为检索词，说明语一律缩后两个字母，并全部用小写排在关键词下，在说明语的末尾标有该期的文摘号。

关键词索引的检索步骤见图 5-3。

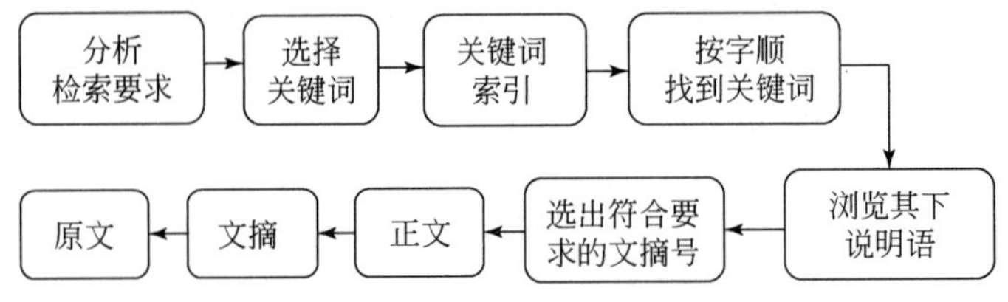

图 5-3 关键词索引检索步骤

2）著者索引（author index，AI）：是以著者姓名（包括个人著者、团体著者、专利发明者、专利权人）为检索标识的索引。著者索引分为期索引、卷索引和累积索引 3 种。每条索引只采用个人作者的姓和名的首字母，团体作者的全称。著者索引按字顺混合编排，个人著者的姓名一般倒装排列，即姓在前，名在后（姓以全称排在前，名以缩写排在后）的方式编排。对非拉丁语系国家的著者一律用音译法将其译成拉丁字母。团体著作中，以个人姓名命名的团体名称，也采用倒装排列。中国著者姓名的汉字，采用汉语拼音列入索引。日本著者姓名的汉字或假名，采用黑本（Hepburn）译法译成罗马字母列入索引（表 5-3）。俄文著者姓名的俄文字母按卷著者索引前的俄英音译对照表转译成相应的英文字母列入索引（表 5-4）。

表 5-3 黑本式日语罗马拼音对照表

a	i	u	e	o	ha	hi	fu	he	bo
ka	ki	ku	ke	ko	ma	mi	mu	me	mo
sa	shi	su	se	so	ya	i	yu	e	yo
ta	chi	tsu	tse	to	ra	ri	ru	re	ro
na	ni	nu	ne	no	wa	i	u	e	o

表 5-4 俄文-英文音译对应字母表

俄文	英文	俄文	英文
Aa	a	Pp	r
Бб	b	Cc	s
Вв	v	Тт	t
Гг	g	Уу	u
Дд	d	Фф	f
Ee	e	Xx	kh
Ёё	e	Цц	ts
Жж	zh	Чч	ch
Зз	z	Шш	sh
Ии	i	Щщ	shch
Йй	i	Ъъ	在字尾不表示
Кк	k	Ыы	y
Лл	l	Ьь	在字尾不表示
Мм	m	Ээ	e
Нн	n	Юю	yu
Oo	o	Яя	ya
Пп	p		

利用著者索引，可以很快了解并跟踪某一特定作者的研究成果和某领域的最新进展。对团体作者进行检索，可查找该团体所拥有的专利情况。著者索引的检索步骤见图 5-4。

3）专利号索引（numerical patent index）、专利对照索引（patent concordance）和专利索引（patent index，PI）：都是以专利号为检索标识检索专利文摘的索引。这三种索引的期索引、卷索引和累积索引的著录格式是完全一致的。

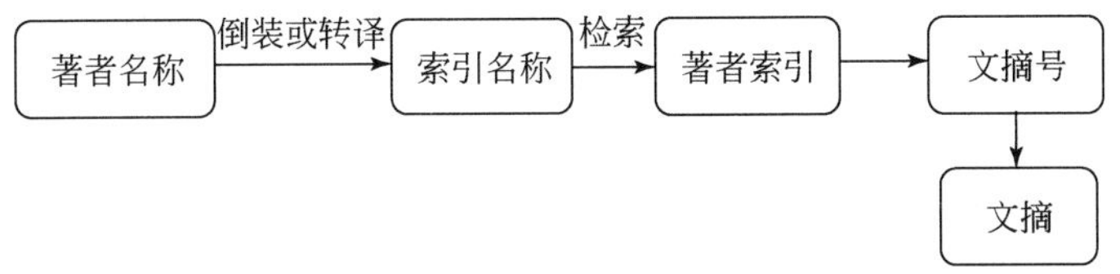

图 5-4　著者索引检索步骤

CA 中有相当数量的专利文摘，都是依据专利说明书写成的。同族专利（patent family）是指同一发明思想，用不同语种向多国多次申请公开或批准，内容相同或有所修改的一族专利。其中最先得到批准的专利称为基本专利（basic patent），也称为“原始专利”或“族首专利”。相同专利（equivalent patent）是指与基本专利内容基本相同，在不同国家和地区内提出申请而得到批准的专利。相关专利（related patent）是指与基本专利内容不完全相同，但有关联的专利，在专利种类代码之后用 Related 表示。

A. 专利号索引：是通过专利号来查找该专利在 CA 中摘要的文摘号的工具。专利号索引按国别次序排列，在每个国家的项下，按专利号的号码次序排列，若一个国家有几种类型的专利，则分别列出。专利号是按号码顺序排列的，当前面数字都相同时，在索引中仅仅给出最后的三位数字，若有四位数字不同，则全部给出。索引按专利国家名称的字顺排列，分为左右两栏，左栏为专利国家名称和专利号，右栏为专利文摘的文摘号。

对于大多数国家，是将专利号连续编号，但日本、荷兰、南非的专利说明书是每年从 1 开始重新编号，因此对于这些国家，年份就构成了专利号的一部分。对于这些国家的专利，在 CA 中出现的专利号总共是七位或八位数字，头二位数字代表年份，它与后面的数字有一定间隔，后面的连续部分为专利号。

专利号索引的著录格式为：

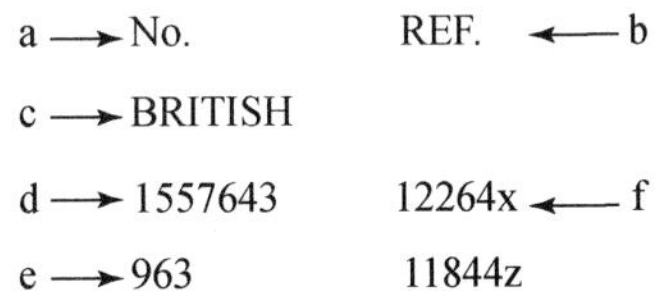

说明：a. 专利号栏；b. 文摘号栏；c. 专利国家名称，按字顺排列；d. 专利号，从小到大排列，但不连续；e. 专利号部分省略情况，相邻专利号省略的高位部分；f. 文摘号。

专利号索引的检索步骤见图 5-5。

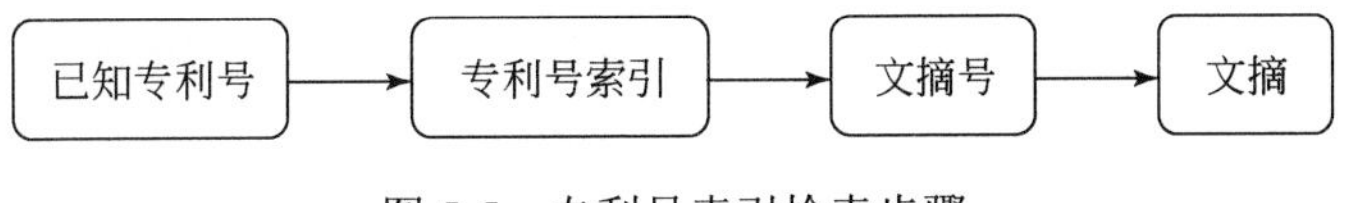

图 5-5　专利号索引检索步骤

B. 专利对照索引：是提供相同专利中基本专利与非基本专利相对应的专利号及文摘号的索引。索引是依据专利国家名称的字顺排列，分为左、中、右三栏，左栏为专利国家名称和专利号，中栏为对照的国家名称和专利号，右栏为基本专利号的文摘号。

专利对照索引的著录格式为：

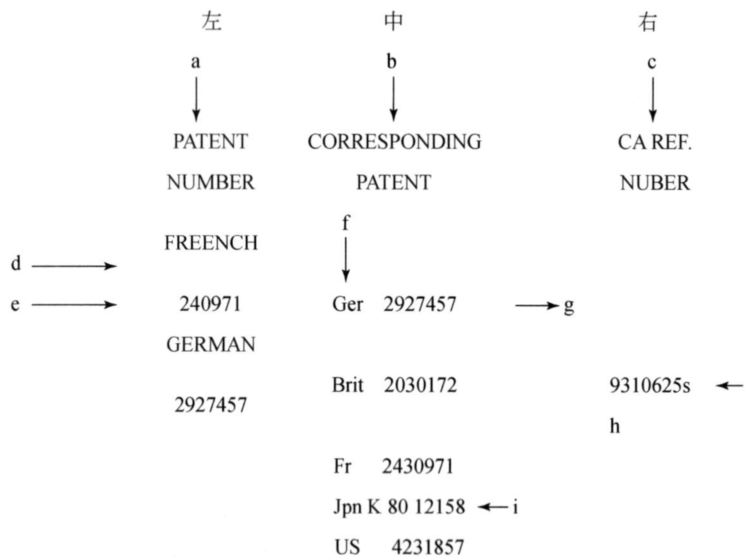

说明：a. 专利号栏；b. 对照专利号栏；c. 文摘号栏；d. 专利国家名称；e. 专利号；f.对照专利国家名称；g. 对照专利号；h. 文摘号，是原始专利的标志；i. 这种专利号不累积计号，每年从1开始计号，冠以年代号。除日本特许外，荷兰、巴西、南非、中国和国家专利合作条约组织也采用这种专利号。

索引中常有一些表示专利种类的代号，如B.美国专利与商标局的申请专利；B.美国申请专利；CAM.法国医药增补专利；K.日本公开特许；M.法国医药专利；R.美国再公告专利；T.美国防卫性公告。

在阅读专利说明书时，专利对照索引可以帮助读者寻找熟悉的语种的专利说明书的专利号。专利对照索引的检索步骤见图5-6。

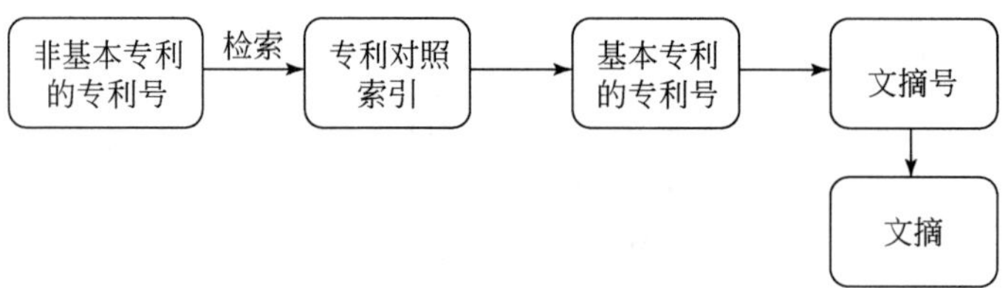

图5-6　专利对照索引的检索步骤

C. 专利索引：从1981年94卷起，CAS把专利号索引和专利对照索引合并为专利索引，它不仅具有前两者的功能，还列出相关专利和同族专利。

专利索引的编排是按专利国别代码字顺排列。同一国家项下，按专利号的大小顺序排列，如该专利为原始专利，其后给出CA文摘号；如该专利还有同族专利（包括相同专利或相关专利），也在其下一并列出；如不是原始专利用“See”引见原始专利。

专利索引有以下3种形式：新做摘要的某一发明的专利文献；一项发明有一个以上的专利文献时，引见到第一次被摘要的专利文献；在该发明第一次被摘要时，列出全部同该发明相关的专利文献。通过专利索引的检索，可以查得相对应文摘的文摘号，还可以得到同族专利的有关情况，这可以调节语种和馆藏，扩大专利说明书的索取范围和选择面。

专利索引著录格式：

a **US (United States of America)**

b 3966503 A, 85:147275 g

c BE 837490 A_1

CS 226160 P

4022596 A, 87:102617 g

d CA 104632 A_1,90: 123584 j

4166160 A, 91: 178153 u

e **CH 6449373 A (Related)**

DE 2908443 A_1 (Related)

4244730 A, 95:42700 v

f **US 4456471 A (Related) 101:130425 g**

4302592 A,

US 4406910 A (Related) 100:6259 j

g **4452802 A, 101:130600 k**

h 4465830 A, See FR 2517304 A_1

说明：

a. 专利国别代号，其后圆括号中为专利国别全称。

b. 族首专利，其标志是专利号后有文摘号，即为原始专利，其下列有一系列专利国别及专利号，称为以该专利为首的专利族（patent family），族首专利与族中的专利（参考专利）之间存在相同或相关的联系。

c. 族首专利的相同专利，其标志是专利号后无文摘号，即为非原始专利，专利国别及专利号以黑体字印刷，为本期专利索引新收录的专利，无文摘；非黑体字印刷，表示本期以前的索引中曾经作过收录，亦无文摘。

d. 族首专利的相同专利。但其后列有文摘号，这种相同专利与一般的相同专利不尽相同。它与族首专利的申请号相同，但有时申请和公布时间不同；内容同属一项发明，但多为对族首专利的部分修改或补充，因此文摘中作了报道，但不作为独立的族首专利。

e. 族首专利的相关专利，其标志是专利号后注以“(Related)”。在专利族中，凡是专利号后有“(Related)”标志的专利，都是相关专利，无此标志的专利，都是相同专利。这种相关专利与族首专利的申请号不同，但内容相近，为避免重复，不在文摘中报道，因此专利号后无文摘号。专利国别及专利号以黑体字印刷，为本期专利索引新收录的专利，无文摘；非黑体字印刷，表示本期以前的索引中曾作过收录，亦无文摘。

f. 族首专利的相关专利，其后有文摘号，即为原始专利，专利国别，专利号及文摘号以黑体印刷，为本期报道的专利；非黑体印刷，表示本期以前曾经作过报道，两者都有文摘。

g. 原始专利，其专利号及后面的文摘号以黑体字印刷，为本期所报道的专利，其下无相同或相关专利，即未构成专利族。

h. 参考专利，其标志是专利号后无文摘号，只有“See”（见），即该专利是被参见的专利（族首专利）的相同或相关专利。

专利索引的检索步骤见图 5-7。

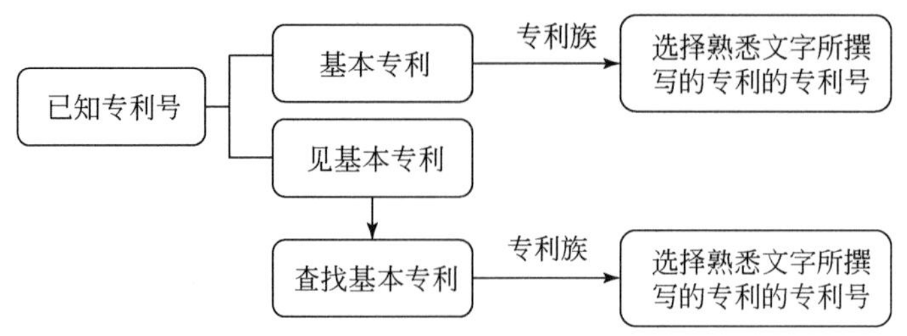

图 5-7 专利索引检索步骤

4）主题索引（subject index，SI）：从创刊起到 1971 年，共出版 75 卷。从 1972 年起，“主题索引”一分为二为“化学物质索引”及“普通主题索引”，是以主题词为检索标识检索文摘的索引。

主题索引的标题是按照文章的内容特别是作者的着重点来选定的，选取的主题词按字顺编排、组织索引。主题词可以是物质名称（如化合物的俗名，习惯名等）或表示事物的概念性名称。CA 主题索引所采用的标题语言大致经历了从自然语词（俗称或商品名）到标题词（通用的定形事物名称）再到主题词这样 3 个大的发展阶段。

主题索引其索引标题格式历经多次变化，大体可分为三个阶段。

第一阶段：1907 年 1 卷～1914 年 8 卷，完全是单级标题。

第二阶段：前段（1915 年 9 卷～1966 年 65 卷），以单级标题为主，只是少数主标题后设置了个别的限定性副标题，例如，Sodium，Analysis（钠，分析）；后段（1967 年 66 卷～1968 年 68 卷）初步形成多级标题，只在主标题后设置 7 个第 I 类标准限定性副标题。

第三阶段：1968 年 69 卷。

至今，按规定形成多级标题，即在需要设置副标题的主标题之后按类排序，同类中再按字母顺序排列 3 类副标题。这 3 类副标题顺序是标准限定性副标题 7～10 个（也称为第 I 类副标题），标准功能基副标题 12～17 个（第 II 类副标题），不定数的取代基副标题（第III类副标题）。

主题索引的检索步骤见图 5-8。

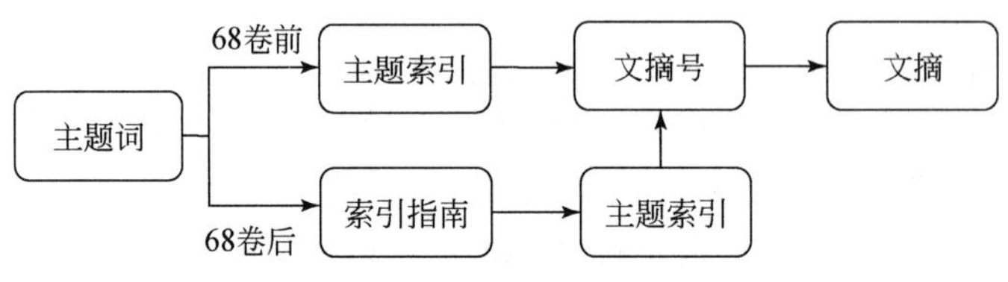

图 5-8 主题索引检索步骤

5）普通主题索引（general subject index，GS）：始自 1972 年 76 卷，是由主题索引演变而来。凡是不涉及具体化学物质的主题都编入普通主题索引。这些主题包括：①化学物质的大类名称，如酸、碱、酶等；②分类与定义不明确的物质，如石油、空气和未定名的化合物等；③概念性主题，如磁场、密度、化学工程、化工装置和过程等；④生物化学和生物学主题（特定的生化制品除外）；⑤动植物的学名和俗名。

普通主题索引的编排格式为主题词+副主题词+说明语以错行形式编排，主题词按字顺排列。其著录格式为：

Amines [a]**, analysis** [b]

  [c] planar chromatog, for anal, of, [d] R 47900h

  [c] sepn. and detn. of amines by reverse-phase HPLC, [d]19169h

Amines, biological studies [b]

[c] antifungal compns.contg. hydrogen peroxide and amines, [d] P 295233b

Bitumens

[e] Bitumens of technological origin are indexed here; natural bitumens are indexed at Native bitumens

Calcium deficiency (animal)

[f] See *Calcium [7440-70-2]*, deficiency

说明：a. 索引标题，黑体字。其后为副标题用逗号分开。b. 修饰性副标题，黑体字。限定范围，加强针对性。c. 索引说明语，提供研究目的进一步的有关信息。d. 文摘号，同化学物质索引。e. 主题词标引注释，对标题和副标题内容进行说明。f.交叉参考。

普通主题索引的检索步骤见图 5-9。

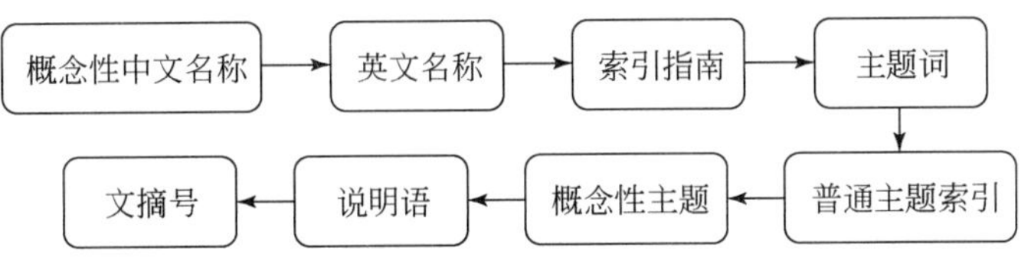

图 5-9　普通主题索引检索步骤

6）化学物质索引（chemical substance index，CS）：专门收载特定化学物质的有关文献。凡是组成原子和原子数已知、结构明确并有 CAS 登记号的化学物质均可作为化学物质索引的标题。所谓特定化学物质，包括已知的化学元素、化合物及其衍生物；特定金属合金、矿物；特定化合物的混合物和聚合物；特定的酶、激素、蛋白质、多糖；有商品名和实验代号的特定化合物。拟查检物质如有 CAS 登记号则在化学物质索引中查找；也可以用普通主题索引中查找。化学物质索引对中药学方面来讲，主要有各种特指的化合物名称、生物化学物质名称等。

化学物质索引按化学物质母体名称的字顺排列，在其下缩两格列出说明语及文摘号。当母体化合物数据较多时，在该母体化合物名称后，再按普通副标题、化学官能团副标题的顺序排列。普通副标题包括 analysis（分析），biological studies（生物学研究），occurrence（现象），preparation（制备），properties（性质），reactions（反应），use and miscellaneous（用途及其他）。有些标题下，缺少某个普通副标题，表明无此内容；有些标题下，未设普通副标题，表明该标题的内容较少，没有必要列副标题。化学官能团副标题有 15 个：acetals（缩醛），anhydrides（酐），anhydrosulfides（硫代酐），compounds（化合物），derivatives（general）（一般衍生物），esters（酯类），ethers（醚类），hydrazides（酰肼），hydrazoncs（腙），lactones（内酯），mercaptals（缩硫醛），mercaptols（缩硫醇），oxides（氧化物），oximes（肟），polymers（聚合物）。需要注意的是，不是对每一个化合物都分为 15 个类目标题，而是根据这一个化合物的特性而列出其中的一部分。

化学物质索引的著录格式：

[a] **Benzoic acid** [b]*[65-85-0]*, [c] **analysis**

[d] chromatog, of benzoic acid, [e] 75444t

[d] detn. of org. acids in food, [e] 41804d

Benzoic acid *[65-85-0]*. [f] **compounds**

copper complexes; ESR of benzoic acid-copper complexes, 42508p

aluminum salt *[555-32-8]*, aluminum benzoate as catalyst for polyester manuf., *cat* 116449u

compd, with cyclohexanamine (1:1) *[3129-92-8]*, *pr* 44947e compd, with sodium 4-methylbenzenesulfonate (1:3), trihydrate *[28573-31-1]*, *pr* 67167g

Benzoic acid *[65-85-0]*. **derivatives (general)**

alkyl derivs.; redn. of alkylbenzoates, P 727k, 110864m.

chloro derivs.

detn. of chlorobenzoates in waste gas, 55798h

genetic control of degrdn. of chlorinated benzoic acids by bacteria, 68236e

Benzoic acid

[g] **—,** [h] **4-acetyl-** *[586-8-9]*, pr 56669d

—, 4-[(1,5-dimethylhexyl)oxy]-

[i] (+)- *[32619-44-6]*, pr 110964n

说明：a. 化学物质标题词，黑体字；b. CAS 登记号；c. 普通副标题，黑体字；d. 说明语：提供文献进一步的内容信息；e. 文摘号；f.化学功能基副标题；g. 用横线表示同上：凡后面出现取代基时，化合物母体用“横线”表示；h. 取代基，黑体字，排在用横线代表的标题词之后，与标题词共同组成一个统一的特定化合物名称；i. 立体化学描述符。

在文摘号前面的英文字母表示该文摘的来源，其含义为：B 即 book，表示图书，包括教科书、手册、百科全书、视听材料等；P 即 patent，表示专利；R 即 review，表示综述；cat 即 catalysis，表示有关化学催化方面的信息；pr 即 preparation，表示有关化学制备方面的信息；rct 即 reaction，表示有关化学反应方面的信息。

化学物质索引的检索步骤见图 5-10。

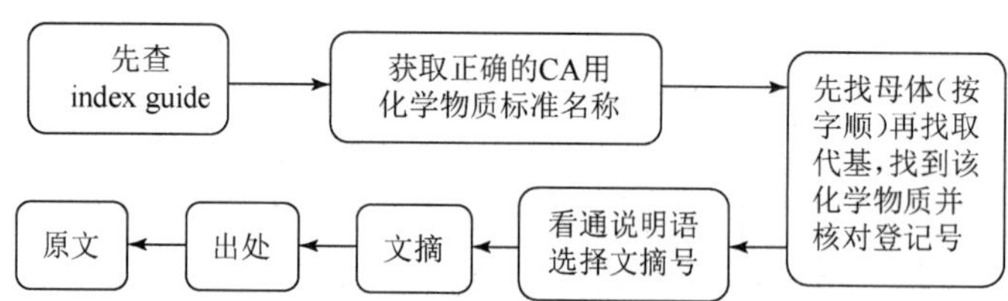

图 5-10 化学物质索引的检索步骤

7）分子式索引（formula index，FI）：自 1920 年随卷出版。分子式索引是以分子式为检索标识检索文献的索引，是化学物质索引的辅助工具，特别是对于结构复杂的异构体更为适用。分子式索引的主要用途是供读者查得化学物质的 CA 用标准名称。通常是在知道某化合物的分子式，同时在 IG 中找不到该物质在 CA 中的化学物质名称时才使用分子式索引。该索引按分子式符号的英文字顺排列，相同分子式下又按化学物质名称的字顺编排，其后列出 CAS 登记号及文摘号，对一些常见的化学物质，分子式索引只著录化合物名称，用“See”引见到化学物质索引。分子式索引中提供的文摘不如化学物质索引中提供的文摘全面。所以在分子式索引中获知该化合物的 CA 名称后，转查化学物质索引以得到全面的文摘。

分子式索引的著录格式：

[a] $\mathbf{C_{11}H_{18}N}$

[b] Benzenmethanaminium. [c] *N-ethyl-n.n-dimethyl-*

inodide *[7375-17-9]*.**117**:P 39849z

[d] Salt with 4-methylbenzenesulfonic acid (1:1)

[e] *[22703-25-9]*. [f] **119**:79425q

[g] —.*N. N. N.* α- tetramethyl-(±)—, carbonate (1:1) , *[25695-13-0]*.
116:P 7117h, 98516r
1*H*-Isoindolium, 2, 3, 3a, 4-tetrahydro-2, 2, 2-trimethyl-
[30481-19-7], **120**:53889t
Pyridinium, I-hexyl-
Chloride *[6220-15-1]*, 124:82373p

$C_{13}H_2FeO_{12}Ru_3$

[h] **Compd**. ($H_2Ru_3FeC(CO)_{12}$), principal ion mass 709. **116**:1520p

$C_{14}H_{10}$

Anthracene *[120-12-7]* [i] See *Chemical Substance Index*
9*H*-**Fluorene**, --methylene-[4425-82-5], **116**:51046u; 118:66733x.
For general derives. [j] See *Chemical Substance Index*

[k] **$(C_{14}H_{11}N)_n$**

Poly(9-ethyl- 9*H*- carbazole-3, 6-diyl) *[79704-69-1]*. **121**:31798t

说明：a. 分子式，按（Hill System）排列；b. 化合物母体名称；c. 取代基；d. 化合物名称说明语，成盐物质在母体名称下面查找；e. CAS 登记号；f. 文摘号；g. 横线，代表标题母体（$C_{11}H_{18}N$），后面是不同的取代基；h. 尚未命名的化合物，在其分子式下用 Compd.（Compound 缩写）或某类化合物的类名表示，如 Acid（酸）、Ketone（酮）等表示。后加原文献中的物理常数，如沸点、折光率，熔点等；i. 交叉参考，对于简单的和常见的化合物，分子式索引不作收录，用“See”指引读者直接查阅化学物质索引；j. 普通衍生物交叉参考，对于某些特殊化合物，分子式索引只列出论述这些特殊化合物本身的文摘号，而对其普通衍生物则不作收录，用“See”指引读者去查化学物质索引；k. 聚合物以单体化合物排序。使用分子式索引的关键是正确排列分子式和准确地选择化合物名称。

分子式索引的分子式按 Hill 系统排列，Hill 系统的编排原则如下：①含碳化合物按碳（C）、氢（H）、其他元素（按字顺）之顺序写出，不含碳化合物按元素符号字顺排列。例如，H_2SO_4 写为 H_2O_4S。②对于共聚物、加成物，仅列出共聚物的一个单体或加成物的一个部分，结晶水不计入。③对于酸、醇和有机胺等金属盐类，均按母体名称排列，其金属部分不计入总分子式内，而在说明语中著录。例如，$CuSO_4$，应查其母体 H_2SO_4。

分子式索引的检索步骤见图 5-11。

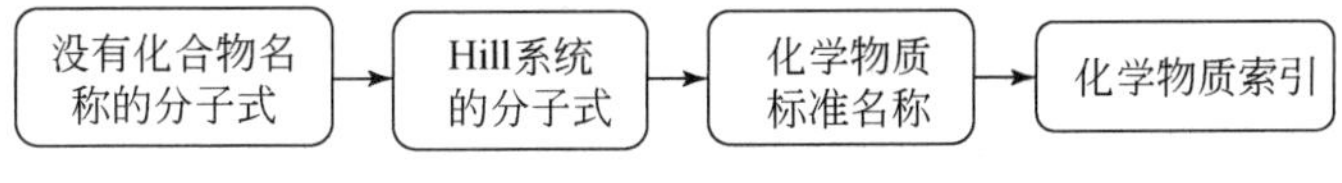

图 5-11　分子式索引检索步骤

8）环系索引（index of ring system，IRS）：以环分析数据（包括环系、环数、环原子种类及数目等）为检索标识的索引。环系索引系用以检查卷环状有机化合物方面的文献。该索引亦可看作是化学物质索引的隶属部分，同其配合使用，按环状化合物母体名称，再转查化学物质索引，最终查到所需文献资料。

A. 索引格式

3–RING SYSTEM　　　　a

5，5，6 ←—— b

C_3O_2—C_4N-C_5N ←—— c

1,3—Dioxolo[4,5-a]indolizine ←—— d

说明：a. 环数；b. 环大小；c. 环骨架上主要元素组成（氢原子、取代基不计）；d. 环状化合物母体名称。

B. 环系索引的检索方法与步骤如图 5-12 所示。

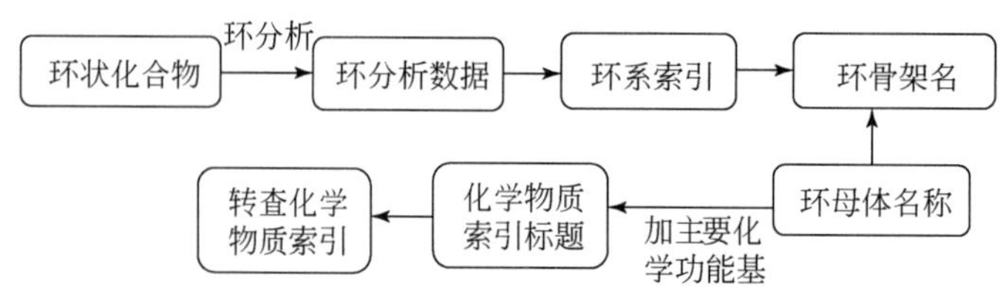

图 5-12　环系索引检索步骤

9）索引指南（index guide，IG）：由主题索引分化而来，是 CA 在 69 卷（1968 年）起，为了帮助读者提高检索效率而出版的一种索引。索引指南是 CS、GS 的指导性工具，不提供文摘号，只起参考引导，说明解释的作用。

正文部分包括以下 3 个方面的内容。

A. 相互参考（cross-references）：同一化合物通常有几种名称，CAS 在编制化学物质索引时，只选其中之一作为索引标题，一经确定就不再变动。通过 IG 中的“See”可以从化合物的俗名、学名、商品名、代号等名称查找其化学物质索引所用的标题，例：

Notoginsenoside R_1

See *β-D*-Glucopyranoside, (3*β*, 6*α*, 12*β*)-20-*β-D*-glucopyranosyloxy)-3, 12-dihydroxydammar-24-en-6-yl 2-*O*-*β-D*-xylopyranosyl-*[80418-24-2]*

与化学物质索引一样，CAS 在编制普通主题索引时，也是只在同义词或近义词中选其中之一作为索引标题，也用“See”引见。例：

Computer software

See *computer program*

B. 交叉参考（See also）：

交叉参考提供一系列与某个特定标题有关，但不完全同义的索引标题，让读者酌情是否查阅这些标题。

C. 注释说明（indexing policy notes）及结构式图解：CA 为帮助检索者弄清有关主题词的含义，对所采用的标题进行解释，它的注释有三类，即标题的注释、同义词和形近词释义。

结构式图解（illustrative structural diagrams）主要说明环状化合物、立体化合物和天然化合物的母体结构，并给予正确标号。大多数结构式图解登载在第 8 次累积索引指南上，以后出版的索引指南主要登载累积期内发表的新化合物的结构式。

索引指南的附录有 4 个。①普通主题标题（general subject headings）：是专为查阅主题索引而设置，由普通主题词等级表、普通主题词主题分类表和普通主题词索引表三部分构成。②CA 各索引的编排使用：列举了 CA 各种卷索引（除卷著者索引和卷专利索引）的编排原则和使用方法，其后附有“CAS 出版物中使用的符号和缩写表”。③普通主题词的选择：介绍了普通主题词的类型及从属等级关系，并详尽叙述了分析化学、化学工程等 18 个大类中普通主题词所涉及的内容和范围。④化学物质索引名称：详细介绍了 CA 化学物质索引名称的命名原则。

10）化学文摘资料来源索引（chemical abstracts service source index，CASSI）：其作用是帮助检索者在文摘正文中查到文献出处的缩写以后，能迅速、有效地查到原始文献。CASSI 主要随累积索引同期出版，但它的第一次累积均从 1907 年开始。同时有些文献只给题目而不给出文摘，如综述性文章和书籍。CASSI 可指导读者如何直接去获得原始文献。它不仅能将缩写转换成全称，而且对原始文献的历史和现状、出版事项及28个国家400个著名图书馆的馆藏情况做了介绍。

CASSI 按期刊名称缩写的字母顺序排序，用黑体字表示缩写部分，用浅体字补齐全称。使用CASSI查找刊名全称时，主要是将刊名缩写连成一体后同CASSI每页左、右上角字顺标识相对照，当字母相同后，再到本页正文中仔细核对。当在最新版的CASSI上查不到所需刊物时，可利用单独出版的来源索引的季刊（CASSI quarterly）进一步检索。

11）CAS登记号手册（CAS registry handbook number section）：CAS对CA报道的化学结构已经明确并命名的每一种化学物质都赋予一个固定的号码，即化学文摘登记号（CAS registry number）。这种登记号便于对化合物的识别、检索和管理，因为一种化合物只有一个登记号，但它不反映化学物质的属性。

3. 检索实例 以151卷为例进行检索。

（1）著者索引

检索课题：

1. 人名：张伯礼（Zhang，Bo-Li）院士

第一步：将人名的中文姓名写为汉语拼音的方式“Zhang，Bo-Li”。

第二步：在著者索引中检索到相应条目。

Zhang，Bo-Li See Chang，Yan-Xu；Zhang，Meng

第三步：在同卷的著者索引中检索“Chang，Yan-Xu”，得以下检索结果：

Chang，Yan-Xu See Cao，Jun；Chen，Linlin

——；Yan，Dong-Mei；Chen，Lin-Lin；Ding，Xiao-Ping；Qi，Jin；Kang，Li-Yuan；Zhang，Bo-Li；Yu，Bo-Yang

Potency fingerprint of herbal products Danshen injection for their quality evaluation，254328e

⋮

2. 机构名称：昆明植物研究所（Kunming Institute of Botany，Chinese Academy of Sciences）。

第一步：将机构的中文名称转译为英文“Kunming Institute of Botany，Chinese Academy of Sciences”。

第二步：在著者索引中检索到相应条目。

Kunming Institute of Botany，Chinese Academy of Sciences

See Shanghai Jiao Tong University School of Medicine

Method for tissue-culturing and planting Ypsilandra thibetica，P196441y

Hyaluronidase inhibitor containing 1, 2, 3, 4, 6-penta-*O*-galloyl-β-D-glucose（pgg）as active component，its preparation and application in cosmetics，health products，or medicines，P 253787s

（2）普通主题索引

检索课题：

1. 三七的高效液相检测方法

检索步骤：

第一步：分析研究课题，试选主题词三七的原植物的拉丁学名“*Panax notoginseng*”。

第二步：使用索引指南核对主题词，在索引指南中没有检索到有关“*Panax notoginseng*”的

记载，说明 CA 中三七使用的主题词可能就是“*Panax notoginseng*”。

第三步：用普通主题索引，在主题词“*Panax notoginseng*”，副主题词“HPLC”下获取相关文摘。

Panax notoginseng

HPLC-ELSD detn.of notoginsenoside R_1，ginsenoside Rg_1，Re and Rb_1 in *Radix Notoginseng*，229935t

⋮

2. 复方制剂：复方丹参滴丸

检索步骤：

第一步：分析研究课题，中药复方制剂检索 GS 时，可从单味药物入手也可从制剂的剂型入手。该制剂可以丹参为检索标识，也可以滴丸为检索标识。我们选择滴丸为标识。

第二步：以滴丸的英文“Dripping pills”为检索标识在 151 卷的 GS 中检索，检索结果为：

Dripping pills

effect of Fufangdanshen dripping pill on heart microcirculation disorder and myocardial injury，P389342a

（3）化学物质索引

检索课题：用液质联用的方法检测三七皂苷 R_1。

检索步骤：

第一步：分析研究课题，试选三七皂苷 R_1 的英文名：Notoginsenoside R_1。

第二步：使用索引指南核对检索词，在索引指南中指明 Notoginsenoside R_1 见：*β-D*-Glucopyranoside, (3*β*, 6*α*, 12*β*)-20-*β-D*-glucopyranosyloxy-3, 12-dihydroxydammar-24-en-6-yl 2-*O-β-D*-xylopyranosyl-*[80418-24-2]*。

第三步：用化学物质检索，在 *β-D*-Glucopyranoside, (3*β*, 6*α*, 12*β*)-20-*β-D*-glucopyranosyloxy-3, 12-dihydroxydammar-24-en-6-yl 2-*O-β-D* –xylopyranosyl-*[80418-24-2]*项下获取相关文献。

——, (3*β*, 6*α*, 12*β*)-20-*β-D*–glucopyranosyloxy)-3, 12-dihydroxydammar-24-en-6-yl 2-*O-β-D*-xylopyranosyl-(*notoginsenoside R_1*)[*80418-24-2*]

application of lip.chromatog.-electrospray ionization time-of-flight mass spectrometry for anal.and quality control of compd.Danshen prepns.，389603m

（4）专利索引

检索课题：检索已知专利号：CN 101530467 A 对应的专利族及文摘内容。

第一步：使用专利号 CN 101530467 A 检索第 151 卷的 PI，得检索结果：

CN 101530467 A，151：389342a

第二步：因该专利为新专利，没有形成专利族，故只能由查得的文摘号到 151 卷 CA 的正文中检索对应文摘。

三、CA 光盘版

《美国化学文摘光盘数据库》是全世界较大的化学文献数据库，也是中药专业不可缺少的数据库。其特点是信息量大，内容齐全，索引完善，检索方便快捷，功能多，速度快。

（一）光盘版 CA 简介

CA 光盘数据库检索系统有 2 种版本。

1. DOS 环境下运行的检索系统　由美国剑桥科学文摘社编制，该数据库收录了 1987～1991 年（106～115 卷）累积的索引和文摘 240 万条。由于 DOS 检索系统操作复杂，现已被 Windows 检索系统所取代。

2. Windows 环境下运行的检索系统　美国化学文摘服务社于 1996 年出版 Windows 环境下运行的检索系统。该版本包括 1987～1991 年、1992 年～1996 年的 2 个五年累积索引及其间的全部文摘，1996 年及 1997 年的索引及文摘，每年最后一次更新包括全年的索引及文摘内容，同时 CA 还出版当期盘和文献来源索引盘。

CA 光盘数据库，提供 2 个基本检索界面和 2 个辅助检索界面，即浏览检索界面、词条检索界面、化学物质等级检索界面和分子式等级检索界面，4 个对应快捷按钮 Browse，Search，Subst，Form 列在检索屏幕的左上角。下面介绍 Windows 版本的检索方法。

（二）检索方法

1. 浏览检索界面（Browse）　提供用户各检索字段下的索引条目表，用户可从索引表中选择所需词条进行检索。检索方法如下。

（1）点击检索工具栏中“Browse”按钮或在 Search 下拉菜单中选择“Browse”命令，屏幕显示浏览检索界面。在浏览检索界面中由 2 个对话框和 2 个执行按钮。“Find”输入框是浏览检索定位器，目的是帮助用户快速到达检索词的位置。“Index”对话框是用来指定检索字段，其默认值为“Word”，可以点击索引框中的下拉菜单选择检索字段，浏览检索界面提供 15 条可浏览检索字段。“CA on CD”的检索字段有 Word，Author，General Subject，Patent Number，Formula，Compound，CAN（CA 卷号和文摘号），Organization（组织机构、团体作者、专利局），Journal，Language，Year（文献出版年份），Document type（文献类型），CA Section（CA 类目代码和类名），Update（数据库更新代码）。

选择检索字段，选择字段后系统自动打开对应的词典，可以上下翻动词典，也可以敲入检索词的前几个字符，词典则自动定位到相应的位置，并在最左边一列中显示文献篇数。可以一次选中一个检索词，也可以选中多个检索词，方法是按住<Ctrl>键的同时用鼠标左键单击选中检索词，数个检索词之间是逻辑“或”的关系。

（2）单击右上角的“Search”按钮或回车键，开始检索（如果仅选一个检索词，双击该词条则开始检索）。检索结果如果只有一篇记录，自动显示全记录；如果多于一篇记录，则显示题目列表，双击后可以进入该篇全记录格式。

2. 词条检索界面（Word Search）　提供给用户同时输入检索词、词组、数据、CAS 登记号、专利号、分子式等检索字段（与浏览检索界面相同），也可用逻辑组配符组配它们进行复杂检索。词条检索界面的左边是逻辑组配符下拉式列表框，其功能是对检索词进行逻辑运算；右边是检索途径列表框，其检索途径与浏览检索相同；下面是体现检索词之间位置关系的复选框。它可以同步实现六步检索组配，由此达到限制和扩大检索范围的目的，从而获得较高的查准率和查全率。具体检索方法如下所述。

（1）点击检索工具栏中“Search”按钮或在 Search 下拉菜单中选择 Word Search 命令，弹出检索窗口。检索字段的默认值为 Word，行间的逻辑关系默认为“AND”，可以为每一行选择检索字段，选择行间的逻辑关系“AND”“OR”“NOT”，还可以设定各检索词在文献记录中的位置关系。点击“Search”，开始检索。

（2）体现检索词之间位置关系的复选框，其功能解释见表 5-5。最下面一排是执行键，操作基本功能见表 5-6。

表 5-5 检索词之间的位置定义表

位置定义	说明
Same Document	检索词在同一记录中出现
Same Paragraph	检索词在同一字段中出现
Words Apart	在“Word”检索途径中，检索词之间相对位置可做规定，词序可变
Exact Order	命中词序与检索提问词序一致

表 5-6 执行键功能解释表

执行键	说明
Search	执行检索
Cancel	离开高级检索界面
Reset	重新检索
Paste	粘贴剪贴板上的内容
Help	帮助
Query List	保存检索策略或取出原有的检索策略

3. 化学物质等级检索界面（Substance Hierarchy） 与书本式的化学物质索引基本相同，是按化学物质的母体名称进行检索的，有各种副标题及取代基。具体检索方法如下。

（1）单击 Subst 按钮或在 Search 下拉菜单中选择 Substance Hierarchy 命令，弹出检索窗口。

（2）将母体化合物作为第一层索引标题，下面有各种副标题及取代基，化学物质的索引标题基本上采用化学结构命名。检索词前面有加号“＋”表示该化学物质下面还有分类，双击该词条或点击右上角的“Expand”按钮，可以展开下一层类目，双击上一层词条或点击“Collapse”，可以返回上一层。

（3）对组成和结构确定的化学物质，在其右侧标明其化学物质登记号，双击词条或点击右上角的“Document”按钮，则显示相关文献。

该检索界面与浏览检索界面中“Compound”检索途径的浏览检索界面有相同之处，不同之处包括两点：第一，“Compound”浏览检索是检索化学物质中的化合物，而化学物质拓展检索是检索包括化合物在内的所有化学物质。第二，“Compound”浏览检索直接获得有关化合物文献信息，不表达该化合物的族性情况。化学物质拓展检索用户将看到有关化学物质名的多层次结构，这样的结构非常有利于衍生物的族性检索。

4. 分子式等级检索（Formula Hierarchy） 是通过化合物分子检索文献，尤其适用于分子式结构复杂、分子量大、异构体少的特殊化合物检索。对尚未命名的化合物在化学物质索引中查不到，而在分子式索引中则可以查到。分子式写法遵循 Hill 规则表示。具体检索方法如下。

（1）点击检索工具栏中“Form”键或在“Search”下拉菜单中选择“Formula Hierarchy”命令，弹出检索窗口。

（2）与 Subst 检索界面相似，检索词前面有加号“＋”表示该化学物质下面还有分类，双击该词条或点击右上角的 Expand 按钮可以展开下一层类目，双击上一层词条或点击“Collapse”可以返回上一层。其编制方法与印刷版的 CA Formula Index（分子式索引）相同。对组成和结构确定的化学物质，在其右侧标明其化学物质登记号。

（3）双击词条或点击右上角的“Document”按钮，则显示相关文献。

5. 其他检索方式　检索结果全记录的显示屏幕上直接检索感兴趣的词。如果只有一个词，双击该词条，则自动在“Word”字段中重新检索，显示检索结果。如果多于一个词，可用鼠标选定，点击 Srchsel（Search Selection）按钮或在 Search 下拉菜单中选择 Search for Selection 命令，系统将对所选词重新检索。

显示结果的全记录下方列出相关 CAS 登记号，点击快捷键“NextLink”，光标则定位在该记录的第一个 CAS 登记号处，再点击“NextLink”按钮，则移到下一个 CAS 登记号，点击登记号或点击“GotoLink”按钮则显示其物质记录，包括该化学物质索引标题和分子式。如欲查找包含相同 CAS 登记号的相关文献，只需在物质记录显示窗口点击左上角第二排“Search”按钮，其效果等同于使用 Browse 方式选择 Formula 字段，然后输入 CAS 登记号检索。

（三）检索结果显示

1. 中间结果的显示　上述几种检索方法进行文献检索后，若满足检索策略的文献只有一篇，则该文献记录内容自动显示在屏幕上；若不止一篇，则屏幕中显示的是中间结果。中间结果一般是文献的标题，同时可以看到检索界面中有许多图标被释放，其功能主要是帮助输出检索中间结果（表 5-7）。

表 5-7　检索辅助功能表 1

功能键	说明
Print	打印检索中间结果
Save	存储中间结果
Mark	对感兴趣的记录做标记
Mark All	对所有记录做标记
Unmark	撤销标记
Print MK	打印做标记的题目的全记录
Save MK	保存做标记的题目的全记录
DDS MK	将标记过的记录以 CASDDS 格式存盘
Clear	清屏

此外还表现在文献类型浏览检索的中间结果。CA 数据库收录的文献种类很多，主要包括图书、会议论文、期刊、专利、报告等。值得指出的是，中间结果是按文摘号的大小顺序排列的。只有通过“Work”检索途径检索的中间结果是按检索词出现的频率排列的，实行高频优先规则。这对于出现检索结果比较多的情况时是很便利的。

2. 完整记录显示　在浏览检索界面，双击有关标题即可得到 CA 的完整记录，同时可看到 4 个被释放的图表，其功能见表 5-8。然而，通过浏览检索界面进行检索时，检索词之间无法进行组配。

表 5-8　检索辅助功能表 2

功能键	说明
Gogo	当光标定在某一检索词处，单击“Gogo”可以看到该检索词的相关文献记录
Nextline	点击“Nextline”光标迅速定位到 CAS 登记号处
SrchSel	检索结果中选择的“Word”途径（标题、文摘等）的“某词”，进一步连接检索
DDS	把指定的记录转换为 CASDDS 格式，该格式用于向化学文摘社索取原始文献

（四）检索结果输出

文献记录的输出形式包括三种：①以题录形式输出，内容包括文摘号、标题、作者、作者单位、文献出处；②以文摘的形式输出，相当于印刷型文献的记录；③以全记录形式输出，包括题录、文献、索引项等。

具体操作步骤为：①标记命中文献，用鼠标点击“Mark”图标。②单击“Print”或选“File”菜单中“Print”项，屏幕出现一个对话框，选择输出格式，按“Print”键，屏幕显示打印对话框，用鼠标点击“确定”键，打印出所需内容。③单击“Save”或选“File”菜单中“Save”项，屏幕出现类似对话框，选择输出格式，按“Save”键，保存所需内容。

第二节　美国《生物学文摘》

一、概述

美国《生物学文摘》（Biological Abstracts，BA）创刊于 1926 年，是国际上一部报道和检索生命科学文献的重要工具。随着党的二十大的胜利召开，要促进中医药传承创新发展，全面推进健康中国的建设，美国《生物学文摘》将会收载更多中药研究相关文献。它是从事生物科学、农业科学和医学研究的工作者不可缺少的重要情报源。BA 是由美国生物科学信息服务社（Biosciences Information Service，BIOSIS）编辑出版的文摘和索引数据库，它有 3 种版本，即印刷版、光盘版和网络版。

美国《生物学文摘》（BA）印刷版是由美国的《细菌学文摘》（Abstracts of Bacteriology，1917～1926 年）和美国《植物学文摘》（Botanical Abstracts，1918～1926 年）合并而成，一直延续出版至今。该刊 1958 年以前，每年出版 1 卷；1959 年，出版 2 卷；1962～1963 年，每年出版 4 卷；1964～1971 年，每年出版 1 卷；1972 年第 53 卷起，每年出版 2 卷，每卷 12 期，每年 24 期。自 1998 年第 105 卷起至今，改为每年出版一卷，每年册数在 24～48 册。另外，BA 还附有年度累积索引。

美国《生物学文摘》（BA）光盘版（Biological Abstracts on Compact Disc，BA on CD）的内容等同于印刷版 BA，是世界上最大的关于生命科学的文摘索引数据库。数据来源于 90 多个国家出版的近 6000 种期刊和非期刊出版物，主要内容包括生物学、农学、医学等，侧重于理论、方法、技术以及新发现的生物属类、名称、分类等。由美国生物科学信息服务中心（BIOSIS）自 1980 年起编辑出版，每 3 个月更新一次，每半年的数据制成一张光盘。BA on CD 数据库的每条记录由 15 个字段组成，各字段均可用来检索，字段可划分为 3 个方面：来源信息、著者信息和主题信息。主要检索途径有 Search 检索、Index 检索和叙词表检索。

美国《生物学文摘》网络版 BIOSIS Previews（BP，网址：http://www.biosis.org）包括《生物学文摘》（Biological Abstracts）、《生物学文摘/综述、报告和会议》（Biological Abstracts/RRM）及《生物研究索引》（Bioresearch Index）的内容，覆盖了来自 90 多个国家和地区的 5500 多种生命科学方面的期刊，1500 多个国际会议论文集、综述文章、书籍、专利信息，以及来自生物文摘和生物文摘评论的独特的参考文献，其中大约 2100 多种生物学和生命科学的出版物是完全收录的，另外 3000 多种出版物经 BIOSIS 的专家审阅后只收录其中有关生命科学的内容。BIOSIS Previews 收录文献的起始年代为 1926 年，目前的文献量达到约 1800 万条记录，每年增加约 60 万条新记录，数据库每周更新。BIOSIS Previews 数据库的内容覆盖传统的生物学领域，如植物学、动物学、微生物学；还包括生物学相关领域，如生物医学、农业、药理学、生态学、遗传学、兽医学、营养学和公共卫生学；以及跨学科领域，如医学、内科学、生物化学、生物物理学、生物工程学和生物工艺学等。BP 信息量和学科范围均远大于 BA 数据库。内容涵盖临床前和实验室研究、仪器和方法、动物学研究等，可以使研究人员对生命科学和生物医学领域进行更深入、全面的调研。BP 可以从以下 5 个方面来检索：查询特定记录、查询作者信息、查询文献相关信息、查询研究主题、查询研究生物体。本部分介绍 BA 的印刷版和网络版。

二、印刷版 BA

1. 编排结构

1998 年以前的美国《生物学文摘》（BA）期索引由文摘正文和辅助索引两部分组成。在文摘正文前有主要概念类目表（Major Taxonomic Classifications），其后为主题指南（Subject Guide）。从 1985 年起取消了主题指南，文摘条目按类目名称排列。BA 原有 4 个辅助索引，即著者索引（Author Index）、生物分类索引（Biological Classification Index）、生物属类索引（Generic Index）和主题索引（Subject Index）。1998 年以后新版 BA 分两大部分，Part I 为文摘部分，由“主要概念词等级表”（Hierarchical List of Major Concept Heading）、“主要概念词字顺表”（Alphabetical List of Major Concept Heading）和文摘部分组成；Part II 为索引部分，取消了生物分类索引和生物属类索引，将他们合并成生物体索引（Organism Index），此外，还有主题索引和著者索引。BA 还设置有半年度累积索引（Semiannual Cumulative Index），利用在卷索引中查到的文摘号可在同卷的各期中查找相应的文摘。

2. 文摘部分

（1）主要概念词等级表（Hierarchical List of Major Concept Heading）：相当于分类目次，BA 将所收录文献按主题内容分为 77 个一级类目，一级类目下按学科内容分有二到四级类目，共 91 个类目。等级表可了解各概念词之间学科的来源关系，几乎所有医学基础学科和临床学科均有相对应的概念词，为医学文献的查找提供方便。

（2）主要概念词字顺表（Alphabetical List of Major Concept Heading）：将 77 个一级类目按英文字顺排列出来，为检索者使用主题分类提供了另一检索入口。

（3）文摘部分：按主要概念词等级表顺序排列，每一类目下有参照项目，以参见其他类目名称。其著录格式如下。

Aging

see also：Development Medical Science-Human Medicine-Geriatrics Population studies-Sociology

①292782 ②Hadshiew，Ina M*，Mark.S.Eller* and Barbara A.Gilchrest*.③1999，Age（Media）22（2）-April：45-57，④[Text：English].⑤Age-associated decreases in human DNA repair capacity：Implications for the skin-⑥Multiple pathways are involved in accurate synthesis and distribution of DNA during replication，……，⑦* Department of Dermatology，Boston University，600 Albany S+，J-501. Boston.MA.02118.USA

注释：①文摘号，同卷各期连续编号；②著者，第一作者，姓（全称）+名（全称或缩写）；非第一作者名（缩写或全称）+姓（全称），带有“*”号为列有地址的著者；③期书出版年份，期刊名称缩写，卷（期），起止页；④非英文期刊用方括号注明该文文种及所带摘要的语种；⑤文献篇名，用黑体字印刷；⑥文摘；⑦带“*”著者所在单位和地址。

3. 索引部分

（1）生物体途径：是利用生物分类索引或属种索引查找与某生物体有关文献的一种检索途径。

由于自然界生物的多样性和复杂性，致使生物分类体系相对复杂，与传统的学科分类截然不同。生物分类系统是按生物的形态生理、解剖、生化、遗传、生态及地理分布等，将其分成若干层次级别不同的类目，如界（Kingdom）、门（Phylum）、纲（Class）、目（Order）、科（Family）、属（Genus）、种（Species）等，种（Species）以下可设亚种、变种、变型等，是区别个体最精细的类目。

1）生物分类系统中与医药有关的主要类目

A.微生物界（Microorganism）：①非细胞型微生物，如病毒，包括细菌病毒、植物病毒、动物病毒等；②原核细胞型微生物，如细菌、放射菌、衣原体、支原体、螺旋体和立克次体等；③真核细胞型微生物，如真菌，包括酵母菌和霉菌等。

B.植物界（Plantae）：①藻类植物门（Algae）；②苔藓植物门（Bryophyta）；③蕨类植物门（Pteridophyta）；④种子植物门（Spermatophyta）。

其中药用植物主要是种子植物门，其下分裸子植物亚门（Gymnospermae）和被子植物亚门（Angiospermae）。被子植物又是其中主要的亚门，下分单子叶植物纲（Monocotyledoneae）和双子叶植物纲（Dicotyledoneae）。其类目级别如下。

植物界（Plantae）
　种子植物门（Spermatophyta）
　　被子植物亚门（Angiospermae）
　　　单子叶植物纲（Monocotyledoneae）
　　　⋮
　　　天南星科（Araceae）
　　　⋮
　　　双子叶植物纲（Dicotyledoneae）
　　　⋮
　　　十字花科（Cruciferae）

C.动物界（Animalia）与医药有关的内容：主要包括原生动物门（Protozoa）、扁形动物门（Platyhelminthes）、节肢动物门（Arthropoda）和脊索动物门（Chordata）等。其中脊索动物门-脊椎动物亚门（Vertebrata）下的哺乳纲（Mammalia）、爬行纲（Reptilia）是药用动物的主要门类。

人类在生物分类系统中的位置为：动物界—脊索动物门脊椎动物亚门—哺乳纲—灵长目（Primates）—人科（Hominidae）—人属（Homo）。

2）生物体分类索引（Biological classification Index）：是按照生物分类系统编制而成，但类目只到“科”一级，属和种不包括在内。有关文献按生物体归类，涉及同一生物体的文献，再按主要概念来划分，其下列出文摘号。

【检索示例】利用 BA 生物分类索引查检“人类心血管医学”方面的文献。

【步骤与结果】

①确定人类在生物分类系统中的位置

动物界（Animalia）
　脊索动物门（Chordata）
　　脊椎动物亚门（Vertebrata）
　　　哺乳纲（Mammalia）
　　　　灵长目（Primates）
　　　　　人科（Hominidae）

②查生物分类索引

Hominidae

⋮

Cardiovascular Medicine

③ 根据文献号查阅正文。

④ 按出处索取原文

查生物分类索引较困难的是检索者不能直观地看出类目之间的等级关系。解决这个问题可借助该索引前面的“主要类目分类等级表”和“等级主题细目表”，生物分类索引就是二表展开后形成的。尤其是对较重要的门类，如细菌、病毒、被子植物和哺乳类动物，则细分到科，为检索者查检有关文献提供了方便。

3）生物属种索引（Generic Index）：BA 从 1974 年起设有生物属种索引。它是利用生物的属种名称作为检索入口，来检索涉及某生物体文献的一种索引。与生物分类索引比较，查检时不必考虑生物分类门类与等级，可直接利用已知的生物属种学名，即可检索文献。生物属种名称就是生物的科学学名，一般由两个拉丁文单词组成，属名在前，种名在后，中间用短线相连。有时在种名之后还分出亚种（Subspecies）和变种（Variety），就在其后加上一个表示亚种和变种名称的拉丁文单词，如：*Phalacrocorax-Carbo-Novaehollandiae*（鸬鹚）

在属种索引中只有一个拉丁文单词，则是生物的属名。主要概念词共 419 个，因其以缩写形式出现在索引中，检索者若要从索引中初步了解文献内容，应利用属种索引前面的“缩写全称对照表”（concept headings use in generic index）将其还原成全称。如 Pharmac Bot 的全称是 Pharmacognosy and Pharmaceutical Botany（生药学与药用植物学）。由此，可以了解原文的大致内容。

（2）主题索引（Subject Index）：是 BA 查找专题文献最重要的检索途径。它以来源文献主要内容的关键词（Key Term）作为检索入口，以关键词的字顺排列。关键词后面是表达原文其他内容的文本词（Context Terms）和文摘号。

1）主题索引编排格式

SUBJECT INDEX（specific words）

Key term context terms　　　　Ref.No

①Clone A cell line ②（Hominidae）

③Tumor Biology/pharmacology/in-vitro model system ………………………… 304288 Kanamycin

④antibacterial-drug/infection/pharmacology

⑤304173 ⑥D

DO—11.10 cell line（Muridae）

Biochemistry and Biophysics/Immune System……………………………… 302018

Faure Is Land ②（Australia）

Population Genetics/Animal Husbandry……………………………………… 293004

注：

①关键词：反映原文主要内容，具有检索意义的词，包括生物体（含细胞株、病毒等）名称、药物名称、地理位置、疾病、普通物质技术方法、细胞、组织器官、系统等内容；

②高级类目名称：关键词为生物体名称，其所属的高级类目名用“()”置于其后，以方便进一步使用生物体索引；以地理位置为关键词时，其所在大范围的地理位置名称（如国家名）也用“()”置于其后；

③主要概念词及文本词（major concepts）：表达原文其他内容的术语，主要概念词仍与“主要

概念等级表”一致，文本词对关键词具有说明作用；

④药物修饰词（Drug Modifiers）：关键词是药物名称时，对该药物的补充说明，紧跟在关键词后；

⑤文摘号；

⑥文献说明。

2）检索方法与步骤

【检索示例】使用主题索引检索出有关“冠心病外科治疗”方面的文献

①确定关键词：冠心病（coronary heart disease）

②在索引中查检文摘号：

Key term	Context terms	Ref.No.
coronary artery disease		
Genetics/cardiovascular System/Metabolism		7983 R
Hospital Administration/Surgery/heart disease		5805
Metabolism/Cardiovascular Medicine/Epidemiology		11417
Surgery/Cardiovascular Medicine/heart disease		5808
5812	5811 5806	5800

③查阅文摘正文；

④按出处索取原文。

（3）著者索引（Author Index）：按著者姓名的字顺排列，个人著者姓（全称）+名（缩写），团体著者用全称，每个著者姓名后均有文摘号。著录格式如下。

Name	Ref.No.
Adams Research Study Group	2468
Glanz man，David L	9890
Hempel，Amold T. Jr	1256
Male reau，Marie-Pierre	334
Me Dermott，J. R	10323
Murphy，Geoffrey G	989

使用著者索引的注意事项有以下几点。

1）个人著者：①带有 De、La、Van 等前缀的个人作者，前缀与姓之间有一空格，如 De Ville；②带有 O′、M′、Mc、Mac 等前缀名字，前缀与姓之间不加空格，如 McClellan；③双姓保留连字号（如 Smith-Jones）；④带有辈分标记如 Sr、Jr、I、Ⅱ、Ⅲ等，跟在名字的首字母后面，如 Simpson J.，Sr。

2）团体著者：①机构首字母缩略词、字母之间不留空格：如 WHO。②团体名称有相同者，其后加地理区域来区分：如 BIOCHEMSOC（ENGL）。

三、网络版 BA（BP）

基于 Web of Science 平台的 BIOSIS Previews 提供 1969 年以来的 650 多万篇文献，年更新 54 万条记录，数据每月更新（图 5-13）。

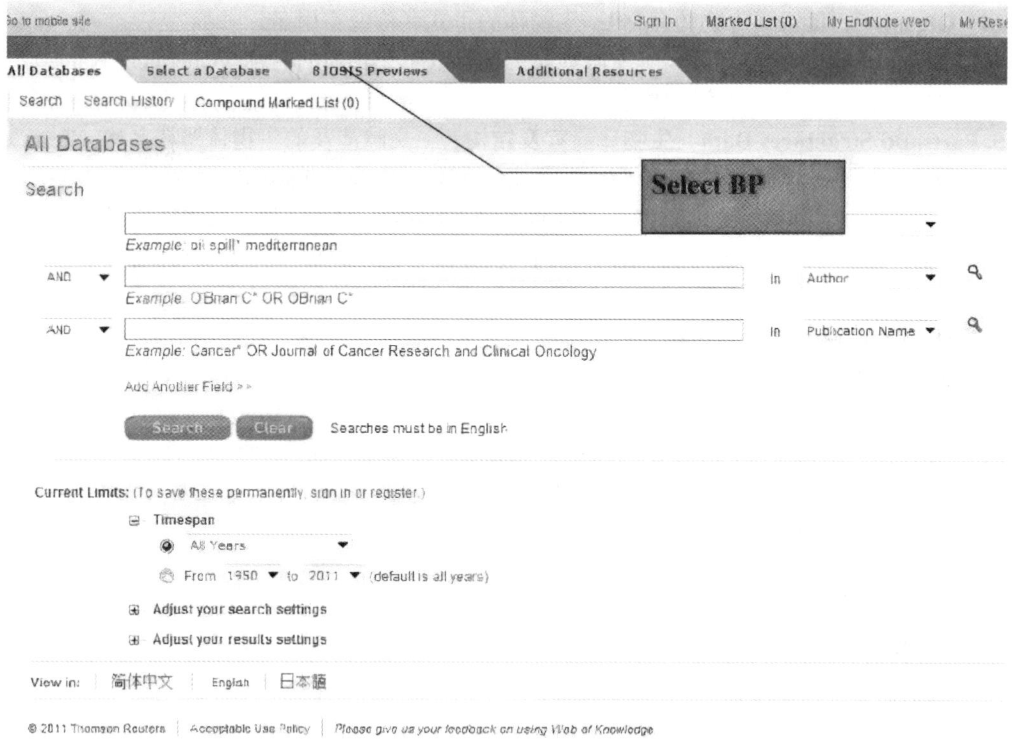

图 5-13　BP 系统主页

（一）BP 的主要字段

在以全记录（Full Record）格式显示的 BP 记录中，除了 Title、Author、Address、Abstract、Source、Language、Document Type、ISSN/ISBN 等常用字段外，一般还包括以下字段：

1. Major Concepts（学科分类）　文献所涉及的学科领域，如 Genetics、Parasitology 等。通过普通检索界面上的 major concept list 链接，可以见到按字顺分层排列的学科分类名称、含义及注释、相关参见等。

2. Concept Code/Heading（学科分类代码/标题）　学科分类代码是一个 5 位数的编码。每个代码对应某一个学科分类的某个方面，也称为学科分类标题（Concept Headings），如学科分类代码 14002 对应的学科分类标题为 Digestive Syste-Anatomy。在检索界面点击相应的链接可查找按字顺排列的学科分类标题及对应的代码。

3. TaxonomicData（生物分类数据）　该数据文献所涉及的生物分类一般包括以下几类。

（1）Super Taxa（上位生物分类）：是生物分类学中较高级别的生物分类名称，通常按照生物分类学中界、门、纲、目顺序排列。例如，乙肝病毒（HBV）的上位生物分类从下至上依次为 DNA and RNA Reverse Transcribing viruses（DNA 和 RNA 反转录病毒），Viruses（病毒），Microorganisms（微生物）。

（2）Taxa Notes（主要生物类目）：生物体（包括微生物）所属的较宽泛的生物类目名称。例如：RNA Virus（RNA 病毒），Humans（人类）。

（3）Organisms Classifiers（生物分类器）：一般指生物体在生物分类学中所属的比较专指的“科”的名称，以及 BIOSIS 编制的与之对应的生物分类代码（Biosystematic Code）。如果生物分类代码后有“*”或 New，则表示是新发现的生物体。例如，HBV 的生物分类器及生物分类代码为：Hepadnaviridae ［03301］。

（4）Organisms Name（生物体名称）：生物体的正式名称或常用名。

4. Chemical Data（化学物质）　文献涉及的化学或生化物质的名称（Chemical Name）、CAS 登记号（CAS Registry No.）及详细信息（Detail）等。

5. Partsand Structures Data（生物体器官及结构）　文献涉及的生物体器官名称（Term）、器官系统（Organ Systems）及详细信息（Detail）等。例如，liver，digestive，system。

6. Disease Data（疾病）　文献涉及的疾病术语（Term）、MeSH 词（MeSH Term）、疾病附属关系（Disease Affiliation，一般为疾病的上位词）及详细信息（Detail）等。例如，Seizure：seizures（MeSH 词）：nervous system disease。

7. Gene Name Data（基因名称）　文献涉及的基因名称（Term）及详细信息（Detail）等。

8. Sequence Data（序列数据）　文献涉及的序列信息，包括 Accession No.（序列索取号）、Data Bank（序列数据库，如 GenBank，EBML.DDBJ）及详细信息（Detail）等。例如，AF047692：DDBJ，EMBL.GenBank：amino acid sequence，nucleoli de sequence。

9. Methods & Equipment Data（方法和仪器）　文献涉及的技术方法及仪器设备。例如，cloning：genetic techniques，laboratory techniques。

（二）BP 的检索规则

BP 检索规则包括以下 6 点。

（1）检索词不分大小写。

（2）可直接输入单词或短语，但不能包含标点符号。

（3）“·”默认为空格，如输入“IL2”可检出 IL-2 及 IL2，输入“IL-2”也可检出 IL-2 及 IL2。

（4）支持截词符“*”和“?”，其中“*”表示“零”或“多个”字符，“?”表示“一个”字符。

（5）支持邻近算符 SAME 在邻近算符 SAME 默认状态下，输入两个检索词，系统作为词组进行检索。用 SAME 运算符，要求两个检索词必须出现在同一个句子里，但在句子中的顺序是任意的。使用邻近算符 SAME 能在扩大检索范围的同时，提高查准率。除了 Title 和 Abstract 这两个字段外，邻近算符 SAME 所要求的“两个检索词出现在同一个句子”（Sentence）在下列字段检索时则要求“两个检索词是一个分号里的内容”，包括 Organisms，Major Concepts，Super Taxa，Taxa Notes，Parts，Structures & Systems of Organisms，Diseases，Chemicals & Biochemicals，Registry Numbers，Sequence Data，Methods & Equipment，Alternate Indexing，Miscellaneous Descriptors 等。

上述示例中，其中一个生物体是“human”，对这个词的修饰词是 Tanzanian，Child Patient。如果要检索有关 Tanzanian 儿童疟疾治疗方面的文献，可以用 SAME 写出检索式为：

Topic：Plasmodium falciparum and（child* same Tanzania*）。

（6）支持布尔逻辑运算符 AND，OR，NOT。运算符的优先顺序为：（）＞SAME＞NOT＞AND＞OR，当使用多个运算符时可用括号决定优先顺序，在一个检索提问中最多可使用 50 个运算符。

（三）BP 的检索途径

ISI Web of Knowledge 检索平台提供了 Quick Search（快速检索）、General Search（基本检索）、Advanced Search（高级检索）三种检索方式。其中，Quick Search 适用于简单课题的检索，直接输入检索词及其逻辑运算符 AND、OR、NOT 等即可进行组配检索，一次性最多可检索 50 个词或词组。Advanced Search 适合于复杂课题的检索。其使用方法与 Web of Science 的高级检索相同（图 5-14）。

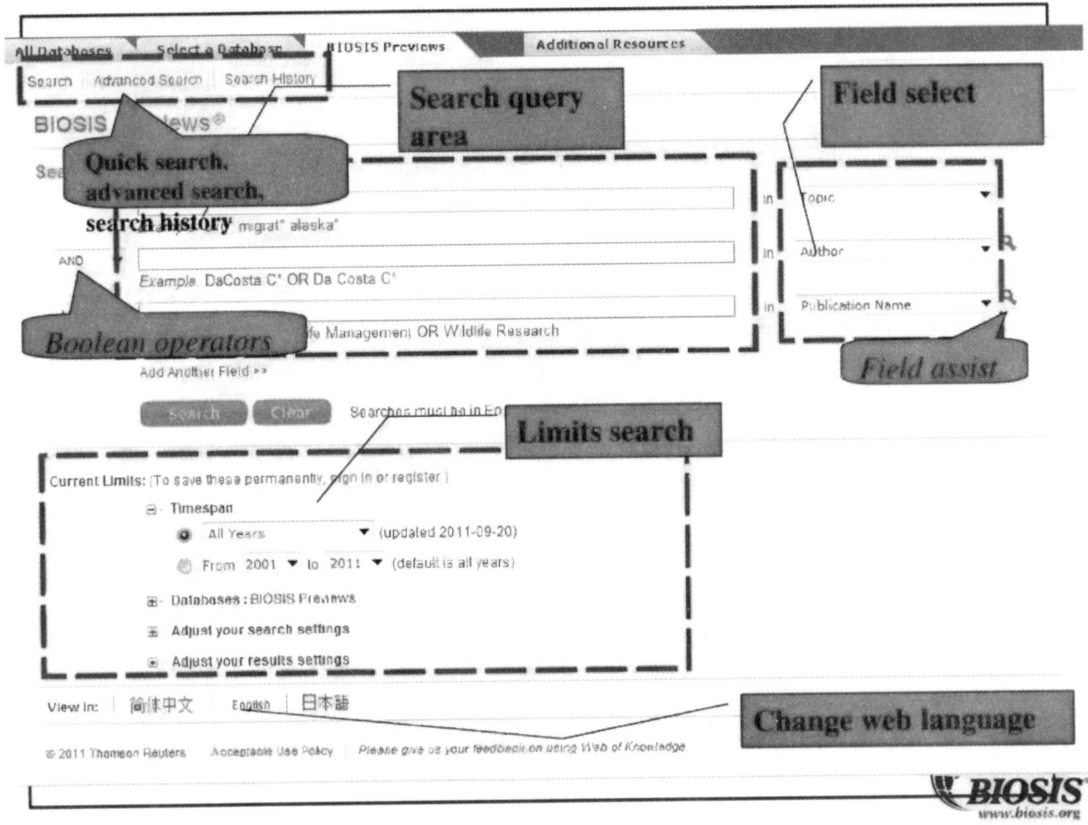

图 5-14　BP 检索界面

1. 快速检索　类似于 SciFinder Scholar 的“Research Topic”和 EMBase.Com 的快速检索。快速检索可以检索文章题名关键词、作者名以及摘要。可以使用 AND，OR，NOT 等逻辑运算符连接词或者词组。一次可检索多达 50 个词或词组。

2. 基本检索（General Search）　该检索步骤包括在一个或多个检索字段中输入检索式；滚动到页面下部选择限制和/或排序选项；点击“Search”按钮开始检索。

输入检索式注意事项如下。

（1）可使用通配符“*”或截词符“?”查找前端一致的词或拼法不同的词，但需注意在 Topic 字段中“*”之前至少应有三个字母。例如，“Uro *”允许，但“Ur *”不允许。“?”代替一个字母，例如，输入“organization *”，命中结果包括 organization、organizational 等。

（2）在同一检索字段，利用逻辑算符 AND、OR、NOT、SENT、SAME 将输入的词或词组结合起来以扩展或缩小检索范围；SENT 和 SAME 用来限定两个或多个检索词在同一个字段中检索。逻辑算符执行的先后顺序为：SAME=SENT>NOT>AND>OR。

（3）利用“()”限定优先执行顺序。

（4）如果在多个检索字段输入检索词，系统将默认按照 AND 关系执行。普通检索提供主题检索（Topic）、著者检索（Author）、来源出版物检索（Source Publication）、出版年份检索（Publication Year）、作者地址检索（Address）、生物分类检索（Taxonomic Data）、主要概念检索（Major Concepts）、学科分类代码/标题检索（Concept Code/Heading）、化学物质和生化物质检索（Chemical and Biochemical）、标识码检索（Identifying Codes）、会议信息（Meet-Information）共 11 个检索入口（图 5-15）。

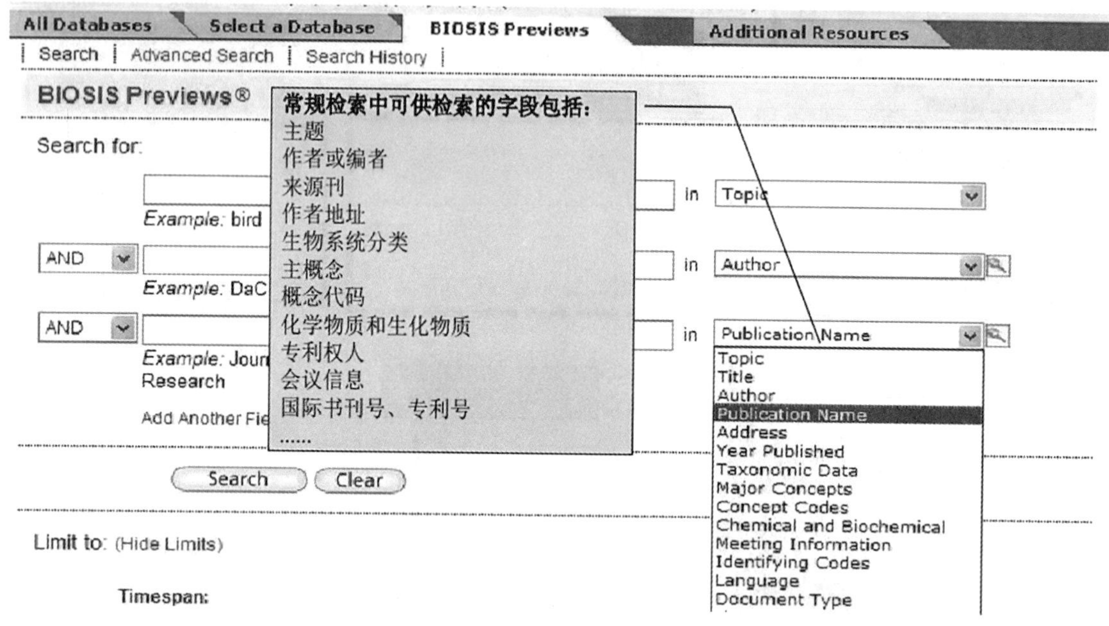

图 5-15 BP 检索示意图

（1）主题（Topic）：利用 Topic 途径进行检索时，系统自动对以下 18 个字段进行检索。

1）Title：指原文中列出的文章、图书、专利或系列图书卷名的标题。在 1992 年之前的文献，只采用美式拼写，为了结果更加准确，在检索时应使用英式拼写和美式拼写两种方法。BP 对非英语标题均提供了美式英语译文。

2）Abstract（1976—）：对于英文文献则提供原文中的作者摘要。

3）Organisms（1993—）：包括所有生物、上位生物分类或者分子序列的正式名称或俗名，另外还包括补充性词汇以说明生物体进化状态、年代、性别等。在补充信息中同时还包括新分类和化石信息。

4）Major Concepts（1969—）：用于标引文献所涉及的生命科学领域的 168 个主要学科领域，又称为主要概念词。

5）Super Taxa（1969—）：上位学科分类，用于指生物体"种"以上的高层级的分类术语。

6）Biosystematic Codes/Names：生物系统代码是 5 位数字的编码，用以代表上位学科分类。

7）Taxa Notes（1969—）：指在原文中提及的主要生物体的普通名。即使在文献中没有提及该生物的普通名，也可以通过 Taxanotes 将该文献检索出来。

8）Parts Structures & Systems of Organism（1995—）：用于描述大分子层级以上的生物体的组成部分。其中含有控制词表类的生物系统修饰语和自由词修饰语，用于描述器官的特定性研究。

9）Diseases（1998—）：用以描述原文中涉及的人类、动物和植物的疾病名称，紊乱及病理描述。修饰词包括疾病类修饰词和自由词。

10）Chemicals & Biochemicals（1993—）：用于描述天然或者合成化学以及活体的化学成分信息，这些术语摘自原文。为了检索结果全面，应检索同义词和不同的术语。在该字段中含有修饰词，其中部分为控制词。注：1993 年前，公式、同位素、元素符号，以及离子被转换为扩展形式。1993 年后，化学词汇的拼写和使用与原文中保持一致。

11）CAS Registry Numbers（1969—）：化学物质登记号按照原文给出。在化学物质登记号中包括了所有的同义词和不同的术语。

12）Sequence Data（1993—）：和原文提供的保持一致，包括登记号、数据来源名及分子序列信息。

13）Methods & Equipment（1998—）：用于描述原文中涉及的方法、仪器和技术手段。

14）Geopolitical Locations（1993—）：指代由政府/地理边界所划分的陆地或老水体，如镇、市、州、国、国家联合体等。包括所有的地域或人造结构的所在地。

15）Time（1993—）：指代在原文中出现的地质学、历史学或考古学时间年代或者纪元。

16）Institutions & Organizations（1995—）：表示在原文中出现的公司名、组织或机构名称。

17）Miscellaneous Descriptors（1969—）：所有不适合以上描述主题字段的术语都被加入到此字段。该字段还包括 1998 年以前的未被标引添加的字段的检索词，例如，Persons，Diseases，Institutions & Organizations.etc。该字段还包括在 1969～1992 年使用的 Added Keywords 的检索词。

18）Alterate Indexing（1999—）：交叉索引包括其他类型的索引项，如 MeSH 疾病词表等，提高了检索记录的准确性（图 5-16）。

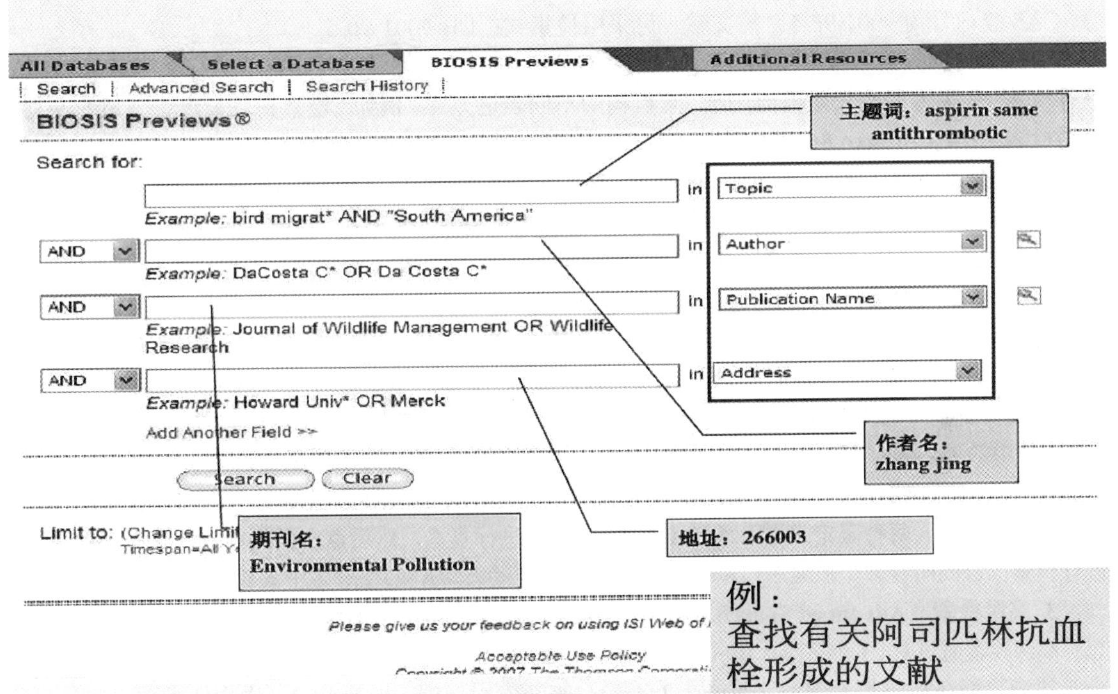

图 5-16　BP 主题检索

（2）著者（Author）：包括原文中出现的作者、编者或者发明人的姓名。著者检索时，可输入多位作者的名字（100 个）。一般采取姓用全称，名用首字母后加“*”的方式进行检索。BP 的记录中，著者字段的表达方式并不规范，通常是姓用全称，名用首字母，姓与名之间用“ ”再加空格分隔。但有些文献记录的姓、名均用全称，而且中国人的姓名表达方式有时会出错，检索时应注意。

（3）来源出版物检索（Source Publication）：包含收录期刊或图书的全名。进行来源出版物检索时，必须正确输入全名。可利用输入截词的方式或者利用 Source Index 界面提供的出版物列表输入刊名全称。

（4）作者地址检索（Address）：包含源文献中出现的作者、编者或发明人的地址信息。BIOSIS未对地址或者地址缩写词进行标准化。为了提高查准率，应使用截词和地址的不同写法。

（5）生物分类检索（Taxonomic Data）：应用 Taxonomic Data（TA，生物分类名称）检索时，一般输入上位的生物分类（Super Taxa）及代表生物分类目录的五位数生物系统编码（Biosystematic Code）。也可以先点击 Organism Classifiers 检索相应的生物分类及生物系统编码。实际检索中，一般与 TOPIC 检索组合使用，以提高查准率。

（6）主要概念检索（Major Concepts）：应用 Major Concepts（MC，主要概念词）检索时，可输入主要概念词进行学科相关领域的大范围检索。点击 List 可浏览主要概念词的全部内容（包括按字顺排列及按学科排列两种方式），可复制粘贴感兴趣的 Major Concepts 并进行检索。Major Concepts 检索与 TOPIC 检索可组合使用，以提高查准率。

（7）学科分类代码/标题检索（Concept Code/Heading）：输入代表学科名称的五位数编码进行检索，点击 List 可查看学科编码及对应的名称。

（8）化学物质和生化物质检索（Chemical and Biochemical）：主要用于查找化学及生化物质，包括各类药物，可输入化学物质、基因或序列的名称以及 CAS 登记号。例如，查找有关血纤溶酶（其 CAS 登记号为 9001-90-5）的文献，可采用检索式：CB-9001-90-5。

（9）专利权人的名称（Patent Assignee）：输入专利权人的名称（可以是个人，也可以是机构）进行检索。如果专利权人是机构，应注意机构的不同表达方式。例如，检索葛兰素史克公司的专利，可用检索式：PA= Claxo Smith Kline。

（10）会议信息（Meeting Information）：主要用于查找会议论文相关信息，可输入会议名称、会议主地点、会议主办者和会议日期等信息，并用 AND 或 SAME 连接。如果要检索某次会议上某个专题的会议论文，可采用组合检索，如 TOPIC 检索与 MEETINGINFO 检索组合，以提高查准率。

（11）标识码检索（Identifying Codes）：可以输入 ISSN 号、ISBN 号、专利号、专利批准日期等进行检索。例如，检索专利号为 6830560 的美国专利，可采用检索式：ICUS6830560。

在各检索入口框中直接输入检索条件（可为词组、单词以及运算符连接的检索表达式等）后，通过检索页面下方的“Restrict search by languages and document types”设定检索限定条件。类似于 PubMed 中的“Limits”和 Sci Finder Scholar 中的“Filters”功能，除了常见的语种（Languages）、文献类型（Document Types）外，还增加了作品类型（Literature Types）和生物分类（Taxa Notes）这两种特殊限定类型，每种限定类型可通过点击“Ctrl”键进行复选，然后点击页面左下方的“SEARCH”进行检索；若同时在多个检索入口框内输入，则系统自动以“AND”对多个条件进行逻辑运算。

3. 高级检索（Advanced Search） BP 的高级检索将逻辑组配的功能和普通检索的功能集中在一起。高级检索通过对 23 个字段标识（Field Tags）进行逻辑组配进而实现复杂的检索。此外，在 BP 的高级检索界面还提供作者索引（Author Index）、来源索引（Source Index）、生物体类别（Organism Classifiers）、主要概念（Major Concepts）和学科代码（Concept Code）等供用户检索时浏览选择检索词。

4. 检索的辅助索引（Search Aids） 在 Author，Source Publication，Taxonomic Data，Major Concepts 和 Concept Code/Heading 等检索字段中都提供了检索辅助工具，这些辅助工具在普通检索和高级检索界面均可使用。①进入检索辅助工具，点击“S”浏览检索词的含义范围。含义范围是一个独立的窗口，给出了主概念代码或者标题目前的应用范围，并提供了历史上该概念的使用信息；②点击字母列表浏览检索词或者在框中输入检索词的词干。截词使用星号（*），可以输入词组，或者利用 AND、OR、NOT 组配多个检索词；③点击 Add 按钮将该检索词加入到检索中，该检索词还会显示在屏幕下方的栏目中；④当添加完检索词之后，点击 OK 返回到检索页面。检索结果概要页面（Search Result-Summary）在“Search Summary”界面上，可以通过主题（标题、文摘、关键词和词组）在检索结果中进行二次检索，从而生成一个新的集合。这种组合可提高检索准确率，并生成另一个检索结果页面，使用该功能可以对检索结果进行精简。可以改变检索结果的排序方式，可排序的方式包括最新日期、相关度、第一作者字顺、来源文献名，其中任何一种方式都可以对100000条记录进行排序（图5-17）。

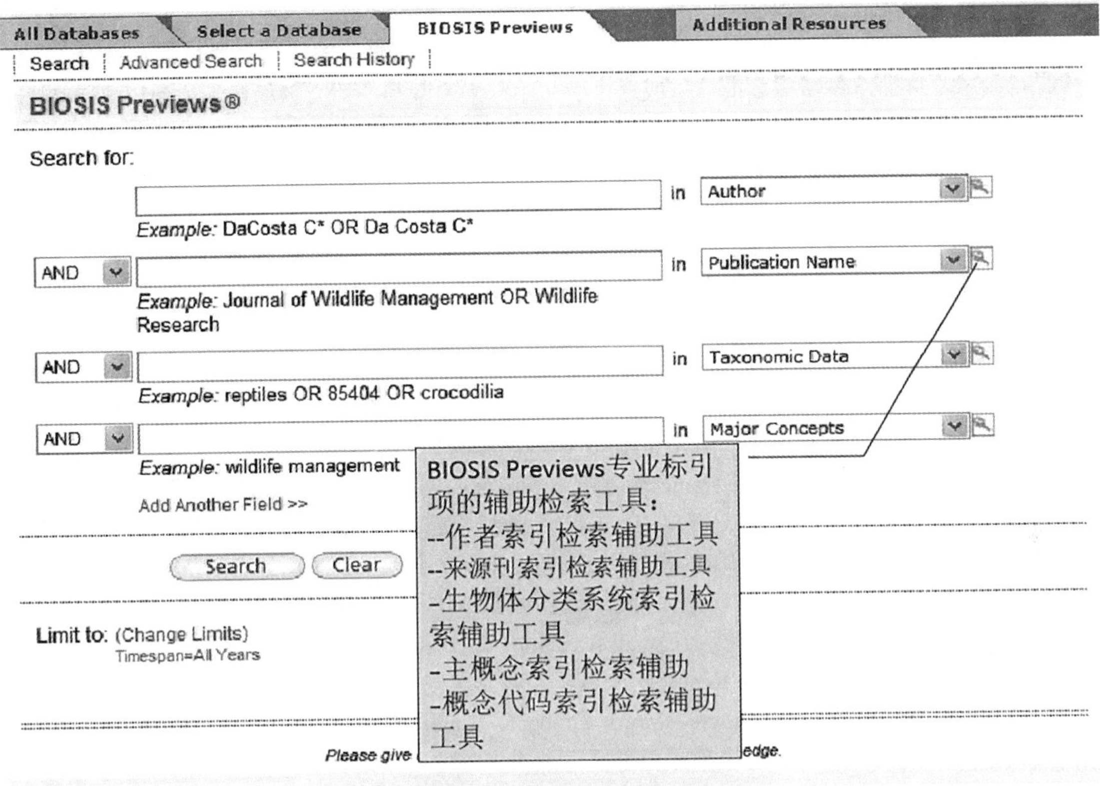

图5-17　BP检索辅助索引示意图

检索命中结果数目显示在界面上方，每页可显示10条、25条或50条记录，点击此处可以对检索结果进行分析。提炼检索结果可以通过点击任意一个字段链接对检索结果进一步完善。出现频率最高的条目会在列表最上方，括号中的数字表示了出现在概要页面上的包含该条目的记录数。点击“more choices”或“fewer choices”筛选更多或更少的字段，选择一个或多个复选框，点击“View Records”可以浏览包含所选择条目的记录，点击“Exclude Records”可以浏览不包含所选择条目的记录。

（四）BP检索结果的处理

对于检索结果的处理，BP也具有SciFinder Scholar数据库所提供的操作方式：Sort（排序）、Display Format（显示格式）、二次检索、文献链接、全文链接、打印和存盘及Analyze（分析），但是两者功能有所不同。

1. 排序　BP对于检索结果可以按以下方式进行排序：最新日期、相关度、第一作者姓氏字顺和来源文献名，与SciFinder Scholar的排序有所区别。

2. 显示格式　BP检索结果的显示方式较其他文摘型数据库少，只有全记录（Full Record）和概要（Summary）两种。概要方式显示的文献，包括文献的著者、篇名和来源出处。

3. 二次检索　当检索结果较多，需要进一步优化检索结果时，BP数据库提供了“Search with results”检索辅助功能，可通过主题（标题、摘要、关键词和词组）在第一次的检索结果中进行二次检索，从而提高查准率；或通过“Refine Results”检索辅助功能限定字段，对结果进行优化，类似于 SciFinder Scholar 数据库中的“Refine”功能。

4. 文献链接 链接到 Web of Science，除了可以查看引用的“Related Records”（指引用了相同的参考文献的记录），BP 还可以查看“Citing Articles”（引用文献）和“Cited Articles”（参考文献），这点与其他文摘型数据库有所区别。

5. 全文链接 BP 可通过提供的全文链接直接浏览全文，除此之外，还可通过保存检索式创建定题跟踪服务，随时了解所需要的信息或通过引文跟踪来追踪某一篇文献的最新被引用情况（此两项服务需要预先注册才可使用）。保存检索结果与创建定题跟踪服务（Search History & Search Alerts），检索历史可以保存在本地计算机或网络计算机，定题跟踪服务是基于输入的最后一个检索式而建立，也可以在 ISI 点击“Save History”保存检索历史而建立。如果希望定题跟踪服务包括以前输入的检索 Web of Knowledge 服务历史并创建定题跟踪服务，检索式可通过组配检索创建一个最新的检索集合，保存在当地的检索历史可以重新打开并运行，保存在服务器上的检索历史更容易打开和管理并可以用于建立定题跟踪服务。

创建定题服务需注意所在机构是否拥有创建定题服务的权限。链接到 Search History 界面或 Advanced Search 界面，点击“Save History”按钮即可创建定题跟踪服务。点击“Save”将检索式保存到远程的服务器。如果选择“Save to Your Workstation”下的“Save”，则会将检索策略保存到您的计算机硬盘、软盘或 History Name 输入检索式名称的网络驱动器上。如果要得到基于此检索式所建立的定题跟踪服务，在“Send Me E-mail Alerts”复选框中标记并输入邮件地址。Alerttypes 定题跟踪服务类型包括仅为通知邮件、题录（标题、来源、作者）题录+文摘以及全记录。E-mail formats 邮件格式包括 PlainText.HTML（可链接到全记录）ISI Research Soft（可输入到 End Note，Reference Manager 及 Pro Cite），以及 E-mail frequency 邮件频率为每周或每月。

6. 检索结果的分析（Analyze Results） 分析检索结果功能可按照以下字段对检索结果进行分析：Author，Assignee，Concept Code，Major Concept，Super Taxa，Source Title，Publication Year，Document Type，Language。在检索结果概要页面点击“分析”按钮即可。点击 Analyze，可以按照多种方式对多达 100000 条检索结果进行排序，还可以将分析结果保存，以便导入其他软件进行分析，选择你希望浏览的检索结果集合，然后点击“View Records”，即可浏览该集合的记录。分析功能可以帮助我们更准确地了解相关研究，如作者——了解该研究领域的主要研究人员是谁；主概念代码——了解该研究涉及的主要研究领域及相应的概念代码；主概念词——了解该研究主要涉及的学科领域；文献出版年——了解该研究在哪几年里发表的文献最多；来源文献名——了解该研究主要刊登在哪几种期刊上；上位学科分类——了解该研究涉及的主要生物的类别。

7. 存盘和打印 可以对检索结果进行打印、发送电子邮件、保存到文件、导出到 reference software 和保存到 endnote web 这五种方式的处理。

第三节 美国《科学引文索引》

一、概况

（一）简介

美国《科学引文索引》（Science Citation Index，SCI），是由美国科学信息研究所（Institute for Scientific Information Inc，ISI）于 1961 年创办出版。SCI 是国际上收集科学论文相互引证最为完备的刊物。

SCI 是一种综合性文献检索工具，选材于美国、英国、荷兰、德国、俄罗斯、法国、日本、加拿大等 40 多个国家和地区，包括 50 多种文字，涵盖自然科学、生物、医学、农业、技术和行为科学等的学术期刊、专题文集和会议论文，以及大量的专利文献和科技图书等。

SCI 数据库包括引文索引数据库（Citation Index，CI）、现刊题录数据库（Current Contents，CC）、科学技术会议录索引数据库（Index to Scientific & Technical Proceedings，ISTP）和社会及人文学会议录索引数据库（Index to Social Sciences & Humanities Proceedings，ISSHP）。其中，科学引文索引已收录 3500 种期刊。

SCI 从来源期刊数量划分为 SCI 和 SCI-E。SCI（SCI Compact Disc Edition，SCI CDE）指来源刊为 3500 多种的 SCI 印刷版和 SCI 光盘版；SCI-E（SCI Expanded）是 SCI 的扩展库，收录了 9000 多种期刊，数据年代回溯至 1900 年，并提供 1985 年以来的文献摘要，是生物医学领域最常用的期刊文献引文数据库，可通过互联网进行检索。ISI Web of Science 是 SCI-E 的检索和分析工具，其检索原理方法具有一定通用性，本文以 ISI Web of Sciense 为版本进行介绍（图 5-18）。

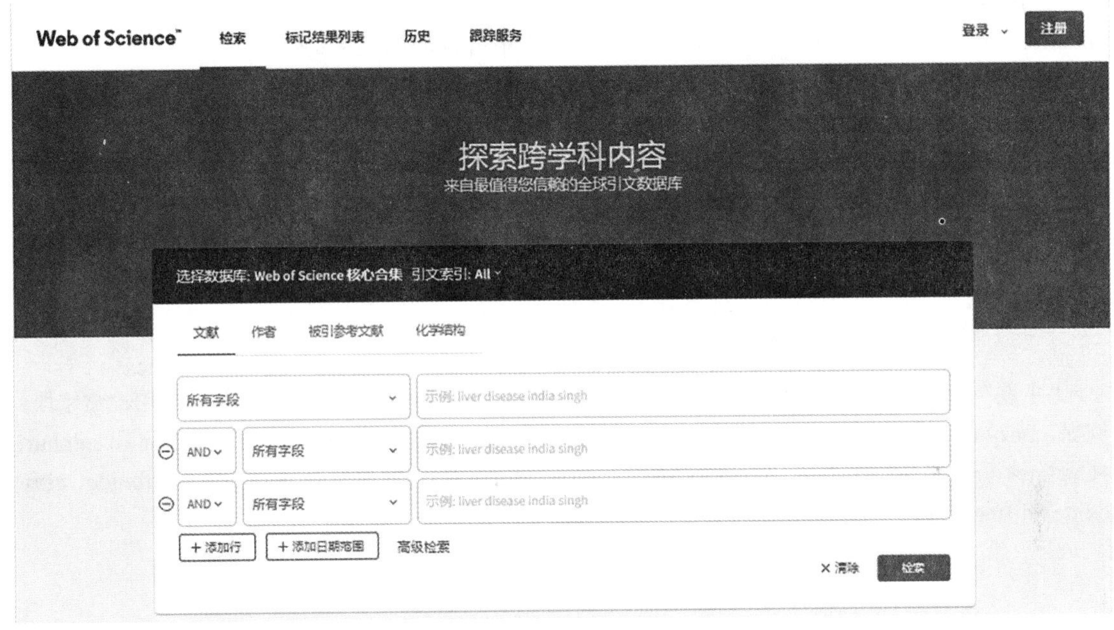

图 5-18　ISI Web of Sciense 界面

（二）检索规则和数学运算符

1. 字母不区分大小写　字母可以使用大写、小写或混合大小写。例如，AIDS、Aids 及 aids 可查找相同的结果。

2. 逻辑运算符　用于表达多个检索词和检索式序号之间的关系，以扩大或缩小检索结果。可用的逻辑运算符有 AND、OR、NOT、SAME 和 NEAR。

AND：表示逻辑“与”的关系，检索结果必须出现所有的检索词，用于缩检。

OR：表示逻辑“或”的关系，检索结果至少出现某一检索词，用于扩检。

NOT：表示逻辑“非”的关系，检索结果中不出现某一检索词，用于缩检。

SAME：用于标题、文摘、关键词和著者地址字段，表示同句“与”的关系，即检索词必须出现在同一句中，但不强调先后顺序。例如，在地址检索中，使用 SAME 可查找该运算符所分隔的检索词出现在同一个地址中的记录。检索时需要使用括号来对地址检索词进行分组。例如，

AD=（Portland SAME Oregon）查找在记录“地址”字段中存在地址检索词 Portland、Oregon 或 OR 的记录。

NEAR/x：使用 NEAR/x 可查找该运算符连接的检索词之间相隔指定数量的单词记录，该规则也适用于单词处于不同字段的情况。用数字取代 x，可指定将检索词分开的最大单词数。如果只使用“NEAR”而不使用“/x”，则系统将查找检索词由 NEAR 连接且彼此相隔不到 15 个单词的记录。例如，以下检索式效果相同：salmon NEAR virus 与 salmon NEAR/15 virus。

3. 通配符 在大多数检索式中都可以使用通配符（* $?）。

4. 短语检索 若要精确查找短语，短语须加引号。例如，检索式“energy conservation”将检索包含精确短语 energy conservation 的记录。这仅适用于“主题”和“标题”检索。

5. 括号 用于将合成布尔运算符进行分组。例如，（Antibiotic OR Antiviral）AND（Alga* OR Seaweed）；（Pagets OR Paget's）AND（cell* AND tumor*）。

6. 撇号 被视为空格，是不可检索字符。例如，Paget's OR Pagets 可查找包含 Paget's 或 Pagets 的记录。

7. 连字号 输入带连字号的检索词可以检索用连字号连接的单词和短语。例如，speech-impairment 可查找包含 speech-impairment 和 speech impairment 的记录。

如果在检索式中使用不同的运算符，则会根据下面的优先顺序处理检索式。一个检索式中出现多个逻辑运算符时，优先检索顺序为括号、NEAR/x、SAME、NOT、AND、OR。

二、检索途径和方法

检索字段包括主题、标题、作者、Researcher ID、团体作者、编者、出版物名称、DOI、出版年、地址、会议、语种、文献类型、基金资助机构和授权号等。

（一）检索“主题”字段

“主题”检索词包含有标题、摘要、作者、关键词、Keywords Plus 等字段，为常用检索字段。例如，Enzym*可查找 enzyme、enzymes、enzymatic 和 enzymology；Sul*ur 可查找 sulfur 和 sulphur；*Cycline*可查找 doxycycline、monocycline 和 tetracycline；*Oxide 可查找 peroxide、sulfoxide、nitric oxide 和 zinc oxide。

（二）检索“作者”字段

输入作者姓名，可在记录中检索作者、书籍作者、书籍团体作者和团体作者等字段。首先输入姓氏，再输入空格和作者名字首字母。例如，Driscoll 查找姓氏为 Driscoll 的所有人员；Driscoll C* 查找 Driscoll C、Driscoll CF、Driscoll CM、Driscoll CMH 等。

输入姓氏，后跟星号（*）通配符可以查找具有该姓氏的所有作者。例如，Smith*查找 Smith D、Smith JC、Smith ML、Smith JAC 等；Herlert A* AND Vogel M*查找由 Herlert A 和 Vogel M 撰写的论文记录；Herlert A* OR Vogel M*查找由 Herlert A 或 Vogel M（或 Herlert A 和 Vogel M）撰写的论文记录。

数据库中的亚洲姓名准确显示为它们在来源文献中的样子。如作者 Zhuang Jun 可能在数据库中显示为 Zhuang Jun、Zhang Jun、Jun Zhuang、Jun Zhang、Zhuang J.、Zhang J.或 Jun Z.。建议检索亚洲姓名的所有不同形式，如 Zhuang J OR Zhang J OR Jun Z。

（三）检索“地址”字段

通过在作者地址字段中输入机构和（或）地点的完整或部分名称，可以检索“地址”字段。例如，输入 Univ 和 University 都将找到记录中的地址字段出现检索词“Univ”的机构。

输入全名时，不要在名称中使用冠词（a，an，the）和介词（of，in，for）。例如，可以在地址检索中输入 University Pennsylvania。常见地址检索词可能在数据库中采用缩写形式。例如，Department 可能缩写为 Dept 或 Dep。如果将“地址”检索与“作者”检索结合起来使用，可扩大或缩小检索结果。系统将缩写的地址检索词映射为已知的完整的地址检索词，反之亦然。例如，Ave 映射为 Avenue，并且 Avenue 映射为 Ave；Univ 映射为 University，并且 University 映射为 Univ。

三、检索类型

（一）普通检索

选择数据库和年份，输入相应的主题、作者、作者地址及来源文献等内容（一个字段或多个字段检索），点击“检索”即可。检索结果可以通过语种、文献类型进行限制，通过入库时间、被引频次、相关度、第一作者以及来源文献对检索结果进行排序。

所有成功的检索均添加至检索历史表，而且可保存相应的设置，保存入库时间和数据库设置，以便每次开始检索会话时都可以使用它们。例如，可以将入库时间设置为检索“最近 5 年”。每次开始新的检索会话时，将仅检索最近 5 年添加到数据库中的记录。

（二）高级检索

能够通过主题、刊名、著者、著者单位、机构名称检索，也能够通过引文著者（Cited author）和引文文献（Cited reference）检索，支持布尔逻辑检索、截词符和其他调整方法以提高查准率，还允许用户将检索限定在指定的时间段内。

（三）被引参考文献检索

提供了被引作者、被引著作、被引年份三个检索字段进行检索，且这三个字段可使用运算符。输入被引文献的信息，包括被引作者、被引期刊、被引年份等；点击“检索”，得出检索结果，对检索结果进行处理，一般有显示、打印、下载和 Email 等输出形式。

四、检索结果处理

（一）检索结果

以简短的记录格式查看检索结果。页面顶部显示用于检索的检索语句的概要，包括所选的入库时间和所选的任何数据限制（例如，文献类型和语种）。检索结果界面上的所有题录记录都是源记录。

（二）精练检索结果

选中复选框可显示从检索结果界面的记录中提取的项目分级列表。最常出现的项目显示在列表顶部。括号中的数字表示包含该项目的检索结果界面的记录数量。

（三）全记录

查看数据库中所包含记录的全部信息，文献标题显示在界面的顶部。记录中可能显示任何一个或所有字段，具体情况视来源出版物的内容和类型而定。如果没有对应于特定字段的数据，则该字段不显示。

（四）被引参考文献检索结果

第 1 行显示文献的标题。第 2 行显示论文列出的第一作者，名称之前的星号（*）表示该作者是团体作者或公司。第 3 行如果有记录，显示来源文献信息，包括被引出版物的名称，后跟卷号、期号、页码、DOI 码和出版年。第 4 行“被引频次”显示引用当前记录的记录总数。

五、检索举例

（一）检索相关主题文献

丹参的质量评价相关方面的研究，选择相关的主题词：Danshen，CHEMISTRY ANALYTICAL。可用 Danshen 这个主题词检索，再通过分析功能，检出需要的文献。

进入 Web of Sciense 界面后，选择入库时间（所有年份，更新日期 2021-09-27），引文数据库为 SCIE。以丹参为例，相关流程如图 5-19～图 5-21 所示。

被收录文章的题录页，最下方可进行输出记录设置，如检索结果默认为每页显示 10 条、25 条、50 条等。

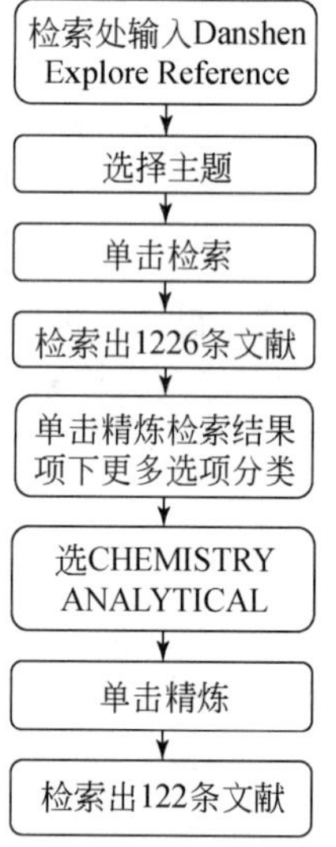

图 5-19　Web of Sciense 检索流程

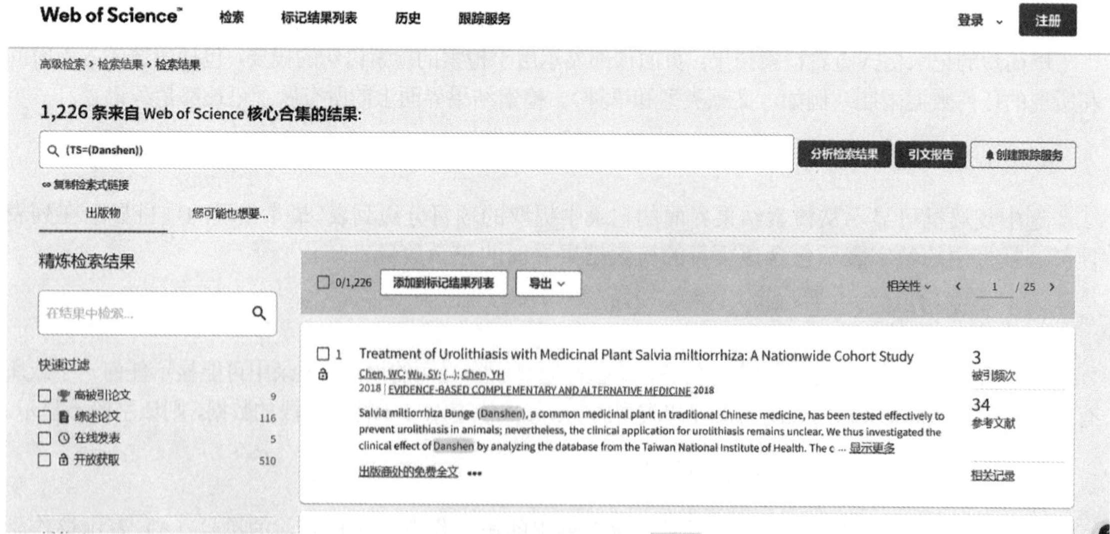
Web of Science
检索
标记结果列表
历史
跟踪服务
登录
注册
高级检索 › 检索结果 › 检索结果
1,226 条来自 Web of Science 核心合集的结果:
(TS=(Danshen))
分析检索结果
引文报告
创建跟踪服务
复制检索式链接
出版物
您可能也想要...
精炼检索结果
在结果中检索...
快速过滤
高被引论文 9
综述论文 116
在线发表 5
开放获取 510
0/1,226
添加到标记结果列表
导出
相关性
1 / 25
1 Treatment of Urolithiasis with Medicinal Plant Salvia miltiorrhiza: A Nationwide Cohort Study
Chen, WC; Wu, SY; (...); Chen, YH
2018 | EVIDENCE-BASED COMPLEMENTARY AND ALTERNATIVE MEDICINE 2018
Salvia miltiorrhiza Bunge (Danshen), a common medicinal plant in traditional Chinese medicine, has been tested effectively to prevent urolithiasis in animals; nevertheless, the clinical application for urolithiasis remains unclear. We thus investigated the clinical effect of Danshen by analyzing the database from the Taiwan National Institute of Health. The c ... 显示更多
出版商处的免费全文
3
被引频次
34
参考文献
相关记录

图 5-20　Web of Sciense 检索结果界面 1

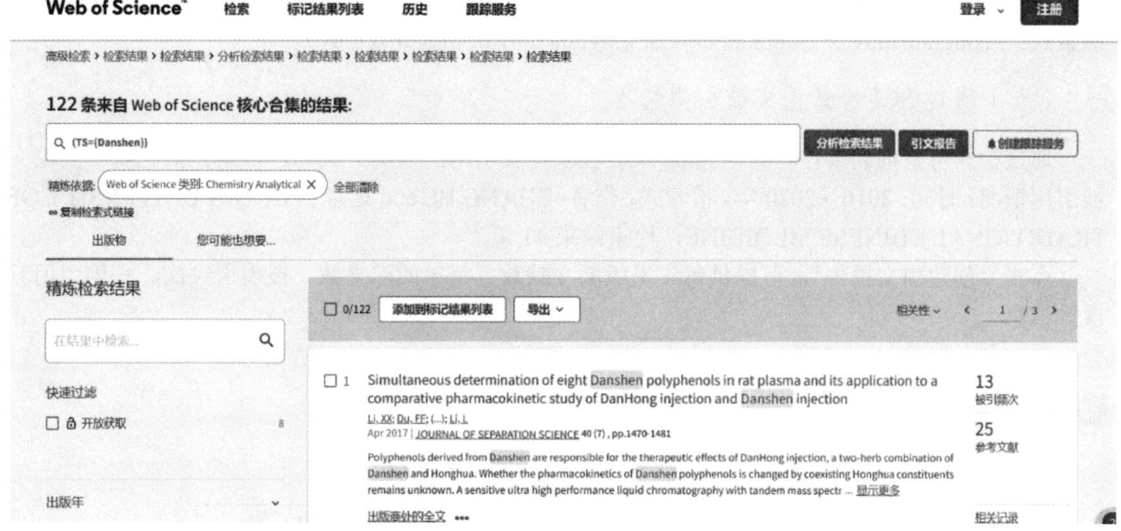

图 5-21 Web of Sciense 检索结果界面 2

第一种打印方式：网页打印。在需要的文章前的方框中打勾，点击左上方菜单→文件→打印，直接打印网页（切勿使用数据库提供的“打印”按钮）。

第二种打印方式：选择所需的记录打印。在需要的文章前的方框中打勾，如需要翻页时，翻页后继续勾选，系统会自动记录所勾选的文章，全部勾选完毕，点击“添加到标记结果列表”，添加完成之后，“标记结果列表”显示经标记的条数。点击“打开标记结果列表”，选择所需的记录打印。

（二）获得某一研究领域的相关信息

获得丹参的研究领域的相关信息。在检索处输入 Danshen，在“检索范围”下拉列表中选择“主题”，单击“检索”，检索出 1226 条文献。

“结果分析”中有作者、国家/地区等 18 字段可供分析。其中机构名称字段，可获得相关研究机构的信息，发现高产出的机构，有利于机构间的合作；作者字段，可获得该研究领域的核心作者信息，从而明确该领域中活跃的研究工作者；来源出版物字段，可获得发表该研究领域论文的出版物来源信息，发现相关的学术期刊进行投稿，链接到 Journal Citation Reports 可查看影响因子等。

（三）个人被 SCI 收录论文的检索

检索（所有年份，更新日期 2021-09-28 为例）人民英雄张伯礼院士相关论文被收录的情况。

检索式：作者=ZHANG BL 在“检索范围”下拉列表中选择“作者”，在“精炼作者”中，单击选择作者不同拼写形式，锁定结果“ZHANG BL”→TIANJIN UNIVERSITY OF TRADITIONAL CHINESE MEDICINE 检索结果→104 篇文献。

在 SCI 中可检索第一作者和通讯作者，打开其中一篇，在“作者”字段，排在第一位的是第一作者，在“通讯作者地址”字段出现的是通讯作者。

如果查询张伯礼为第一作者的论文，点击“按照第一作者”排序即可。

（四）检索单位/机构论文收录情况

以天津中医药大学发表的论文为例，检索式：地址=TIANJIN UNIVERSITY OF TRADITIONAL CHINESE MEDICINE，检索结果 3458 篇。

检索时应输入所有可能的单位/机构名称形式，以防漏检，以检索清华大学发表的论文为例，检索式：（tsinghua univ or tsing hua univ or qinghua univ or qing hua univ）。

（五）通过 SCI 检索论文被引用情况

通过检索可查询到某作者的论文被 SCI 收录论文引用的情况。例如，检索张伯礼院士的论文被引用情况。时间：2016～2020 年，检索式：作者=ZHANG BL and 地址=TIANJIN UNIVERSITY OF TRADITIONAL CHINESE MEDICINE，检索结果 41 篇。

点击“创建引文报告”，可提供每年出版的文献数、每年的引文数、被引用频次、平均引用频次等信息。

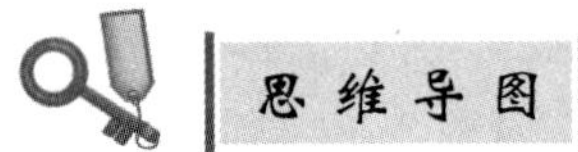

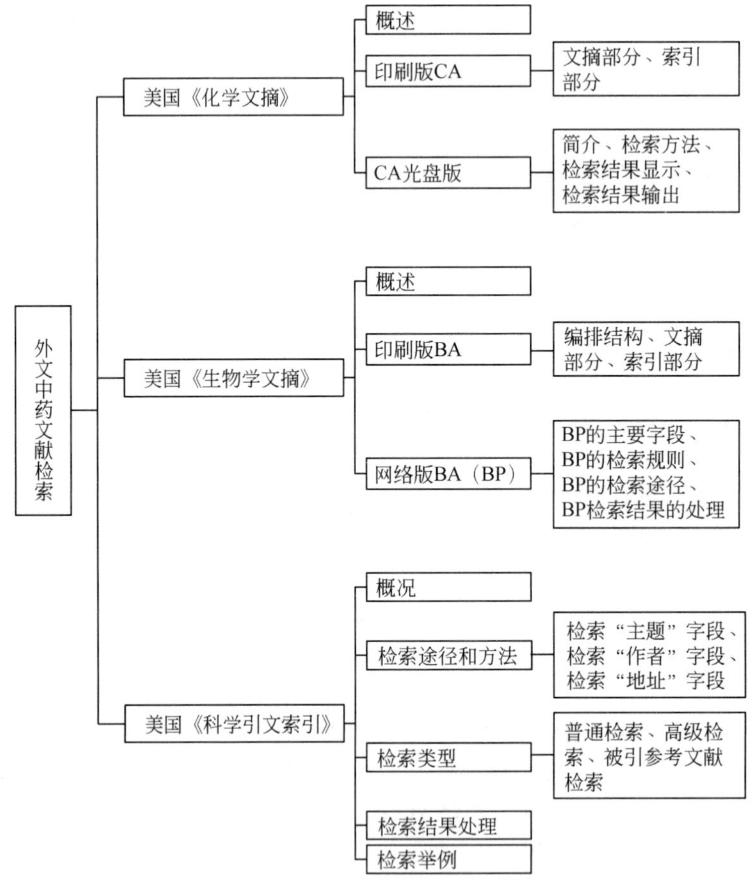

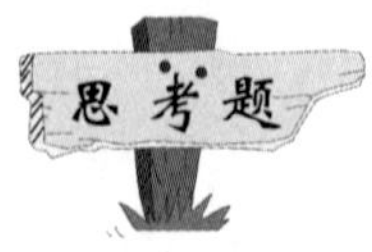

1. 美国《化学文摘》创刊于哪年？有哪些版本？
2. 美国《科学引文索引》不同检索字段的意义是什么？
3. 美国《生物学文摘》有哪几种索引方法，说明并简述使用方法。
4. 美国《科学引文索引》的特点、主要结构和常用检索方法有哪些？

第六章 外文中药文献网络数据库

第一节 SciFinder Scholar 数据库

一、概况

SciFinder Scholar（CA 网络版）是美国化学会所属的化学文摘社出版的化学资料电子数据库学术版，目前是全世界较为全面的化学信息数据库。

1998 年，SciFinder Scholar 被引进高等院校和科研院所等学术机构，在充分吸收印刷版 CA 精华的基础上，整合了 Medline 医学数据库、欧洲和美国等 64 家专利机构的全文专利资料，进一步提高了化学化工文献的可检性和速检性。其报道了世界上 180 多个国家、50 多种文字出版的 50000 多种科技期刊、科技报告、会议论文、学位论文、资料汇编、技术报告、新书及视听资料，摘录了世界范围约 98%的化学化工文献。涵盖的学科有应用化学、化学工程、普通化学、物理、生物学、生命科学、医学、聚合体学、材料学、地质学、食品科学和农学等诸多领域。

（一）SciFinder Scholar 包含的数据库

1. 文摘数据库

（1）CAplus：世界上权威的化学化工文献数据库，包含 1907 年以来的世界上 64 个专利发行机构的专利文献、9000 多种期刊论文、会议录、技术报告、图书、学位论文、评论、会议摘要、电子期刊和网络预印本，每天更新约 3000 条记录。内容基本同印刷版 CA 和光盘 CA。用户可以使用研究主题、著者姓名、机构名称和文献标识号进行检索。

（2）Medline：美国国家医学图书馆出品的书目型数据库，主要收录 1949 年以来与生物医学相关的期刊文献，是免费数据库。

2. 化学物质数据库

（1）CHEMLIST：查询备案/管控化学信息的工具。用户可以利用这个数据库了解某化学品是否属于被管控，以及管控机构的详细信息。该库包含 34.8 万多个备案/被管控物质，用户可以用结构式、CAS 登记号、化学名称（包括商品名、俗名等同义词）和分子式进行检索。

（2）REGISTRYSM：查找结构图示、CAS 登记号和特定化学物质名称的工具。该库包括了约 1.87 亿种有机和无机化学物质，包括合金、配位化合物、矿物、混合物、聚合物和盐等，此外部分还有实验数据可供查询。用户可以用化学名称、CAS 登记号或结构式、理化性质数据和分子式进行检索。

（3）CHEMCATS：化学品商业信息数据库，目前包含数百万个化学品商业信息，可用于查询化学品提供商的联系信息、价格情况、运送方式或了解物质的安全和操作注意事项等信息，记录内容还包括目录名称、订购号、化学名称和商品名、化学物质登记号、结构式及质量等级等。数据每周更新。

（4）MARPAT：马库什（Markush）结构专利信息数据库，MARPAT 收录了从 1988 年至今 CAS 收录的专利（包括 1987 年至今的日本部分专利）中包含的 110 多万个可检索的马库什结构，1984～1987 年的英文专利，1986～1987 年的法国和德国的部分专利，源自 1961～1987 年 INPI（国家工业产权局）数据的其他记录，以及 2000 年 1 月 10 日后公布的俄罗斯专利和 2008 年至今公布的韩国专利。数据每日更新。

3. 反应数据库

CASREACT：包含 1840 年以来的约 1.39 亿单步或多步反应，用户可以用结构式、CAS 登记号、化学名称（包括商品名、俗名等同义词）和分子式进行检索。

（二）SciFinder Scholar 提供的信息

SciFinder Scholar 可提供文献信息、物质信息和反应信息三类信息，具体信息见表 6-1。

表 6-1　SciFinder Scholar 提供信息

检索方式	SciFinder Scholar 提供信息
文献信息	• Title • Author/inventor • Company name/corporate source/patent assignee • Publication year • Source，publication，date，publisher，volume，issue，pagination，CODEN，ISSN • Patent identification，including patent，application，priority，and patent family information • Abstract of the article or patent • Indexing • Supplementary terms • Citations • Substances，sequences，and reactions discussed within the document
物质信息	• Chemical name • CAS Registry Number® • Molecular formula • Structure diagram • Sequence information，including GenBank® and patent annotations • Property data • Commercial source information from chemical supplier catalogs • Regulatory information • Editor notes • Documents in which the substance is referenced • Reactions in which the substance participates • A list of other databases available from STN，for related information
反应信息	• Reaction diagrams，including reactants，products，reagents，catalysts，solvents，and step notes • Citation hyperlinked to the reference record • Additional reactions，references，substance details，commercial sources，and regulatory information for all reaction participants • Notes

（三）特点和新增功能

相对于 CA 印刷版和光盘版，SciFinder Scholar 可以提供完整的化学信息资源，SciFinder 检索工具便于轻松访问全球较为全面的物质、反应和文献（专利和期刊）数据库信息。更新速度更快，检索的时间跨度更大，对检索结果的加工处理方面功能更强、实用性更佳。

新增特色功能包括：①不用安装软件，通过网址登录即可进入；②检索结果可以根据被引次数进行排序，方便读者获取热点文献；③检索结果集，使用快捷键 quick view 可实现快速浏览；④PatentPak 可以帮助读者快速定位所需要的专利信息；⑤新增 MethodsNow 可以快速获取详细的实验方法；⑥研究人员可以创建和自定义反应路线；⑦SciPlanner 功能可以让用户以更直接的方式去组织和管理检索结果。

（四）三个版本 CA 的比较

CA 印刷版、光盘版和网络版的相同点和不同点的具体比较见表 6-2，特别需要说明的是 SciFinder Scholar 与 CA 光盘版的不同点如下。

1. 内容　SciFinder Scholar 包含 CA 光盘版的数据资源及其他资源。

2. 更新速度　SciFinder Scholar 是日更新及周更新，CA 光盘版是月更新。

3. 检索时间跨度　SciFinder Scholar 可同时检索 1907 年至今所有年度的文献数据，而 CA 光盘版每次只能检索 1 年的文献数据。

表 6-2　CA 三种版本的特点

特点	CA 印刷版	CA 光盘版	SciFinder
包含文献起始日期	1907 年	1977 年	1907 年
得到最新信息的延迟	几个月	约 1 个月	1 天
主题检索	√	√	√
普通物质名称检索	×	×	√
分子式检索	√	√	√
结构式检索	×	×	√
亚结构式检索	×	×	√
相似结构式检索	×	×	√
反应式检索	×	×	√
类反应式检索	×	×	√
分析与二次检索	×	×	√
全文连接	×	×	√
检索效率	低	中	高
检索速度	慢	中	快

二、SciFinder Scholar 检索

打开 SciFinder Scholar 网址：http://scifinder.cas.org，使用注册的用户名和密码登录。登录后，即可进入查询界面。图 6-1 是登录后看到的 SciFinder Web 默认界面。默认的检索状态为“Research Topic”主题检索。默认界面主要包括三大部分信息。

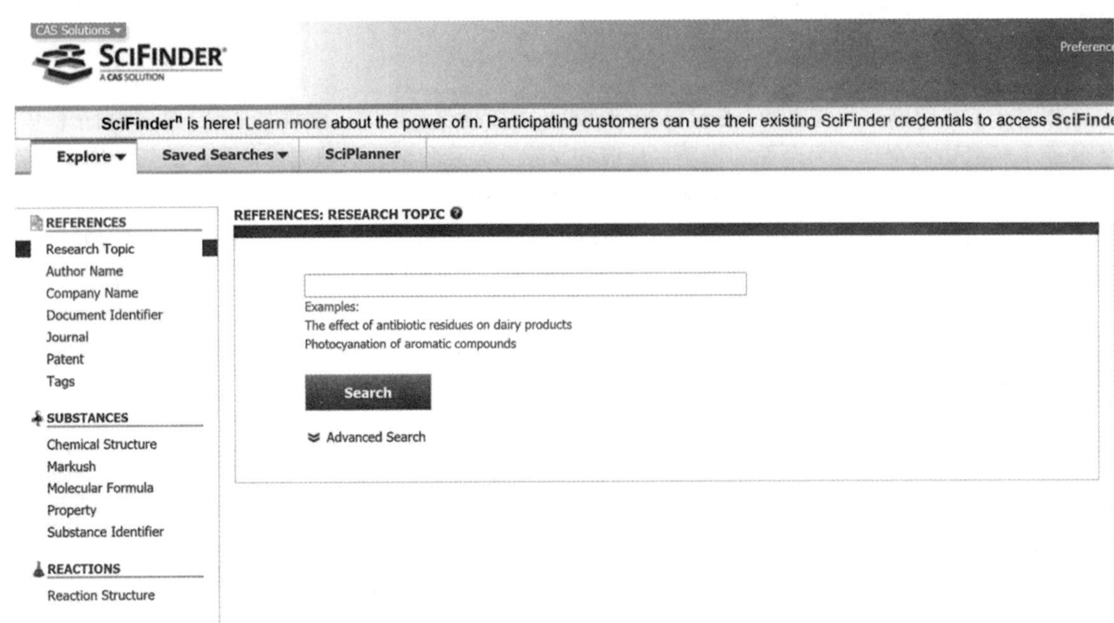

图 6-1　SciFinder Web 默认界面

1. Explore（检索）　相关选项及功能见表 6-3。

表 6-3　Explore 子菜单的选项及各项功能

选项名称	选项功能
Research Topic	以研究主题进行检索
Author Name	以作者姓名进行检索
Company Name	以公司名称进行检索
Document Identifier	以文献识别号进行检索
Journal	以期刊进行检索
Patent	以专利进行检索
Tags	以文献标签进行检索
Chemical Structure	以物质化学结构进行检索
Markush	获得与结构相关的专利文献
Molecular Formula	以物质分子量进行检索
Property	以物质理化性质进行检索
Substance Identifier	以物质标识符进行检索
Reaction Structure	以化学反应进行检索

2. Save Searches　子菜单选项及功能见表 6-4。

表 6-4　Save Searches 子菜单选项及各项功能

选项名称	选项功能
Saved Answer Sets	查看、编辑、删除或合并结果集
Keep Me Posted	查看、编辑者合并定时跟踪提醒的结果集
History	查看、打印或导出当前检索的历史记录

3. Sci Planner　为反应路线设计工具。

三、检索结果处理

SciFinder Scholar 在 Explore 项下，有 Explore References（文献检索）、Explore Substances（物质检索）和 Explore Reactions（反应检索）三种不同类型的检索方式，见图 6-2。

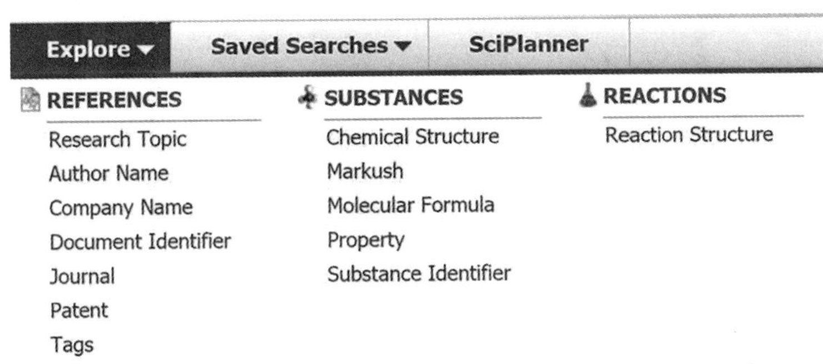

图 6-2　SciFinder Scholar 三种检索方式

Explore　---------->> REFERENCES（文献检索）
　　　　---------->> SUBSTRANCES（物质检索）
　　　　---------->> REACTIONS（反应检索）

例如，用户要检索有关 *Salvia miltiorrhiza*（丹参）研究主题的文献，可通过 Explore References 进行检索；如用户已知该物质的结构或分子式或其他具体信息，则可通过 Explore Substances 直接进行检索；用户也可通过 Explore Reactions 对该物质的化学反应来进行检索。

（一）Explore References（文献检索）

在 Explore References 项下包括 Research Topic、Author Name、Company Name、Document Identifier、Journal、Patent 和 Tags 六种不同途径的检索方式。各项目程序如下。

Explore References　--------------------->> Research Topic
　　　　--------------------->> Author Name
　　　　--------------------->> Company Name
　　　　--------------------->> Document Identifier
　　　　--------------------->> Journal
　　　　--------------------->> Patent
　　　　--------------------->> Tags

1. 文献检索选项

（1）Research Topic：点击“Research Topic”，进入主题检索界面（图 6-3）。

输入需要检索的英文主题或者英文关键词，可以输入介词或其他常用连词将主题概念隔开，点击“Search”进行检索。检索前，点击“Advanced Search”选项，也可以提前限定一些内容，如出版年份、文献类型、语言、作者和公司信息等。

这里以“*Salvia miltiorrhiza*（丹参）”为关键词进行检索。检索结果如图 6-4。

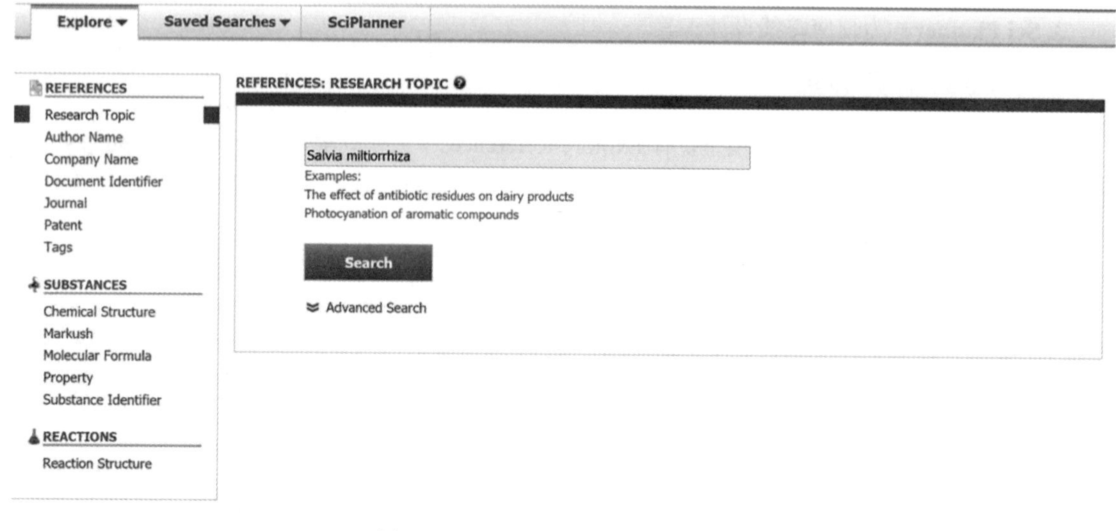

图 6-3　“Research Topic”检索界面

Explore　Saved Searches　SciPlanner

Research Topic "Salvia miltiorrhiza"

REFERENCES

Select All　Deselect All

0 of 2 Research Topic Candidates Selected

		References
☐	35595 references were found containing **"Salvia miltiorrhiza"** as entered.	35595
☐	35595 references were found containing the concept **"Salvia miltiorrhiza"**.	35595

Get References

图 6-4　“Research Topic”检索结果

SciFinder 能够自动识别同义词、近义词、缩写词，并有截词和断词等功能，在检索结果中，一般会有多种选择。“35595 references were found containing “Salvia miltiorrhiza” as entered”表示有 35595 篇文献含有输入主题“*Salvia miltiorrhiza*”；“35595 references were found containing the concept“Salvia miltiorrhiza”表示含有“*Salvia miltiorrhiza*”的文献为 35595 篇。用户可以根据需要选择其中的一种、几种或者选择全部进行文献检索。勾选检索的选项，点击“Get Reference”就会得到所需要的结果集。在检索结果中，所输入的关键词或主题会以黑色加粗的方式显示出来。检索结果条目如图 6-5。

1）检索结果菜单栏及功能

Get Substances：显示文献中出现的化学物质或其他物质。

Get Reactions：显示文献中出现的化学反应。

Get Related Citations：得到所选文献的相关或相似文献。这里有两个选项，第一个选项是“Get Citing”，可以获取引用了该文献的文献，第二个选项“Get Cited”可以获取该文献的参考文献。

Tools 菜单栏的下拉选项如下所述。

Remove Duplicates：移除 MEDLINE 中重复的文献。

Combine Answer Set：可以选择保存的答案集以当前答案集组合。

Add Tags：使用词语为所选文献添加标记。

选择好所需要的文献后，可以创建一个“Keep Me Posted”，此功能可以按周或者按月定时自动检索最新的结果。结果展示在 Explore 检索界面右下角。

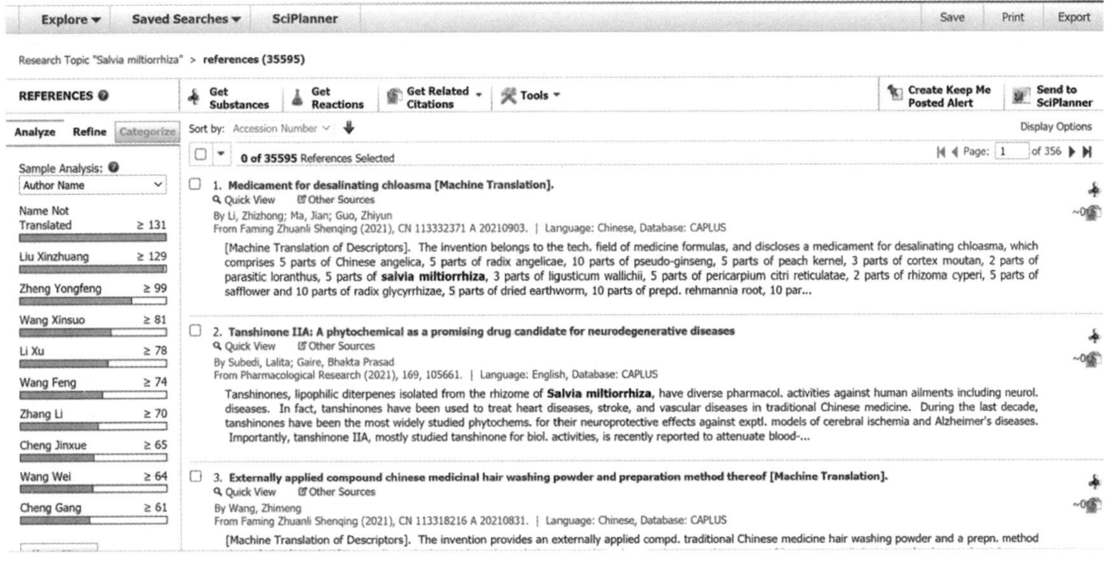

图 6-5　“Research Topic”检索结果条目

2）检索结果排序及显示：在检索结果的第二行有两个按钮，分别为“Sort by”和“Display Options”，可用于对结果进行不同的排序及显示。

A.“Sort by”选项，可以根据收录号、作者姓名、被引次数、公开年份或者标题对检索结果进行排序。旁边的蓝色箭头指示升序和降序。

B.“Display Options”选项，可以选择检索结果中“Answers per Page”和“Layout Options”的显示方式，在出现的对话框中确定选项，点击“OK”。

3）文章标题：点击文章标题可以进入文章的详情页面。

4）文章标题下选项及功能

A. Quick View：可以实现不离开当前页面就可以预览文献。

B. Other Sources：连接到 SciFinder 平台外的全文。

C. ATENTPAK：获取专利的 PDF 全文及其同族的 PDF 全文（需要订购 PATENTPAK 才可获得）。

5）检索结果左侧选项功能：在结果界面最左边有“Analyze”（分析工具）、“Refine”（限定工具）及“Categorize”（自动分类功能），可以对已检索所得的结果进行再次分析或重新限定，使二次检索的信息能更加精准。

A.“Analyze”（分析工具）：共 12 种，分析选项及功能见表 6-5。

表 6-5　分析选项及各项功能

分析选项	选项功能
Author Name	列出作者姓名
CAS Registry Number	列出文献中 CAS 登记号
CAS Section Title	CAS 中的学科分类
Company-Organization	公司或者机构名称
Database	文献来源数据库
Document Type	文献类型
Index Term	文献检索词进行分类
CA Concept Heading	识别文献中常见的主题内容

续表

分析选项	选项功能
Journal Name	期刊名称
Language	撰写原始文件需要的语言
Publication Year	文献公开年份
Supplementary Term	文献的关键词

B.“Refine”（限定工具）：共 7 种，限定选项及各项功能见表 6-6。

表 6-6 限定选项及各项功能

限定选项	选项功能
Research Topic	检索主题
Author	作者
Company Name	公司姓名
Document Type	文献类型
Publication Year	文献公开年份
Language	撰写原始文件需要的语言
Database	文献来源数据库

C.“Categorize”（自动分类功能）：可以对结果依据学科自动分类，检索界面见图 6-6。

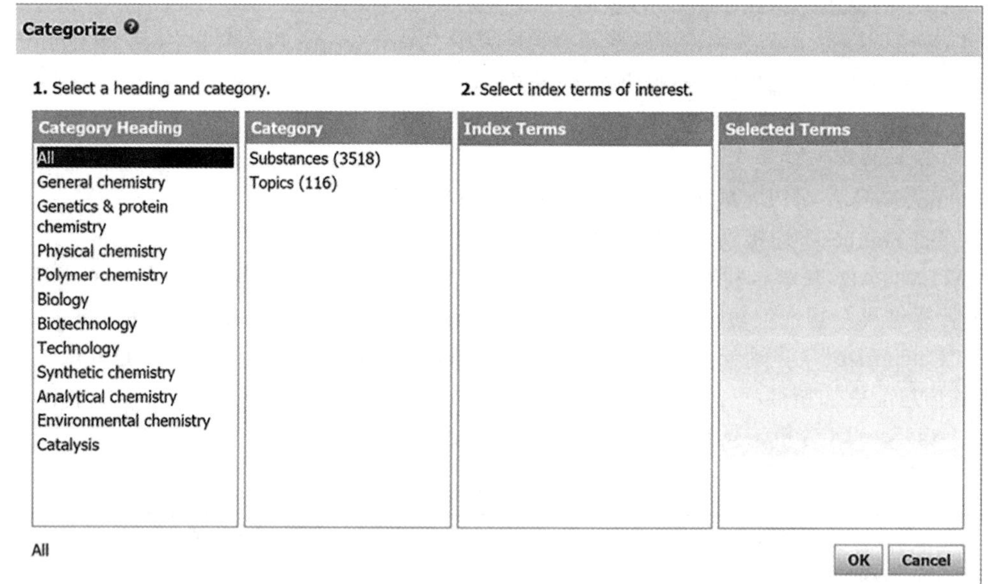

图 6-6 “Categorize”检索界面

（2）Author Name：点击“Author Name”，进入检索界面（图 6-7）。使用该检索选项检索某个作者、发明人或编辑发表的文献。

以张伯礼（中国工程院院士，现任天津中医药大学名誉校长）为例，进行姓名检索，输入其英文名“Boli Zhang”，点击“Search”进行检索。结果见图 6-8。

选择检索的选项，点击“Get Reference”就会得到所需要的结果。在检索结果中，所输入的姓名格式以黑色加粗的方式显示出来。检索结果见图 6-9。

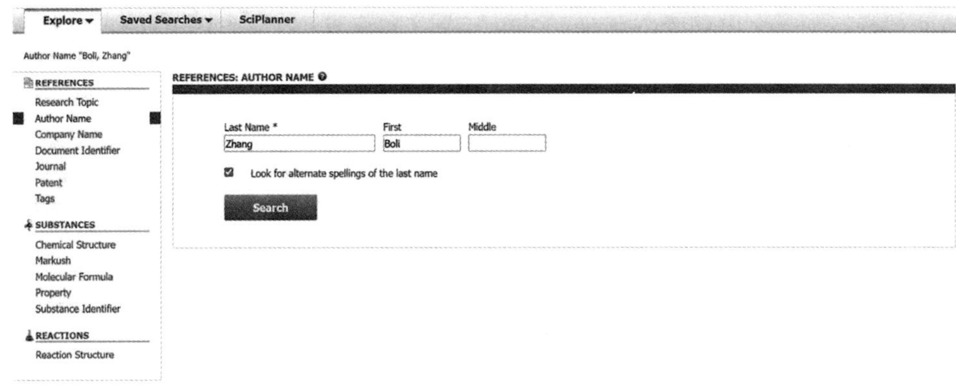

图 6-7　“Author Name”检索界面

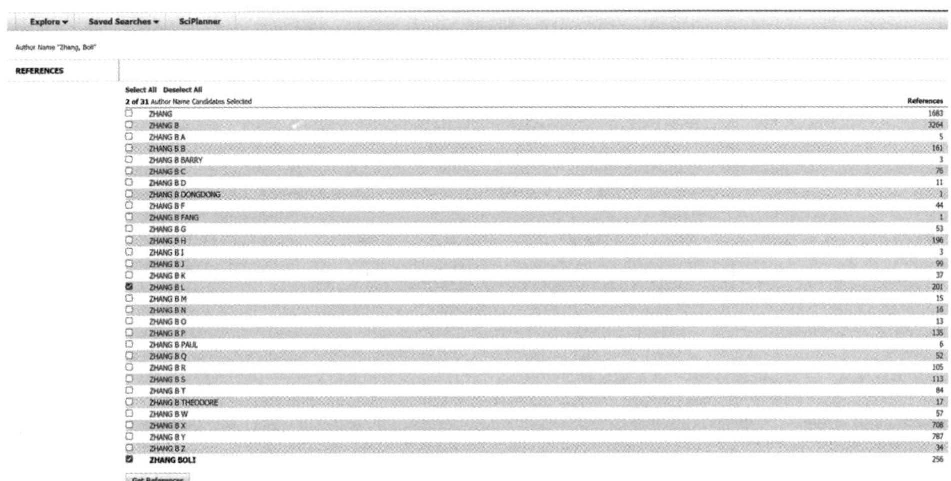

图 6-8　“Author Name”检索结果

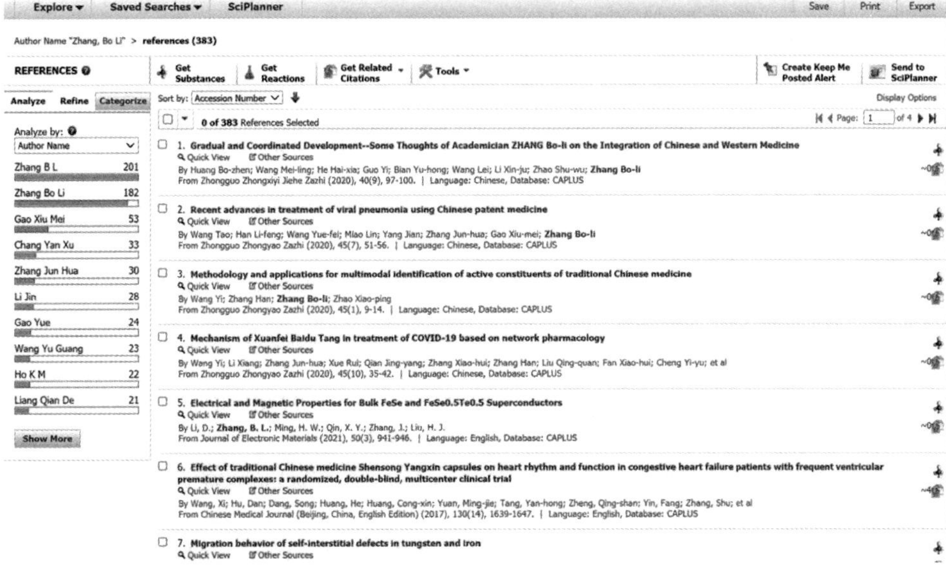

图 6-9　“Author Name”检索结果条目

（3）Company Name：点击“Company Name”，进入检索界面，见图 6-10。根据该检索可以获得某个研究机构、高等院校或其他组织发表的文献。

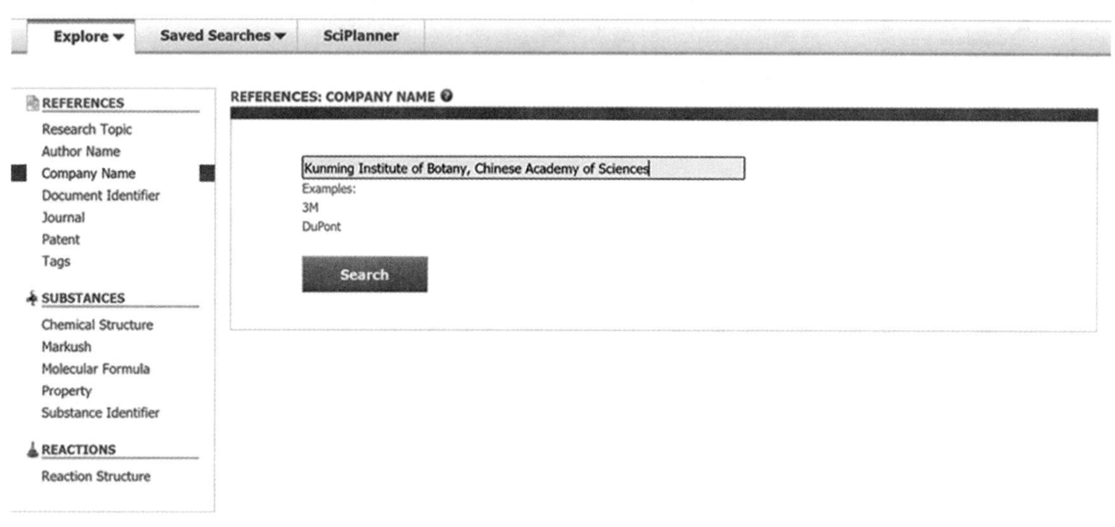

图 6-10 “Company Name”检索界面

以“Kunming Institute of Botany，Chinese Academy of Sciences”（中国科学院昆明植物所）为例进行机构名称检索，一共有 8456 条检索结果，结果见图 6-11。

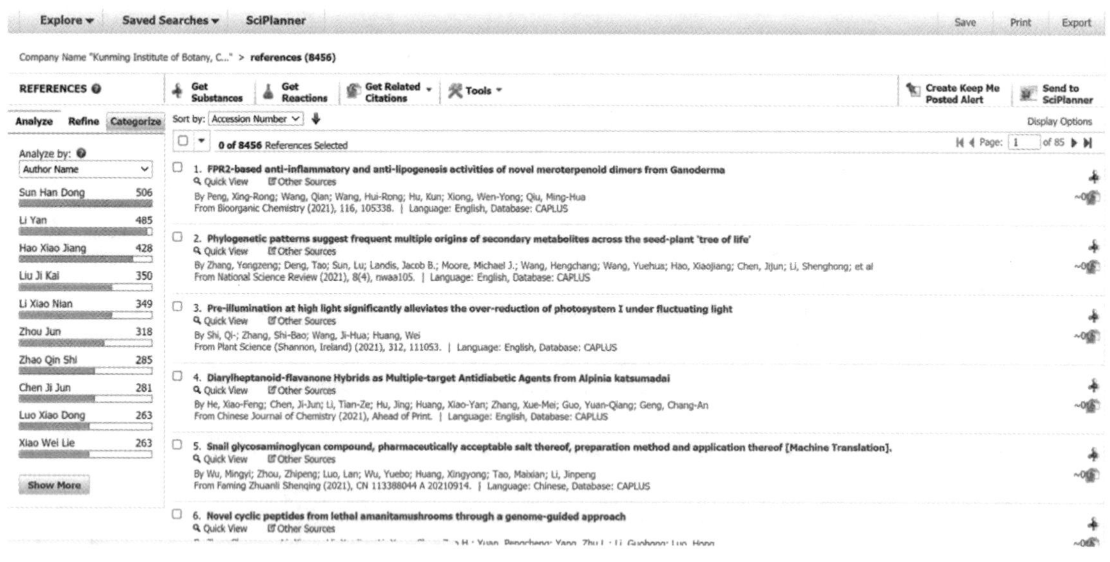

图 6-11 “Company Name”检索结果条目

（4）Document Identifier：点击“Document Identifier”，进入检索界面，见图 6-12。该检索可以根据某个文献的识别号来获取文献。包括文献号、文献收录号、专利号、PubMed ID 号以及 DOI 号进行检索。

以文献的 PubMed ID 号“18567057”为例进行文献检索，得到该文献。检索结果见图 6-13。

（5）Journal：点击“Journal”，进入期刊检索界面，见图 6-14。该检索方式可以对文献发表期刊进行检索。

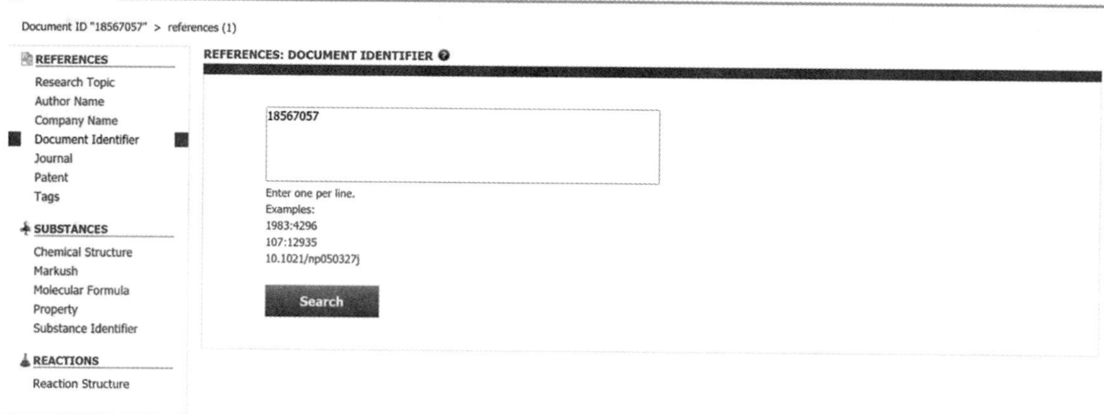

图 6-12　“Document Identifier”检索界面

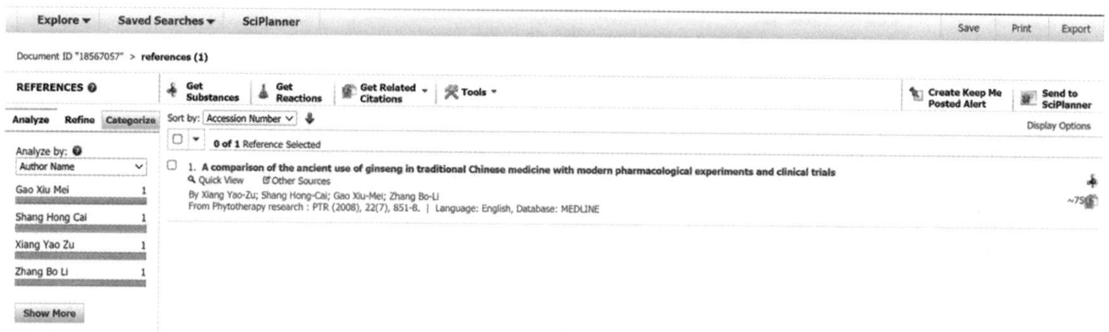

图 6-13　“Document Identifier”检索结果

Explore　Saved Searches　SciPlanner

REFERENCES: JOURNAL

REFERENCES: Research Topic, Author Name, Company Name, Document Identifier, Journal, Patent, Tags

SUBSTANCES: Chemical Structure, Markush, Molecular Formula, Property, Substance Identifier

REACTIONS: Reaction Structure

Journal Name *: JOURNAL OF NATURAL PRODUCTS

Volume　Issue　Starting Page

Title Word(s)

Examples: Antibiotic

Author Last Name *　First　Middle

Publication Year

Examples: 1995, 1995-1999, 1995-, -1995

Search

图 6-14　“Journal”检索界面

以期刊“*JOURNAL OF NATURAL PRODUCTS*”为例进行检索，一共检索到 34491 篇该杂志发表的文献。检索结果见图 6-15。

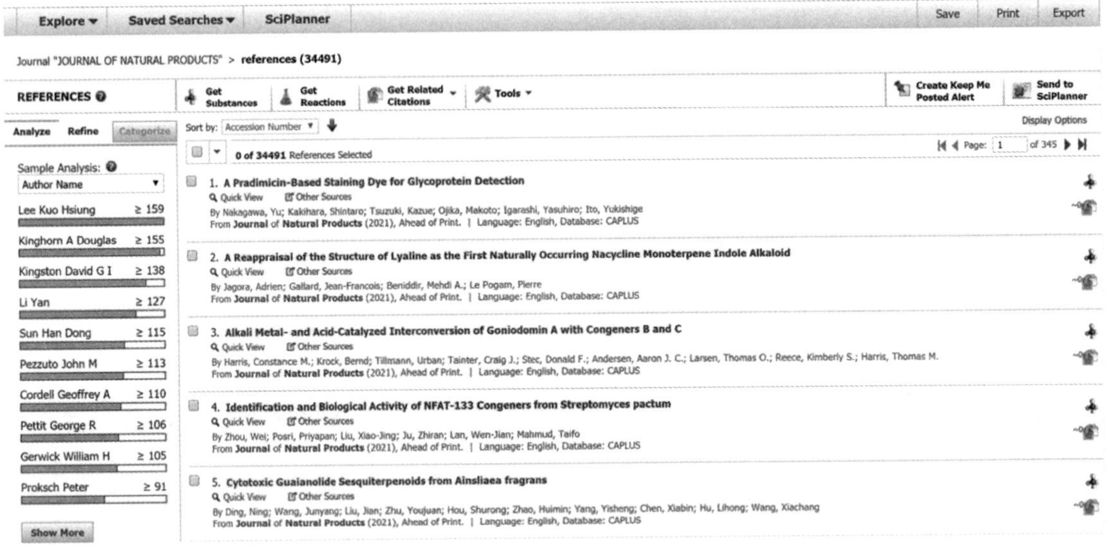

图 6-15 “Journal”检索结果条目

（6）Patent：点击“Patent”，进入专利检索界面，见图 6-16。该检索方式可以检索到专利文献信息。

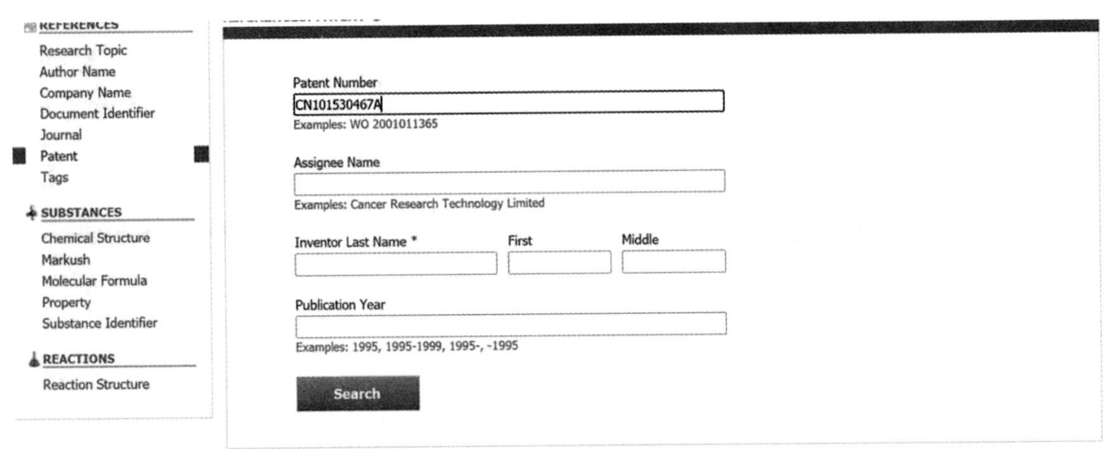

图 6-16 “Patent”检索界面

以专利号“CN101530467A”为例进行检索，可以获取该专利文献相关信息，检索结果见图 6-17。

（7）Tags：点击“Tags”，进入检索界面。通过该检索选项可以获得自定义词语标记的文献。

2. 文献详情页面

点开检索文献标题后，点开“REFERENCE DETAIL”页面，可以提供指定文献的详细信息，包含文献的题目、作者、期刊的名称、文章发表年、卷、期和页码数、出版商和文章写作语言等。同时检索结果也给出文章的Abstract，读者可以通过查看文章的摘要决定是否需要获取该文献全文。

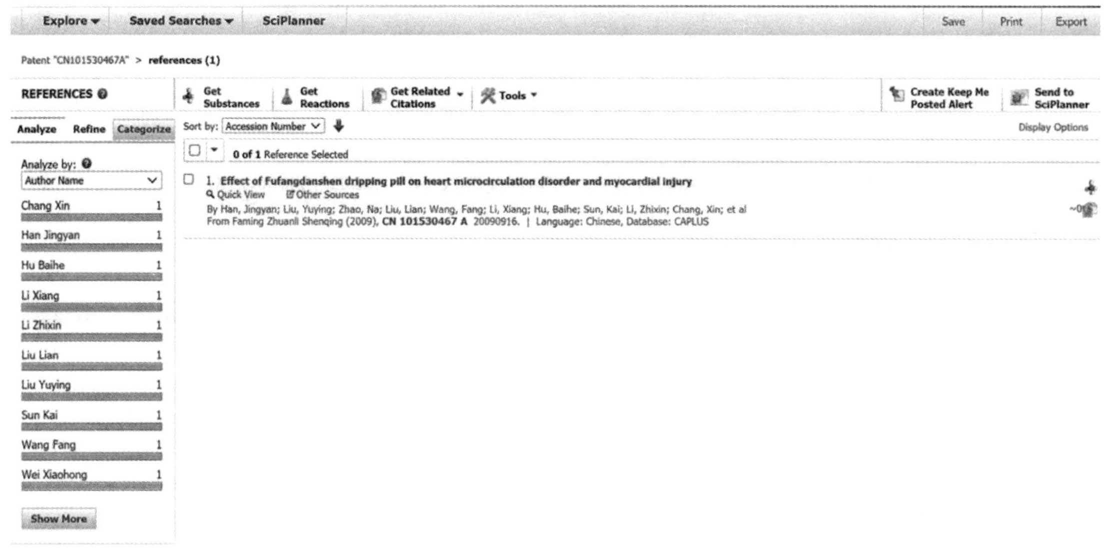

图 6-17　“Patent”检索结果

同时可以在文献详细信息页面利用“Tags”功能可以对文献贴上描述性的词语作为书签，将来可以利用此书签信息检索此文献。用户还可以根据该文献信息添加自己的评论，点击“Save”，进行保存。

在详细文献信息界面，点击“Link to Other Sources”图标后，即可得到获取该文献原文的途径。SciFinder 会帮助读者找到文献出版方的全文网络资源链接。此外，点击“Send to SciPlanner”可以将反应推送至 SciPlanner Library 中。

3. 文献检索结果的分享与保存

Link：复制文献的 URL 链接，可以粘贴到书签、文件或 email 中。

Save：点击工具栏中“Save”，将检索结果命名并保存在 SciFinder 账号中。

Print：若用户的计算机装有虚拟打印机，可点击工具栏中“Print”按钮，然后根据提示保存为“pdf”格式的文档。点击工具栏的“Print”按钮，填写打印的标题后，选择需要打印的格式和内容，点击“Print”。打印好后提示选择保存位置，确定保存位置后点击“保存”，等待系统处理即可。

Export：点击工具栏中“Export”将结果输出为可用 EndNote 等引文管理软件打开的外部文件。

（二）Explore Substances（物质检索）

在“Explore Substances”项下包括 Chemical Structure、Markush、Molecular Formula、Property、Substance Identifier 五种不同途径的检索方式。

各项目程序如下。

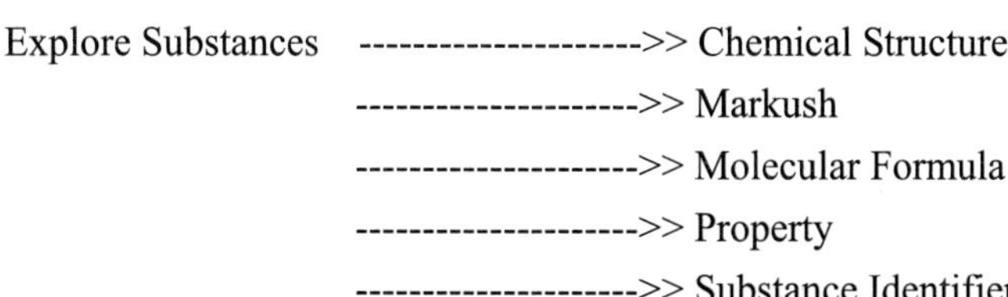
Explore Substances ---------------------->> Chemical Structure
---------------------->> Markush
---------------------->> Molecular Formula
---------------------->> Property
---------------------->> Substance Identifier

1. 物质检索选项

（1）Chemical Structure：点击“Chemical Structure”，进入检索界面。通过 Structure Editor 结构编辑器绘制化学反应中某种物质的结构，然后进行检索。

以丹参素（Danshensu；Salvianic acid A）的结构为例绘图，绘图结果见图 6-18。

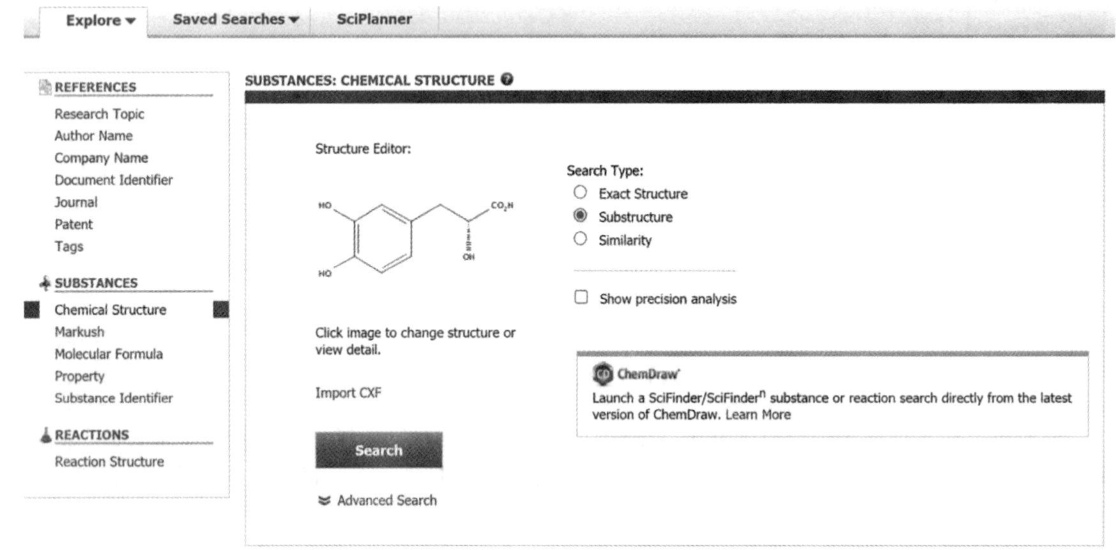

图 6-18 “Chemical Structure”绘图结果

SciFinder 提供了三种检索方式：Exact Structure（精确结构检索）、Substructure（亚结构检索）和 Similarity（相似结构检索）。

Exact Structure：获得被检索与输入结构完全匹配的结构。

Substructure：包括精确结构检索结果，及被检索结构的修饰结构

Similarity：获得片段或整体结构与被检索结构相似的结构，母体结构可以被取代。

在这里我们选择亚结构检索，点击“Substructure”，点击“Search”，即可以得到该物质的相关信息，一共有 140 个与该物质相关的结构，检索结果见图 6-19。点击“Advanced Search”选项，可以限定检索类型的条件。

1）检索结果菜单栏及功能

Get References：显示报道选择物质的已发表文献。

Get Reactions：显示包括所选物质的化学反应。

Get Commercial Sources：获取所选物质的商业来源。

Tools 菜单栏的下拉选项如下。

Remove Duplicates：移除 MEDLINE 中重复的文献。

Create Keep Me Poster Alert：运行当前结果集相同的检索式，定期获取新消息。

Send to SciPlanner：将所选文献发送到 SciPlanner。

2）检索结果的排序和显示

检索结果第二行有 2 个选项：“Sort by”和“Display Options”

A.“Sort by”选项，可以根据物质结构相关度、CAS 登记号、报道物质的文献数量、物质供应商数量、分子量和元素组成对检索结果进行排序，旁边的蓝色箭头指示升序和降序。

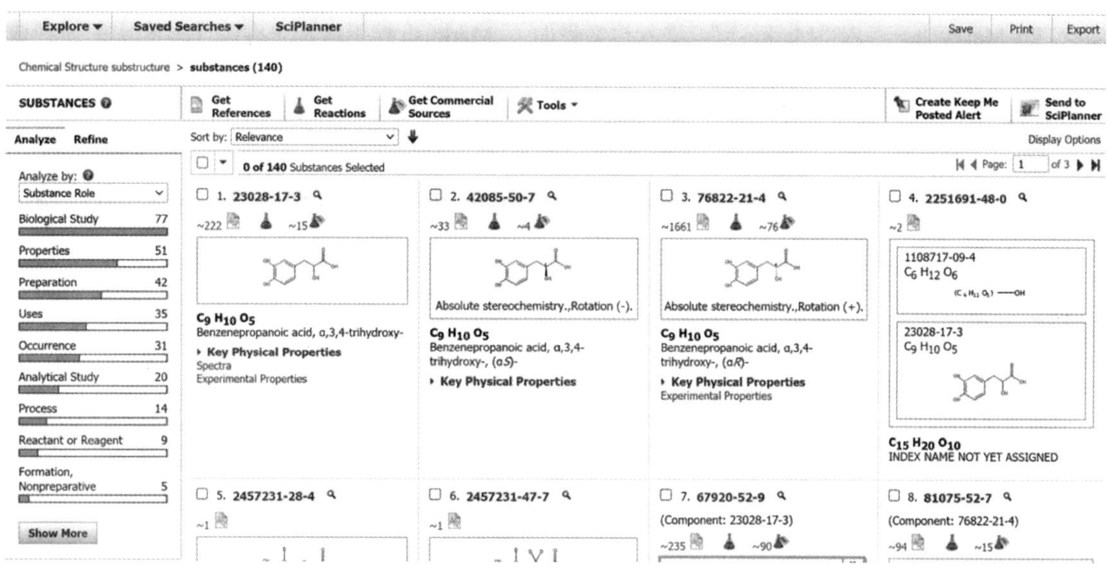

图 6-19 “Chemical Structure”检索结果

B.“Display Options”选项，可以选择检索结果中“Answers per Page”和“Layout Options”的显示方式，在出现的对话框中确定选项，点击“OK”。

3）检索结果左侧选项功能：结果界面左边给出了 6 种“Analyze”（分析）和 8 种“Refine”（限定）工具，对已检索所得的结果进行再次分析或重新限定，使二次检索的信息更加精准（表 6-7，表 6-8）。

表 6-7 分析选项及各项功能

分析选项	选项功能
Bioactivity Indicators	生物活性
Commercial Availability	商业来源信息
Elements	物质中的元素列表
Reaction Availability	可以在数据库中找到反应的物质列表
Substance Role	文献中物质的描述角色（比如生物研究、制备等）
Target Indicators	靶标术语

表 6-8 限定选项及各项功能

限定选项	选项功能
Chemical Structure	化学结构
Isotope-Containing	单选按钮选择“只包括同位素”或者“不包括同位素”的物质
Metal-Containing	单选按钮选择“只包括金属原子”或者“不包括金属原子”的物质
Commercial Availability	单选按钮选择“商业可获得性”或者“商业不可获得性”的物质
Property Availability	单选按钮选择“任何属性”或者“任何预测属性”“任何实验属性”或者“任何选中的实验属性”的物质
Property Value	点击“Select Properties”，在出现的对话框中输入检索物质的属性数值
Reference Availability	单选按钮选择一篇或多篇文献报道的物质或者无文献报道的物质
Atom Attachment	点击“Select Attachment”，在出现的文本框中选择感兴趣的原子选项框

（2）Markush：点击“Markush”，进入检索界面。 Markush 检索结构是存在于专利中的一种通式结构。

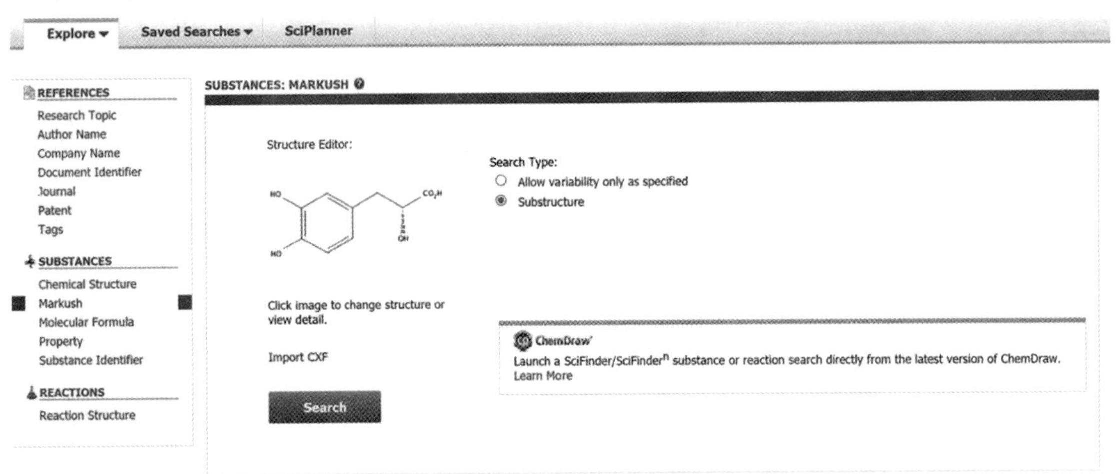

图 6-20 “Markush”检索界面

Search Type（检索类型）包括以下 2 个。

1）Allow variability only as specified：表示只能在 R-基团、其他可变原子或键上有取代。

2）Substructure：表示没有明确锁定的位置处都可以有取代。

以丹参素（Danshensu；Salvianic acid A）的结构为例进行检索，点击“Search”进行检索，一共有 2782 个检索结果。检索结果见图 6-21。

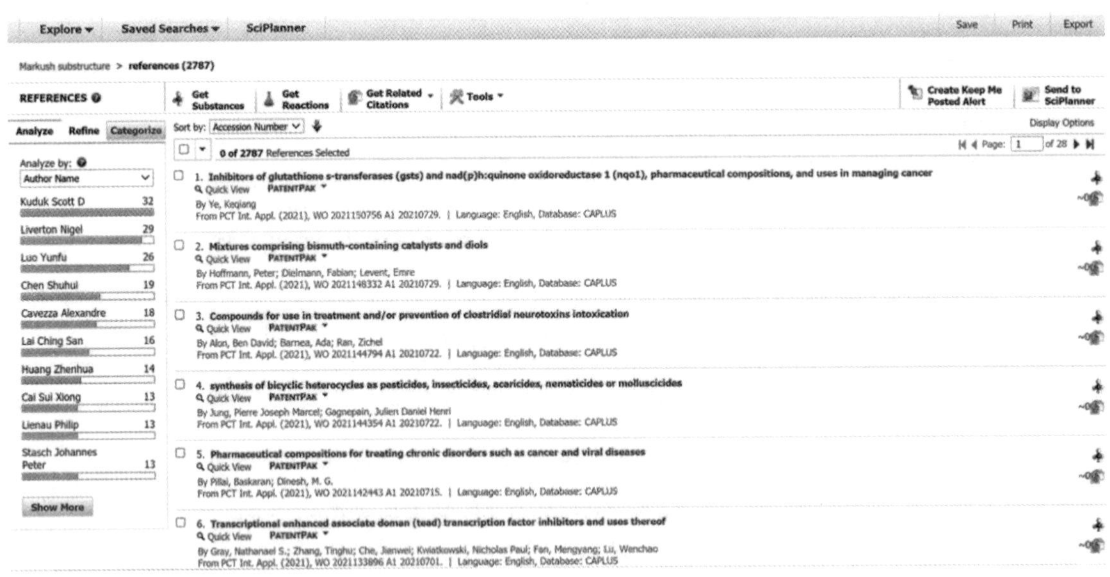

图 6-21 “Markush”检索结果

Markush 检索与物质亚结构检索结果不同之处在于它的匹配结果是专利中出现的通式结构；检索结果是一系列专利文献。

（3）Molecular Formula：点击“Molecular Formula”，进入检索界面，见图 6-22。Molecular Formula 检索可以获得与所输入的元素符号和原子数所匹配的物质。

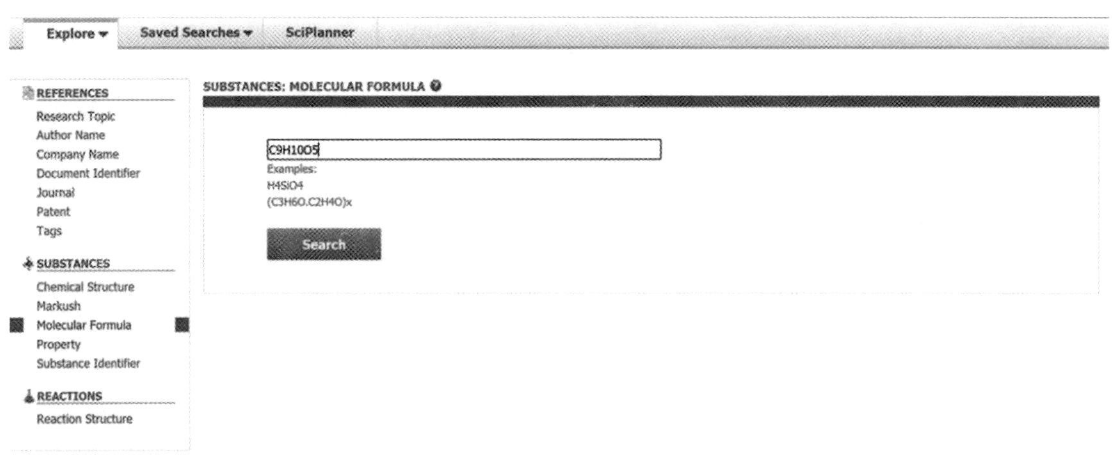

图 6-22　“Molecular Formula”检索界面

以“$C_9H_{10}O_5$”为例进行分子式检索。一共有 1069 个符合检索要求的物质，检索结果见图 6-23。

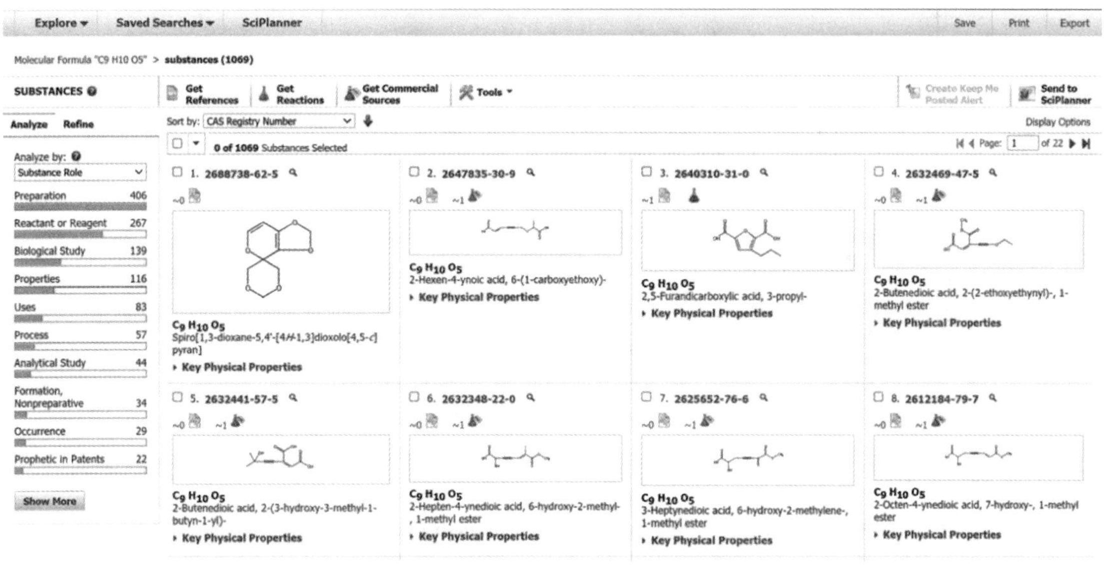

图 6-23　“Molecular Formula”检索结果

（4）Property：点击“Property”，进入检索界面，见图 6-24。该检索方式可以根据实验或预测的物理性质检索物质。

以物理性质数据“沸点＞100 ℃”为例进行检索，点击“Search”进行检索，检索结果一共给出 255 548 个物质的沸点＞100℃。检索结果见图 6-25。

（5）Substance Identifier：点击“Substance Identifier”，进入检索界面，见图 6-26。可以通过该物质的 CAS 登记号或该物质的名称（通用名、商品名或首字母的缩写）进行检索。

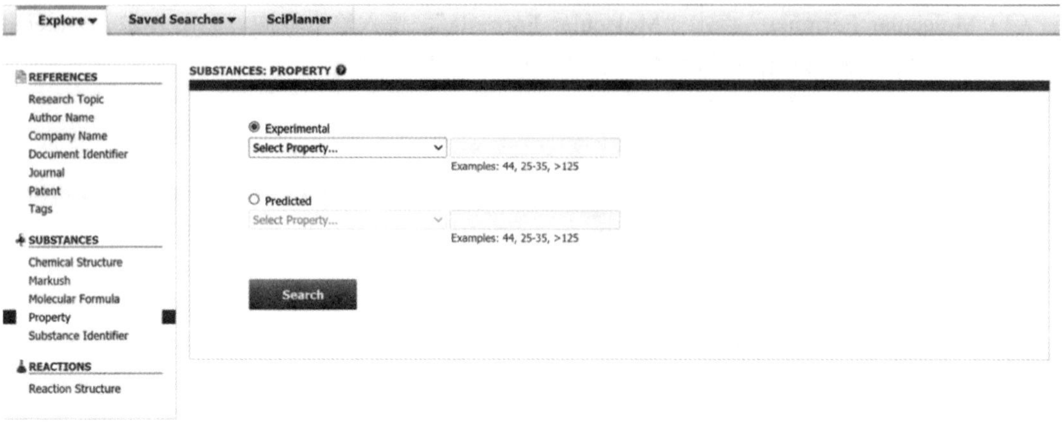

图 6-24 “Property”检索界面

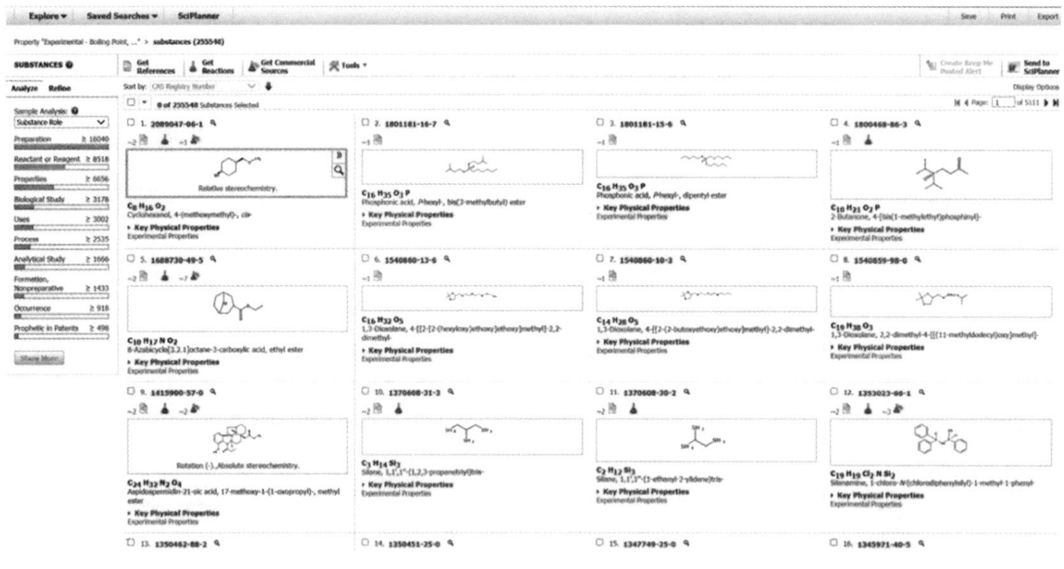

图 6-25 “Property”检索结果

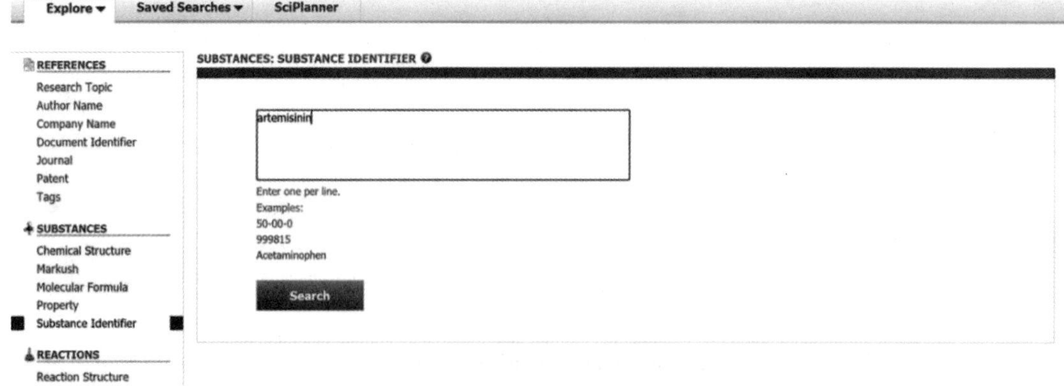

图 6-26 “Substance Identifier”检索界面

以青蒿素为例进行检索。输入青蒿素的英文名“artemisinin”进行检索，检索结果见图 6-27。

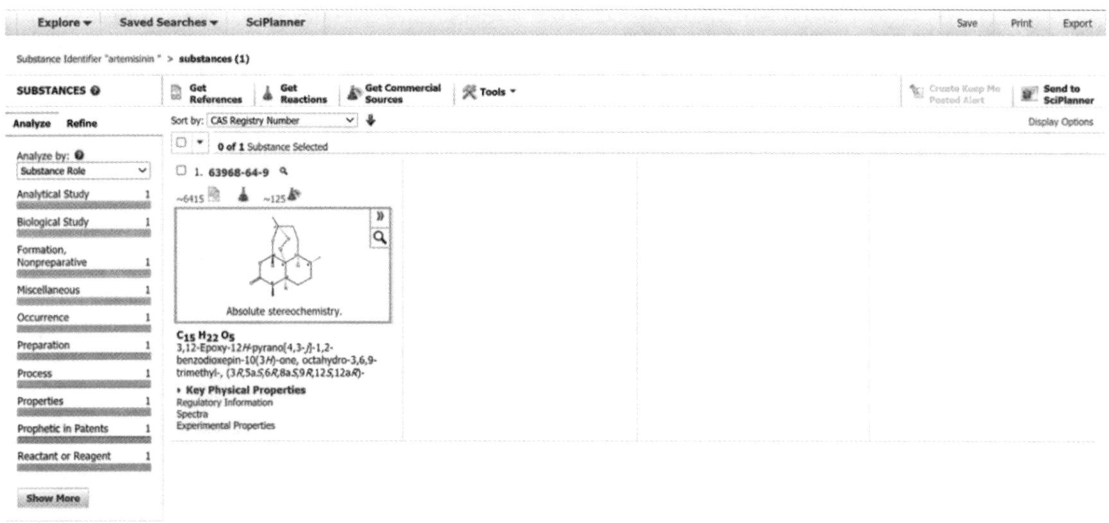

图 6-27　“Substance Identifier”检索结果

2. 物质详情界面　点开 CAS 登记号可以进入“SUBSTANCE DETAIL”界面（图 6-28），提供指定物质的详细信息，包含的信息有该物质的化学结构、分子量、密度、pKa 值、化学名称及实验性质数据和实验图谱数据等。

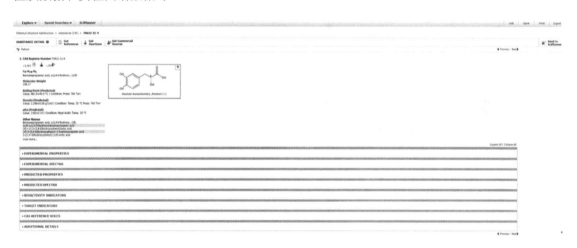

图 6-28　物质详情界面

3. 保存或分享　详细内容见“文献检索结果的分享与保存”。

（三）Explore Reactions（反应检索）

通过反应检索可以获得与所绘制的结构匹配的反应物、生成物、试剂等的反应。

1. 反应检索　以将丹参素（Danshensu；Salvianic acid A）指定为生成物绘图，绘图结果见图 6-29。

点击“Search”，即可以得到该物质的相关信息，一共检索到 392 条相关反应，检索结果见图 6-30。点击“Advanced Search”选项可以限定检索类型的条件。

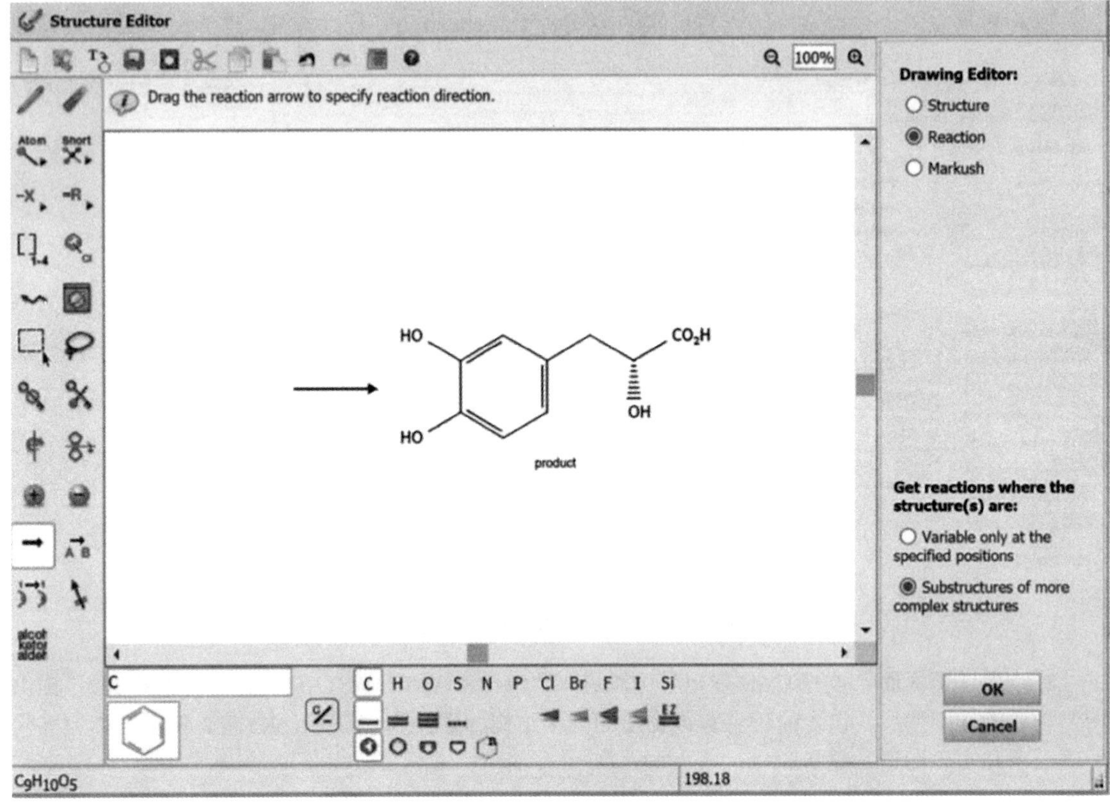

图 6-29　绘图结果

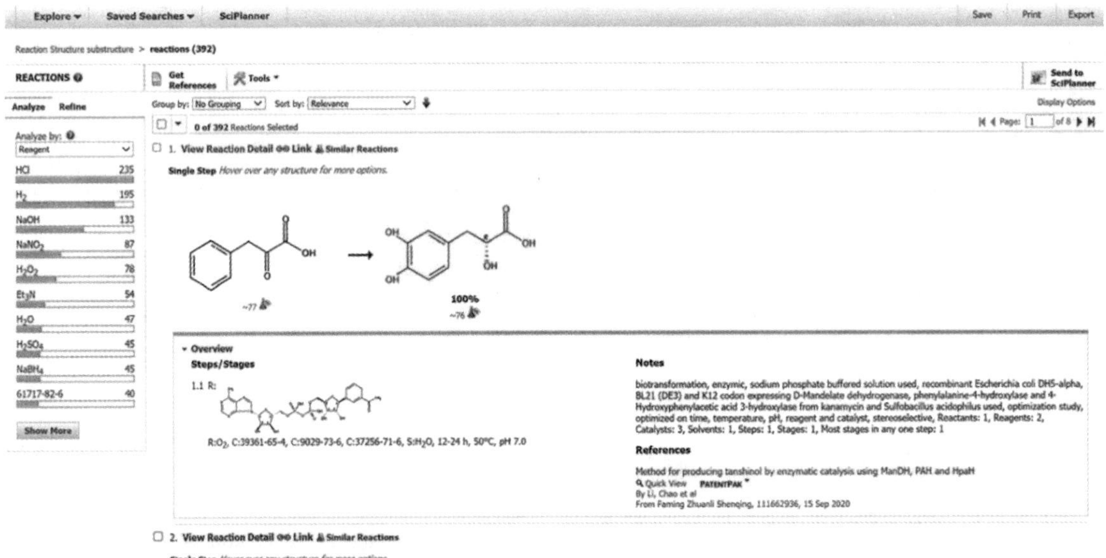

图 6-30　检索结果

（1）检索结果菜单栏及功能

Get References：获取选中反应结果集的文献。

Tools 菜单栏的下拉选项：包括以下几项。

Find additional reactional：可以将获取的其他反应集添加到当前结果集的底部。

Combine Answer Sets：将当前结果集和已保存的结果集合并。

Send to SciPlanner：将所选文献发送到 SciPlanner。

（2）检索结果排序及显示：检索结果的第二行有 3 个选项，即“Group by”、“Sort by”和“Display Options”

1）“Group by”：可以对检索结果进行分组。

Group by Document：所有来自同一篇文献的反应全部合并到一条记录中。

Group By Transformation：总结归纳反应类型。

2）“Sort by”：可以根据反应相关度、登录号、实验步骤、是否为 Methods Now 方法、反应步数、产率和发表年份进行排序，旁边的蓝色箭头指示升序和降序。

3）“Display Options”：可以选择检索结果中“Answers per Page”和“Layout Options”的显示方式，在出现的对话框中确定选项，点击“OK”。

（3）检索结果左侧工具：在检索结果页面左边给出 13 种“Analyze”（分析）和 6 种“Refine”（限定）工具，各项功能见表 6-9 和表 6-10。

表 6-9　分析选项及各项功能

分析选项	选项功能
Author Name	作者姓名
Catalyst	反应中使用的催化剂
Company Organization	公司机构
Document Type	原始文献类型
Experiment Procedure	实验操作过程
Journal Name	文献发表的期刊名
Language	撰写原始文件语言
Methods Now	列出是否可以获得 Methods Now
Number of Steps	反应步数
Product Yield	以百分数列出产率
Publication Year	文献出版年份
Reagent	反应中使用的试剂
Solvent	反应中使用的溶剂

表 6-10　限定选项及各项功能

限定选项	选项功能
Reaction Structure	反应结构
Product Yield	反应产率的最高值和最低值
Number of Steps	反应步数
Reactions Classification	反应分类
Excluding Reaction Classification	需要排除的反应类型
Non-participating functional groups	指定不参与反应的官能团

2.反应详情界面　点击“View Reactions Detail”超链接，可以打开指定反应的详细信息，见图 6-31。

烧瓶图标表示该物质可以商业获得，点击烧瓶便可以获得化学供应商的详细信息。

反应详细信息界面窗口上方菜单栏及功能包括以下几个。

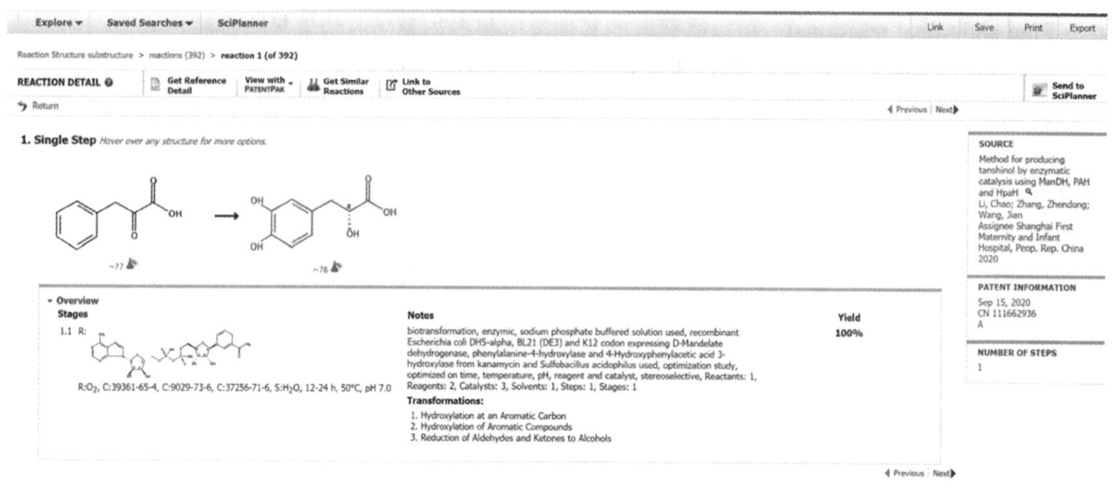

图 6-31 “View Reactions Detail”检索结果

Get References Detail：进入详细相关文献信息。

View with PATENPAK：打开专利或专利族的 PDF 全文（需要用户购买 PATENPAK 权限才能使用）。

Get Similar Reactions：搜索与当前反应相似的化学反应。

3.保存或分享当前反应 详细内容见“文献检索结果的分享与保存”。

四、检索举例

（一）检索课题 1

2019 年年末，新型冠状病毒肺炎（COVID-19）疫情突袭全球，中国共产党始终坚持人民至上、生命至上的理念，凝聚强大抗疫合力，为国际社会打好抗击新型冠状病毒肺炎阻击战提供了重要启示。党的二十大代表、中国工程院院士张伯礼在接受人民日报健康客户端记者专访时表示，在新型冠状病毒肺炎疫情的防控工作中，中医药全程参与、深度介入，形成了“有机制、有团队、有措施、有成效”的中西医结合医疗模式，中西医结合、中西药并用成为我国抗疫方案的亮点。请检索张伯礼院士在抗击 COVID-19 方面的研究。

第一步：分析研究课题，在这里以作者姓名“Boli Zhang”作为检索词进行文献检索。

第二步：在给出的结果集中，选择限定条件“Rearch Topic”，输入“COVID-19”。

第三步：一共得到 18 篇符合搜索主题要求的相关文献，用户可以根据需要进行进一步获取相关文献（图 6-32）。

（二）检索课题 2

用 UPLC-Q-TOF-MS/MS 检测三七中的化学成分。

第一步：分析研究课题，我们可以以“UPLC-Q-TOF-MS/MS”入手或以三七作为检索主题。在这里我们试选主题词三七原植物的拉丁学名“*Panax notoginseng*”。

第二步：使用限定工具对研究主题进行限定，选择“Research Topic”，输入“UPLC-Q-TOF-MS/MS”，获取相关文献。

第三步：得到 2 篇符合搜索主题要求的相关文献，用户可以根据需要进行进一步获取（图 6-33）。

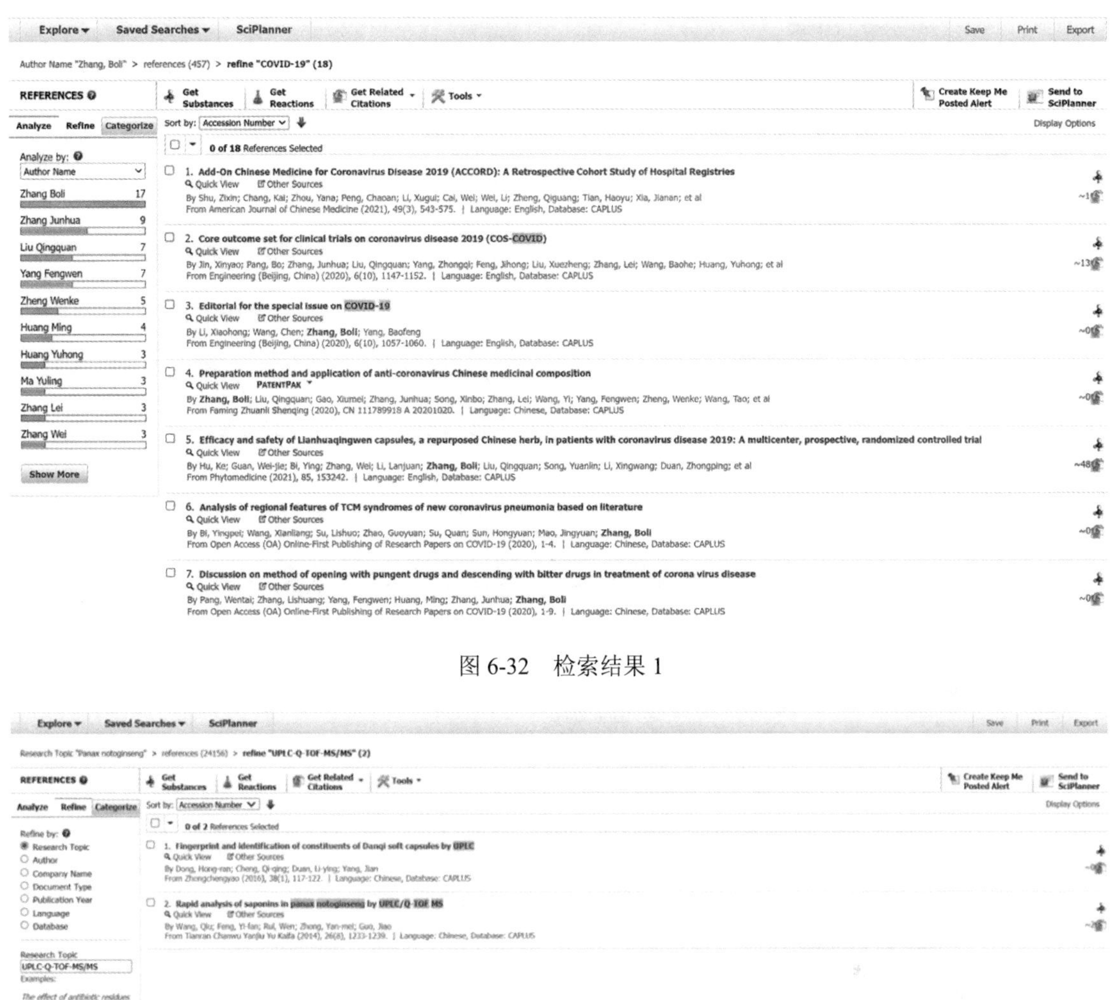

Explore
Saved Searches
SciPlanner
Save
Print
Export
Author Name "Zhang, Boli" > references (457) > refine "COVID-19" (18)
REFERENCES
Get Substances
Get Reactions
Get Related Citations
Tools
Create Keep Me Posted Alert
Send to SciPlanner
Analyze
Refine
Categorize
Sort by: Accession Number
Display Options
0 of 18 References Selected
Analyze by:
Author Name
Zhang Boli 17
Zhang Junhua 9
Liu Qingquan 7
Yang Fengwen 7
Zheng Wenke 5
Huang Ming 4
Huang Yuhong 3
Ma Yuling 3
Zhang Lei 3
Zhang Wei 3
Show More
1. Add-On Chinese Medicine for Coronavirus Disease 2019 (ACCORD): A Retrospective Cohort Study of Hospital Registries
2. Core outcome set for clinical trials on coronavirus disease 2019 (COS-COVID)
3. Editorial for the special issue on COVID-19
4. Preparation method and application of anti-coronavirus Chinese medicinal composition
5. Efficacy and safety of Lianhuaqingwen capsules, a repurposed Chinese herb, in patients with coronavirus disease 2019: A multicenter, prospective, randomized controlled trial
6. Analysis of regional features of TCM syndromes of new coronavirus pneumonia based on literature
7. Discussion on method of opening with pungent drugs and descending with bitter drugs in treatment of corona virus disease

图 6-32　检索结果 1

图 6-33　检索结果 2

(三) 检索课题 3

分子式为 $C_{47}H_{80}O_{18}$ 的物质。

第一步：选择 Explore Substance 中的“Molecular Formula”检索，输入分子式 $C_{47}H_{80}O_{18}$。

第二步：一共得到 40 个符合检索要求的物质（图 6-34）。

(四) 检索课题 4

青蒿素合成蒿甲醚的合成反应相关信息。

第一步：选择反应检索。在绘制面板上绘制青蒿素和蒿甲醚的结构。其中青蒿素指定为反应物，蒿甲醚为生成物（图 6-35）。

第二步：通过检索可以看到 973 条反应记录，通过分析选项和限定选项，用户可以根据自己感兴趣的反应溶剂、催化剂等信息去了解详细的反应过程（图 6-36）。

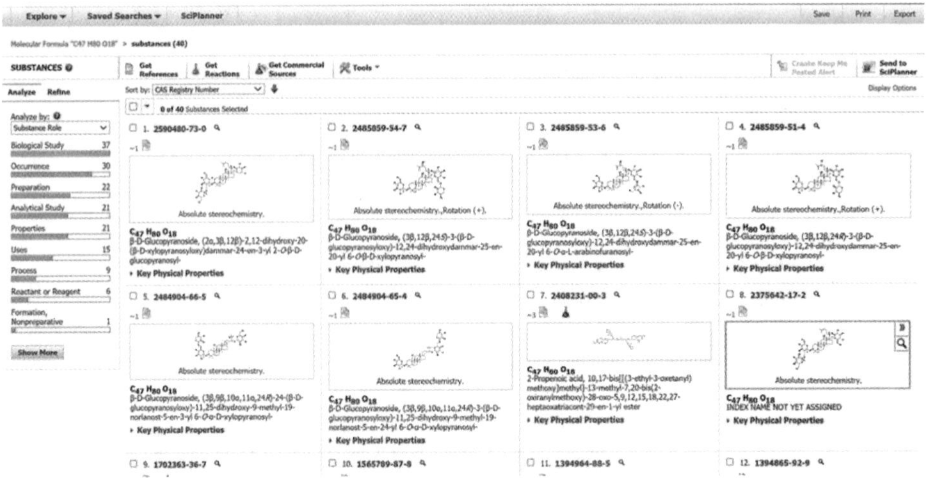

图 6-34 检索结果 3

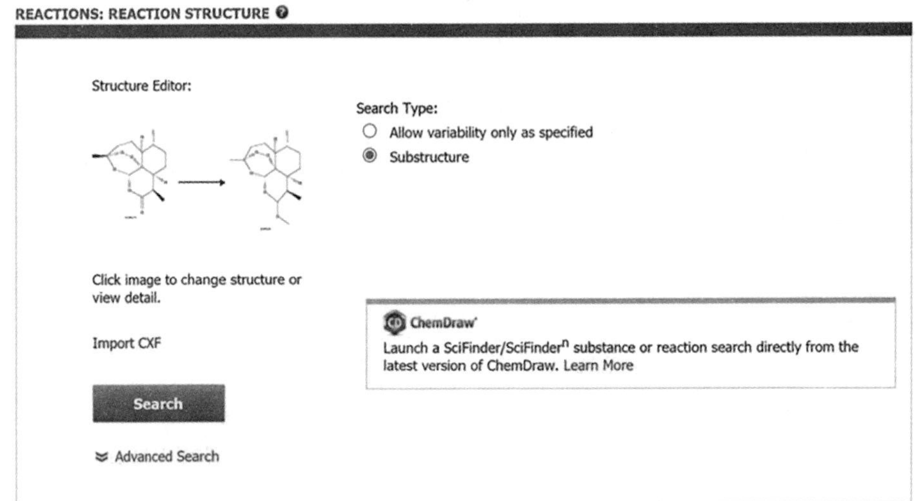

图 6-35 检索界面

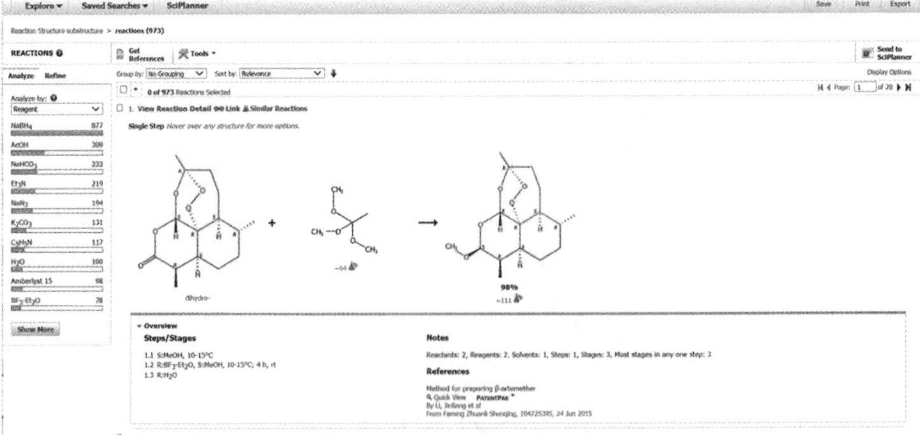

图 6-36 检索结果 4

第二节　Web of Science 检索系统

一、概括

Web of Science（https://www.webofscience.com）是 ISI（Institute for Scientific Information）著名的《科学引文索引》（Science Citation Index，SCI）的网络版数据库产品，于 1997 年出版，是国际上关于引文统计的多学科引文索引出版物之一，被国内外学者公认是最权威的科学技术文献索引工具之一。Web of Science 由 Web of Knowledge 学术信息资源整合体系数据库平台提供动力与支持，并构成了该体系的核心部分。

Web of Science 核心数据库主要包括 Science Citation Index Expanded（SCIE，科学引文索引）、Social Science Citation Index（SSCI，社会科学引文索引）、Arts & Humanities Citation Index（A & HCI，艺术与人文索引）三大引文索引数据库，并具备连接多种其他学术信息资源的数据库，主要包括 ISI Current Contents Connect（CCC，现代题录快讯数据库）、ISI Proceedings（学术会议录文献索引数据库）、ISI Chemistry Server（化学反应/化合物数据库）、ISI Journal Citation Reports（JCR，期刊引文报告数据库）、Essential Science Indicators（基本科学指标数据库）、CAB Abstracts（农学和相关应用生命科学数据库）、FSTA（食品科学及技术文摘）、Derwent Innovations Index（德温特世界专利数据库）、BIOSIS Previews（生命科学数据库）和 Inspec（英国科学文摘数据库）等。Web of Science 是目前全球最大，覆盖学科最多的综合性学术信息资源之一。目前，该系统每年从 230 多门学科领域内各学科的核心期刊中索引 110 多万条文献记录及 2300 多万条被引文献，其内容覆盖自然科学、工程技术、生物医学、社会科学、艺术与人文等诸多领域最具影响力的 8900 多种学术期刊，其中 SCI-Expanded 收录 5900 多种期刊，数据库每周更新，确保及时反映科学前沿研究动态。

二、检索方法与步骤

Web of Science 共提供 4 种检索方式：快速检索（Quick Search）、普通检索（General Search）、引用检索（Cited Reference Search）和高级检索（Advanced Search）。

（一）快速检索

在检索方框内输入任意关键词和逻辑关系词，可以检索文章标题、作者、摘要和关键词等，也可以使用 AND、OR、NOT 等逻辑算符连接词或词组（图 6-37）。

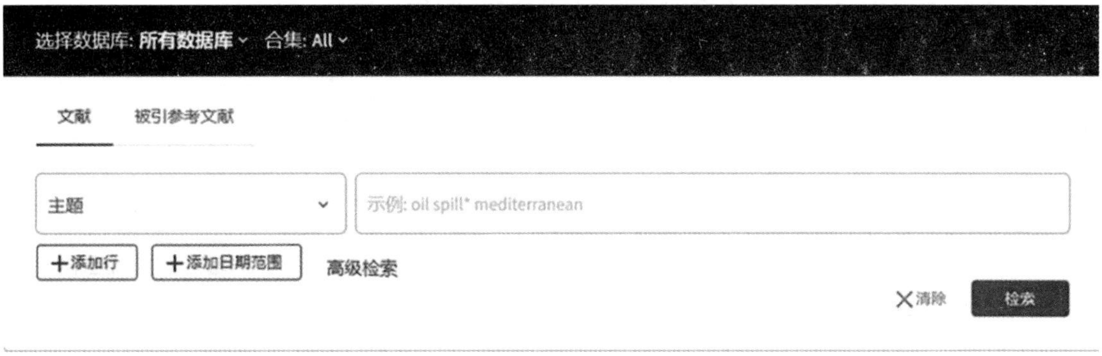

图 6-37　快速检索界面

（二）基本检索

基本检索是通过主题（Topic）、标题（Title）、作者（Author）、出版物（Publication）及出版年份（Publication Year）等进行检索（图 6-38）。

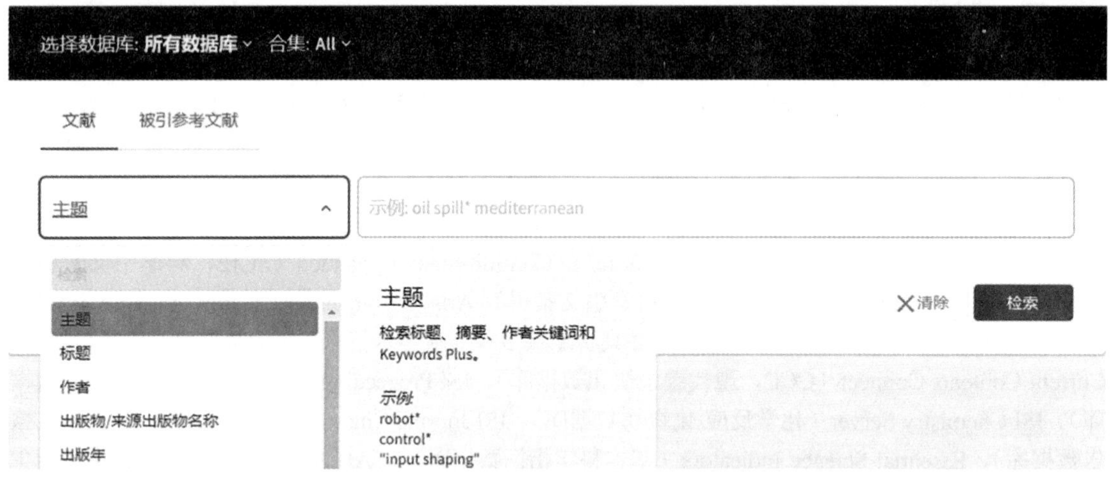

图 6-38 基本检索界面

TOPIC（主题检索）：在方框内输入描述文献主题的单词或词组进行检索。

TITLE（标题检索）：在方框内输入文献标题进行检索。

AUTHOR（作者检索）：在作者检索字段可以检索 Web of Science 中所有的作者名。检索姓名的方式是：先输入姓，然后输入空格，之后再输入不超过 5 位的名的首字母。例如，查找 G.A.T.Mcvean，应输入 mcvean gat（or mcvean g*）。

PUBLICATION（出版物检索）：在检索方框内输入期刊的全称进行检索。期刊的全称可以参照“来源出版物列表”，点击“full source titles list”，该表列出了 Web of Science 收录的全部期刊，可以通过该内容粘贴拷贝准确的期刊名称。

PUBLICATION YEAR（出版年）检索：通过文献的发表年份来检索，输入四位数年份。值得注意的是，必须在其他方框中输入相应的检索词，如主题词和作者等。

（三）引用检索

以被引作者、被引文献和被引文献发表年代作为检索点进行检索（图 6-39）。

Cited Author（被引作者检索）：一般应以被引文献的第一作者进行检索，但如果被引文献被 Web of Science 收录，则可以用被引文献的所有作者检索。

Cited Work（被引著作检索）：检索词为刊登被引文献的出版物名称，如期刊名称缩写形式，书名或专利号。点击“Cited Work index”（引文著作索引）或“View the Thomson ISI List of journal abbreviations”（浏览 ISI 汤姆森期刊列表）即可查看准确刊名缩写名。

Cited Year（被引文献发表年代检索）：检索词为四位数字的年号，如 2021。

Cited Author、Cited Work 和 Cited Year 可以单独使用，也可以同时使用，系统默认多个检索途径之间为逻辑“与”的关系。

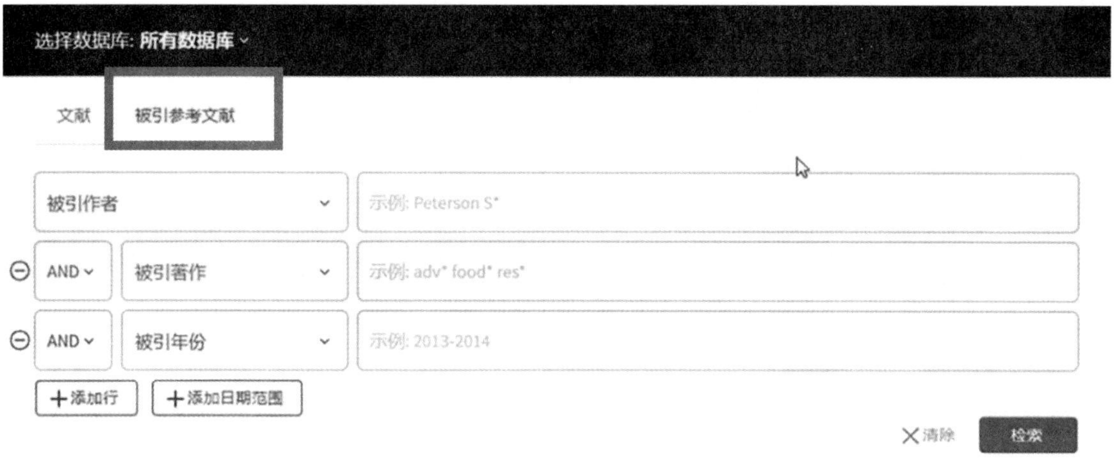

选择数据库: 所有数据库
文献　被引参考文献
被引作者　示例: Peterson S*
AND　被引著作　示例: adv* food* res*
AND　被引年份　示例: 2013-2014
+添加行　+添加日期范围
×清除　检索

图 6-39　引用检索界面

（四）高级检索

高级检索即使用字段标识符在普通检索字段检索文献的方法。检索表达式中，可以使用逻辑运算符和括号等。在高级检索界面的右侧列出字段标识符，在检索表达式的输入框中有作者和来源出版物的列表等，同时还可以限定文献的语言和类型。高级检索界面的主页下面有检索历史，可对其进行逻辑运算（图 6-40）。

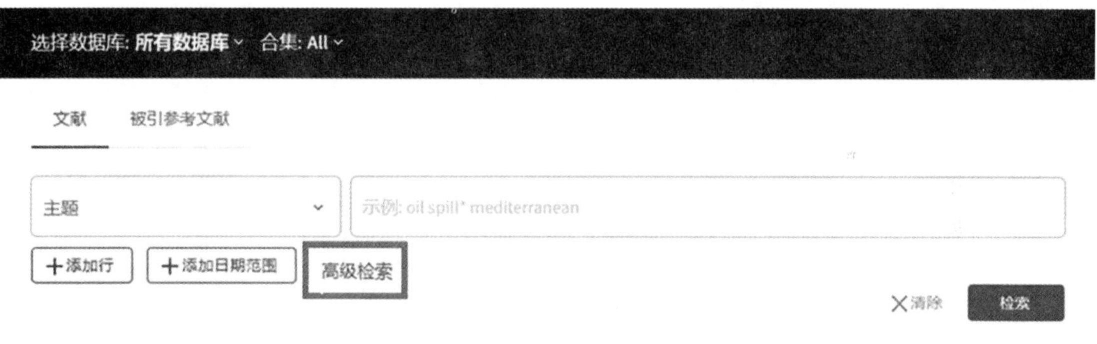

图 6-40　高级检索界面

三、检索结果

检索后得到的结果在屏幕上以简洁格式显示，记录的内容包括作者、文献篇名、来源期刊名称、卷、期和页码等信息。点击简洁格式中的文献篇名，可以浏览该篇文献在 ISI 数据库中的全记录。在全记录屏幕上，点击："参考文献"查看该文献被引文献记录；点击"被引频次"，查看该文献被引用次数；点击"相关记录"查看该文献的相关文献。对检索的结果可以在左侧的边栏中进一步筛选。

四、检索结果分析

分析检索结果可以对检索结果进行多角度，可视化的全景分析。用户可以将检索到的结果按作者、出版年份、学科领域、研究机构、文献语种和期刊名称进行分析，归纳总结出相关研究领域在不同年份的发展趋势，以及某个特定课题在不同的学科中的分布（图 6-41，图 6-42）。同时这些分析结果能以不同类型的可视化图形表现出来，并且会标注有相对应的分析数字和百分数等。通过这些基本的分析，有助于用户对所关注学科的发展趋势进行整体认知。

研究方向

排序方式: 检索结果计数　显示: 500　最少记录数: 1

可视化数据: 隐藏可视化数据　检索结果数: 25　下载

1,106 条记录 (0.678%) 不包含所分析字段的数据

全选	字段: 研究方向	记录数	163,118的百分位
☐	Pharmacology Pharmacy	75,561	46.323%
☐	Biochemistry Molecular Biology	73,966	45.345%

图 6-41　各研究方向检索结果

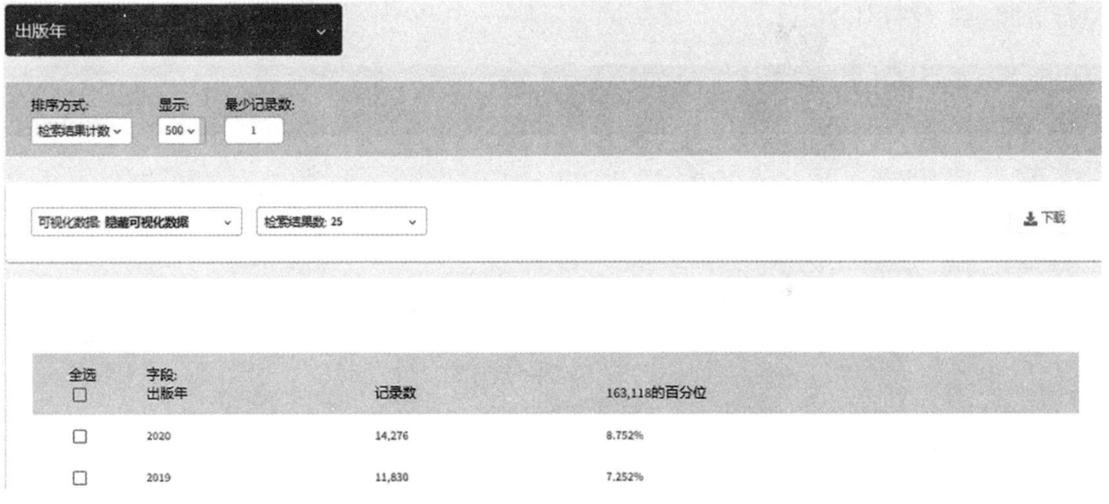
出版年
排序方式:
检索结果计数
显示:
500
最少记录数:
1
可视化数据: 隐藏可视化数据
检索结果数: 25
下载
全选
字段:
出版年
记录数
163,118的百分位
2020
14,276
8.752%
2019
11,830
7.252%

图 6-42　出版物出版年份差异检索结果

Web of Science 的检索结果输出主要通过引文报告的方式进行呈现。在“导出完整报告”处即可导出完整的引文报告（图 6-43）。

五、文献检索实例

（一）检索课题

在抗击 2019 年末突如其来的新型冠状病毒战役中，中医药抗击疫情的疗效备受国内外关注，在维护人类健康发挥着重要作用，请检索中医药在治疗 COVID-19 方面的研究。

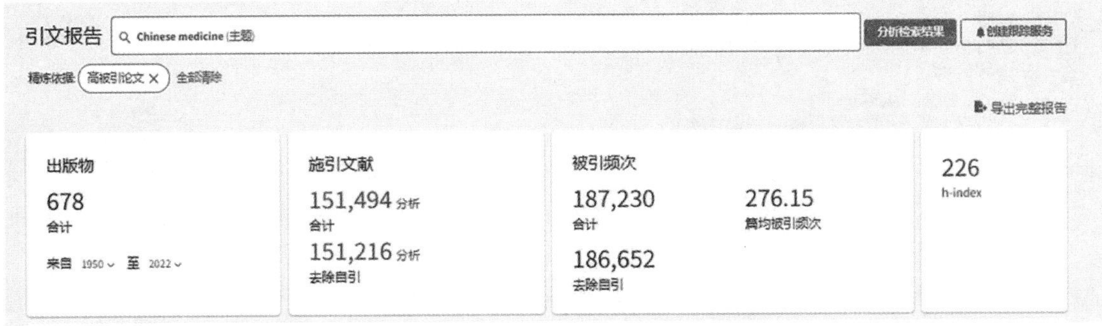

图 6-43　完整引文报告界面

分析研究课题，选择以“COVID-19”作为主题检索词。选择“添加行”，选择“And”，在主题中输入“Chinese medicine”作为检索词进行文献检索（图 6-44）。

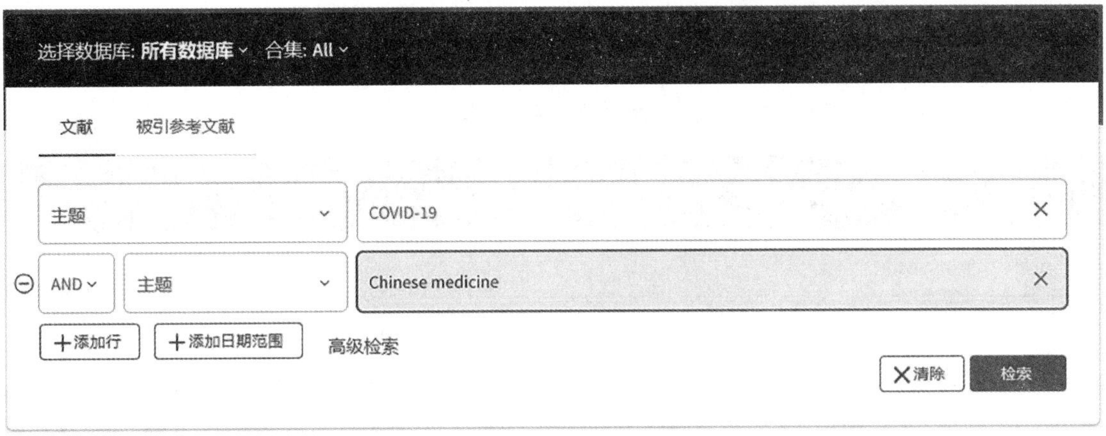

选择数据库: 所有数据库　合集: All
文献　被引参考文献
主题　COVID-19
AND　主题　Chinese medicine
+添加行　+添加日期范围　高级检索
清除　检索

图 6-44　检索条件

共得到 1809 篇符合搜索主题要求的相关文献，用户可以根据需要进一步获取相关文献（图 6-45）。

（二）检索课题

白藜芦醇（Resveratrol）在抗肿瘤方面的研究。

分析研究课题，以“Resveratrol”为检索主题。选择“添加行”，选择“And”，在主题中输入“Anticancer”作为检索词进行文献检索（图 6-46）。

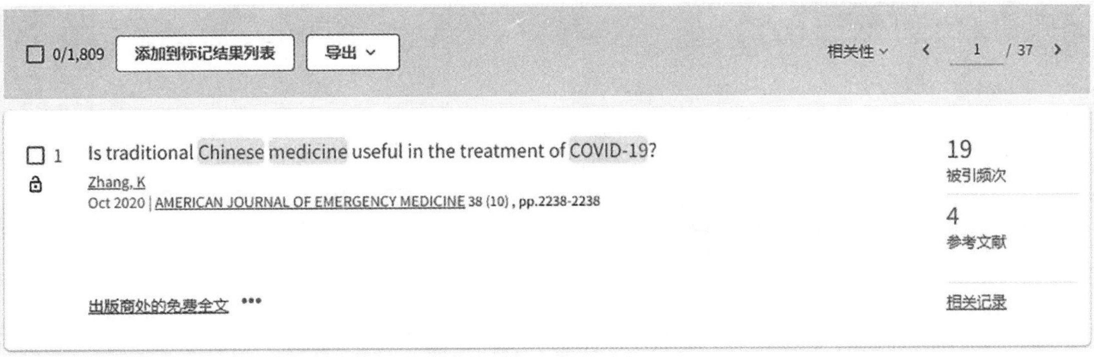

0/1,809　添加到标记结果列表　导出　相关性　1 / 37
1　Is traditional Chinese medicine useful in the treatment of COVID-19?
Zhang, K
Oct 2020 | AMERICAN JOURNAL OF EMERGENCY MEDICINE 38 (10), pp.2238-2238
19 被引频次
4 参考文献
出版商处的免费全文 •••
相关记录

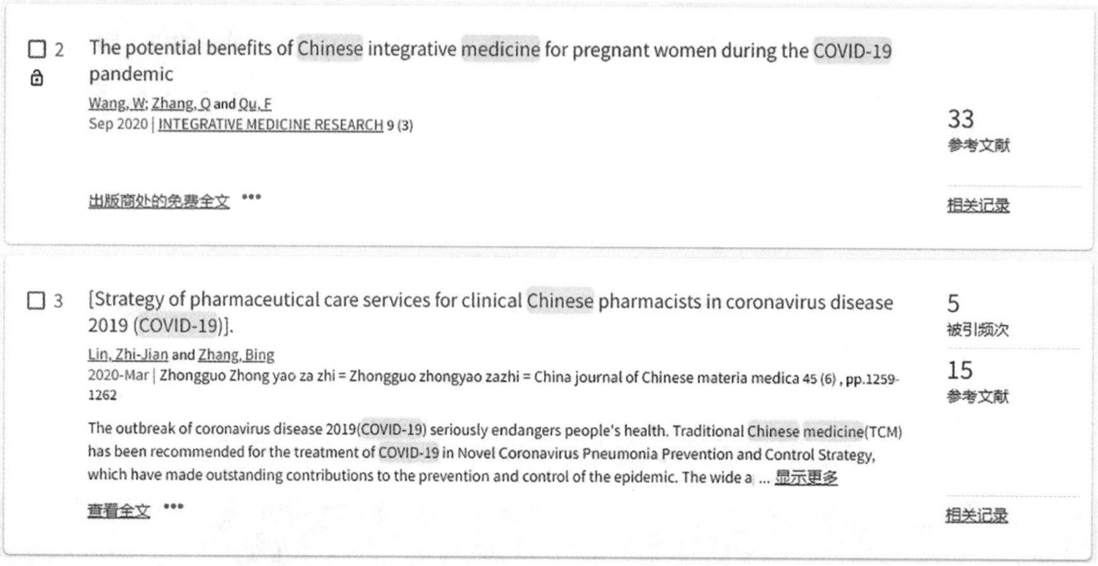

☐ 2 The potential benefits of Chinese integrative medicine for pregnant women during the COVID-19 pandemic
Wang, W; Zhang, Q and Qu, F
Sep 2020 | INTEGRATIVE MEDICINE RESEARCH 9 (3)
33 参考文献
出版商处的免费全文 •••
相关记录

☐ 3 [Strategy of pharmaceutical care services for clinical Chinese pharmacists in coronavirus disease 2019 (COVID-19)].
Lin, Zhi-Jian and Zhang, Bing
2020-Mar | Zhongguo Zhong yao za zhi = Zhongguo zhongyao zazhi = China journal of Chinese materia medica 45 (6), pp.1259-1262
The outbreak of coronavirus disease 2019(COVID-19) seriously endangers people's health. Traditional Chinese medicine(TCM) has been recommended for the treatment of COVID-19 in Novel Coronavirus Pneumonia Prevention and Control Strategy, which have made outstanding contributions to the prevention and control of the epidemic. The wide a ... 显示更多
5 被引频次
15 参考文献
查看全文 •••
相关记录

图 6-45 检索结果

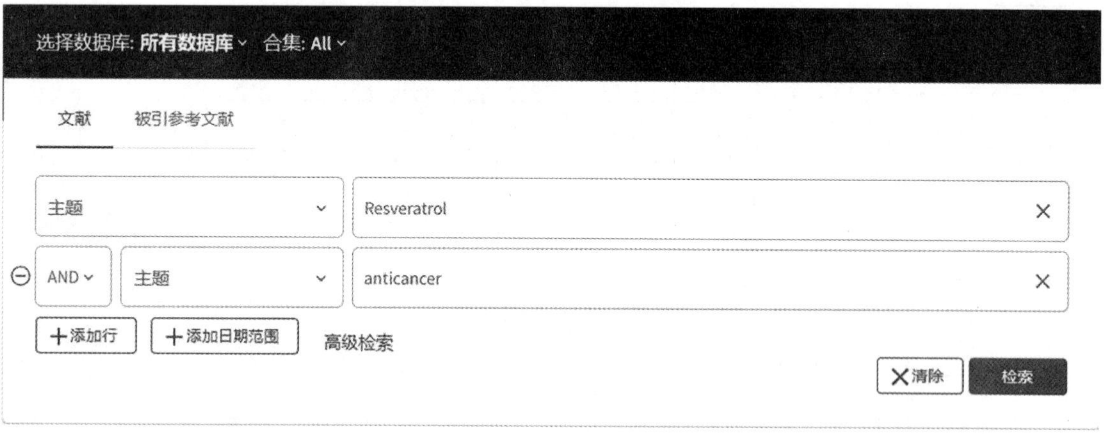

选择数据库: **所有数据库** 合集: All
文献 被引参考文献
主题 Resveratrol
AND 主题 anticancer
+添加行 +添加日期范围 高级检索
清除 检索

图 6-46 检索条件

得到 1618 篇符合搜索主题要求的相关文献，用户可以根据需要进行进一步获取（图 6-47）。

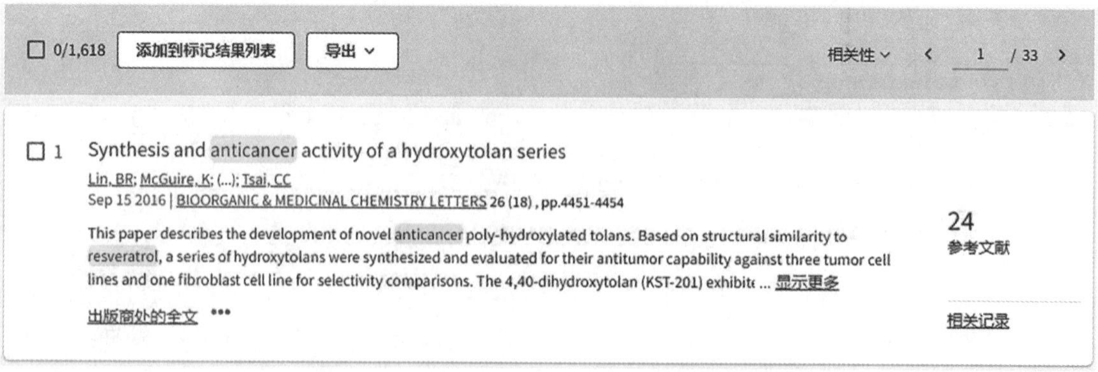

☐ 0/1,618 添加到标记结果列表 导出 相关性 < 1 / 33 >

☐ 1 Synthesis and anticancer activity of a hydroxytolan series
Lin, BR; McGuire, K; (...); Tsai, CC
Sep 15 2016 | BIOORGANIC & MEDICINAL CHEMISTRY LETTERS 26 (18), pp.4451-4454
This paper describes the development of novel anticancer poly-hydroxylated tolans. Based on structural similarity to resveratrol, a series of hydroxytolans were synthesized and evaluated for their antitumor capability against three tumor cell lines and one fibroblast cell line for selectivity comparisons. The 4,40-dihydroxytolan (KST-201) exhibit ... 显示更多
24 参考文献
出版商处的全文 •••
相关记录

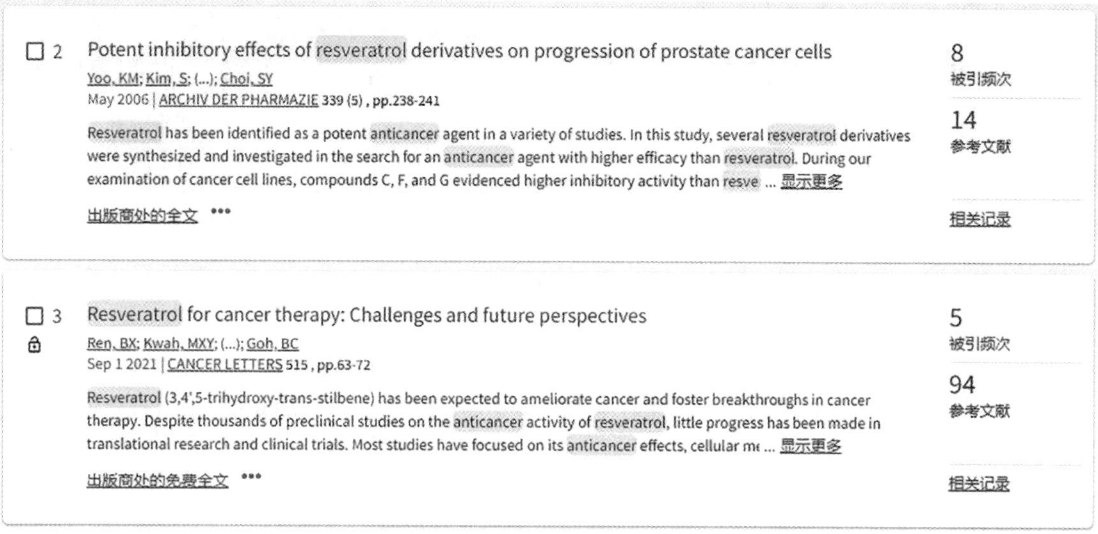

☐ 2　Potent inhibitory effects of resveratrol derivatives on progression of prostate cancer cells

Yoo, KM; Kim, S; (...); Choi, SY

May 2006 | ARCHIV DER PHARMAZIE 339 (5) , pp.238-241

Resveratrol has been identified as a potent anticancer agent in a variety of studies. In this study, several resveratrol derivatives were synthesized and investigated in the search for an anticancer agent with higher efficacy than resveratrol. During our examination of cancer cell lines, compounds C, F, and G evidenced higher inhibitory activity than resve ... 显示更多

出版商处的全文 •••

8 被引频次

14 参考文献

相关记录

☐ 3　Resveratrol for cancer therapy: Challenges and future perspectives

Ren, BX; Kwah, MXY; (...); Goh, BC

Sep 1 2021 | CANCER LETTERS 515 , pp.63-72

Resveratrol (3,4',5-trihydroxy-trans-stilbene) has been expected to ameliorate cancer and foster breakthroughs in cancer therapy. Despite thousands of preclinical studies on the anticancer activity of resveratrol, little progress has been made in translational research and clinical trials. Most studies have focused on its anticancer effects, cellular me ... 显示更多

出版商处的免费全文 •••

5 被引频次

94 参考文献

相关记录

图 6-47　检索结果

第三节　PubMed 检索系统

一、PubMed 概况

PubMed（htte://www.ncbi.nlm.nih.gov/sites/entrez）为美国国家医学图书馆（National Library of Medicine，NLM）下属的国家生物技术信息中心（National Center of Biotechnology Information，NCBI）开发的基于 Web 的生物医学文献检索系统，是 NCBI 检索体系 Entrez 的一个组成部分。PubMed 的主体部分由 20 世纪 60 年代 NLM 编辑出版的著名医学检索工具（index medicus，IM）的自动化编辑检索体系 MEDLARS（medical literature analysis and retrieval system）发展而来。1971 年 MEDLARS 改进为联机检索系统 MEDLINE（MEDLARS Online），1983 年发行了 MEDLINE 光盘版。1997 年，NCBI 在 Entrez 集成检索系统上开发了基于互联网，以 MEDLINE 数据库为核心内容的 PubMed 检索系统，并免费向全世界开放。PubMed 以其文献更新快、收录范围广、访问免费、使用方便、检索功能强、查全率高、外部链接丰富、提供个性化服务等众多优点而深受欢迎。

收录范围：PubMed 收录的期刊约 2 万种，其中 MEDLINE 收录了包括全世界 80 多个国家和地区 6000 余种生物医学期刊的 3300 多万条文献记录，并且在持续更新中，绝大部分可回溯到 20 世纪 50 年代。此外，PubMed 数据库中的部分文献可直接获取全文，包括来自 NLM 开发的免费生物医学数字化期刊全文数据库 PubMed Central（PMC，约 800 种）的文献，开放获取（Open Access，OA）期刊的文献和部分出版商提供的免费期刊文献等。

二、PubMed 检索

PubMed 的主页面（图 6-48）上方为检索区，包括基本检索、检索限定（Limits）、高级检索（Advanced Search）及帮助（Help）。主页面中部为 3 个功能区：使用介绍（Using PubMed）、PubMed 工具（PubMed Tools）及更多资源（More Resources）。

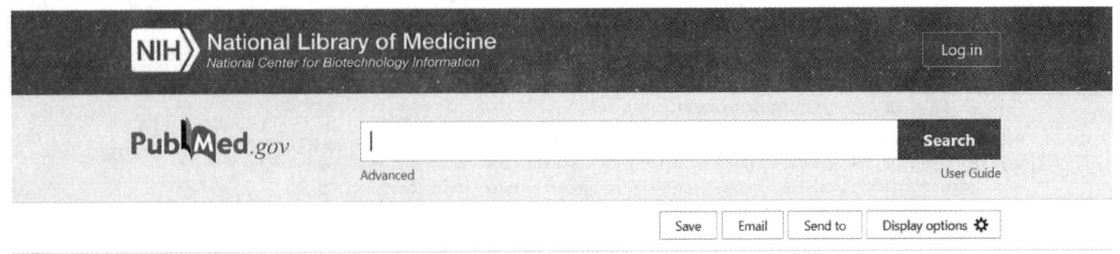

图 6-48 PubMed 主页

（一）基本检索

默认检索为 Search PubMed，点击其右侧的下拉菜单，可选择 All Databases（所有数据库）或 NCBI 的其他数据库。

1. 自动语词匹配检索（Automatic Term Mapping） 是 PubMed 最具特点的功能，能够实现检索词在不同字段的自动匹配，使查检者以最简单的方式获得最大的查全率。PubMed 会对输入的检索词进行分析，自动将检索词转换对应在一个或几个字段（主题词、作者、刊名等）中进行检索，再将检索词在所有字段（All Fields）中检索，并用逻辑 OR 组成布尔逻辑运算式进行检索。如果输入多个检索词或短语词组（中间用空格），系统会自动将其拆分为单词后分别在所有字段中检索，单词之间的布尔逻辑关系为 AND。完成检索后，在检索结果显示界面右侧的 Search Details 框中，会详细显示系统执行自动词语匹配的实际检索式。

2. 字段限定检索 采用"检索词［字段标识］"的形式，可以指定检索词在某一字段进行检索。例如，要查找 PubMed 收录的所有英文文献，可在检索框输入 English ［LA］。

3. 作者检索 在检索框中输入作者姓名，PubMed 自动执行作者检索，一般姓氏在前姓名在后，姓氏用全称表示，姓名用首字母代表。例如，输入 Liu Y 可检索出姓氏为 Liu，名的首字母为 Y 的所有作者的文献。为提高查准率，可将作者与作者单位、主题等信息结合起来检索。2002 年以后的文献，PubMed 可实现对姓名全称的检索，而且姓名排列顺序不限。例如，输入 Liu Y 的姓名全称 Liu Ying，可检索出 2002 年以来该作者被 PubMed 收录的文献。通过字段限定检索及组合检索也可实现更精确的作者检索。例如，输入 Liu Y［1AU］可检索出第一作者为 Liu Y 的文献（图 6-49）。

4. 期刊检索 在检索框中输入期刊全称、MEDLINE 刊名缩写、ISSN 号，系统自动检索出 PubMed 收录的该刊所有文献，如"*JOURNAL OF ETHNOPHARMACOLOGY*"。若刊名与 MeSH（Medial Subject Heading）主题词相同时，PubMed 执行的是 MeSH 主题词检索，可用"刊名［TA］"进行刊名字段限定检索。

5. 词组精确检索 对多个词组进行检索时，可采用检索词组加双引号的强制检索方式，关闭自动语词匹配功能，将检索词组作为一个整体进行检索，避免自动语词匹配将词组分割检索从而造成误检。

6. 截词检索 在检索词后加*可实现后方一致的多字符通配截词检索，可使文献检索获取更加全面（图 6-50）。

如 immun*，可以检出 immune、immunity、immunocompromised 等单词。如果单词数量大于 600，则 PubMed 自动提示延长词干。截词功能只限于单词，对词组无效。当进行截词检索时，PubMed 将关闭自动语词匹配功能。

7. 布尔逻辑检索 可在检索框直接输入用逻辑运算符 AND、OR、NOT 和几个检索词组成的检索式进行布尔逻辑检索。逻辑运算符要求大写，检索词不区分大小写。如几个检索词中间没有逻辑运算符，系统默认为 AND 的逻辑组配关系（图 6-51）。

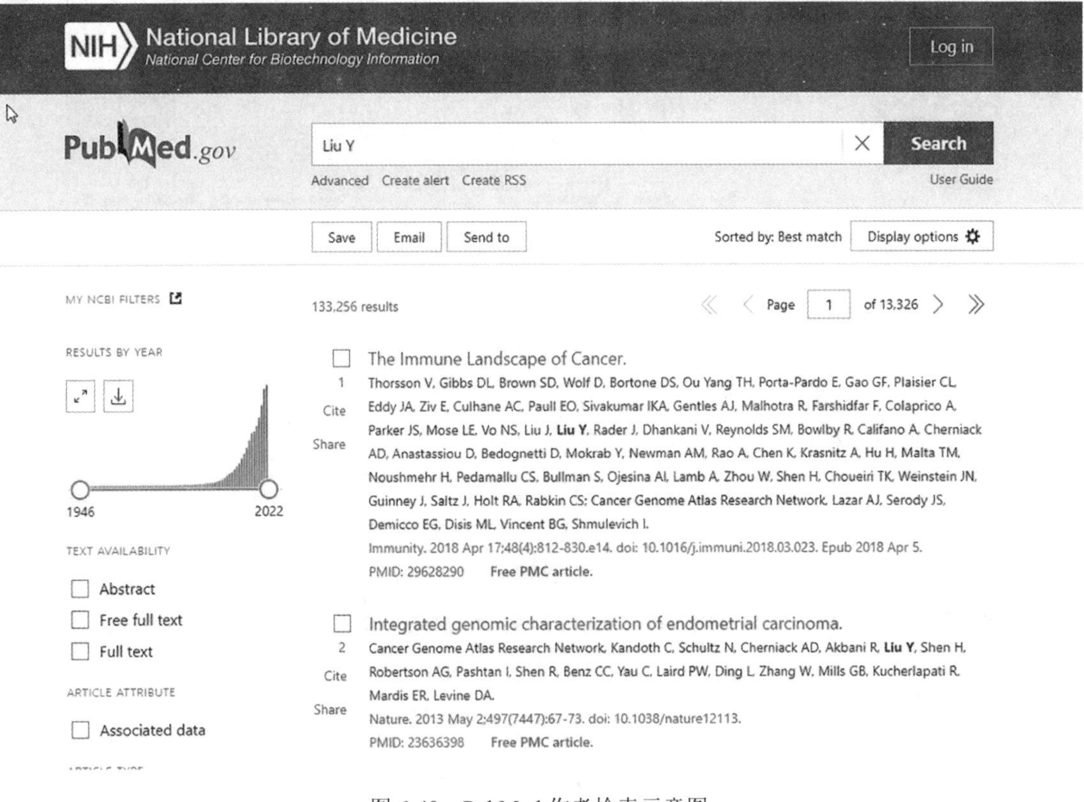

图 6-49　PubMed 作者检索示意图

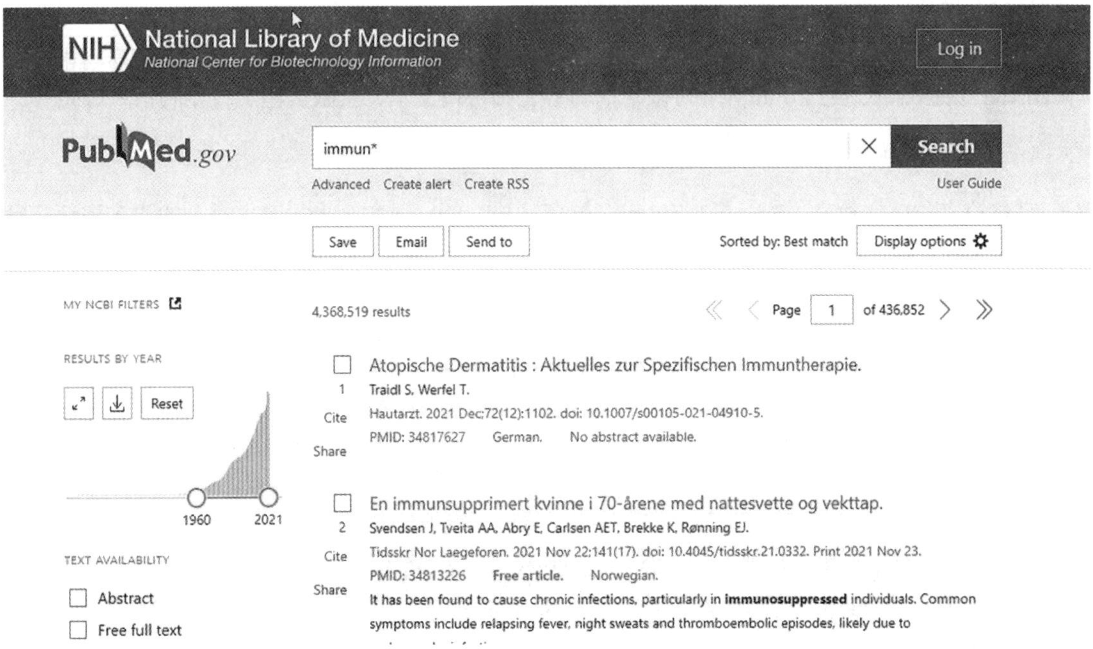

图 6-50　PubMed 截词检索示意图

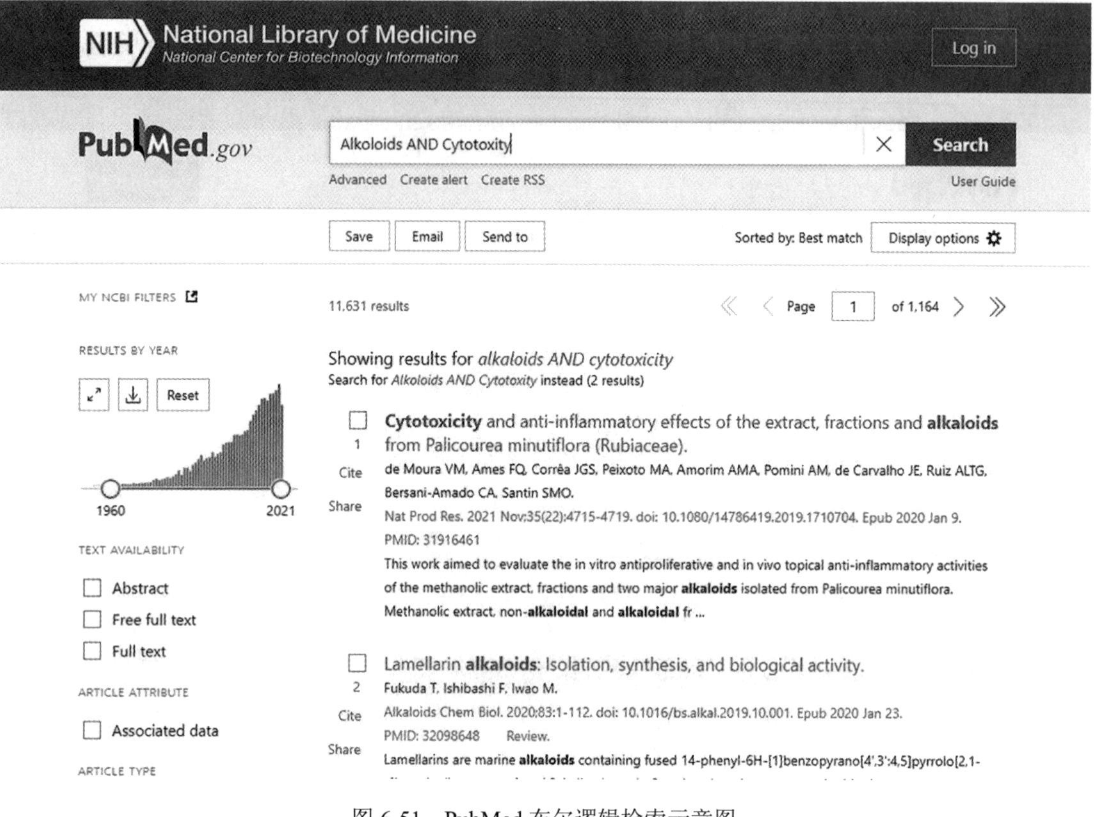

图 6-51 PubMed 布尔逻辑检索示意图

（二）限定检索

限定检索功能是对上一次检索操作结果进行限定获取精准检索结果的方式。限定检索将限定在MEDLINE数据库中进行。PubMed可限定的内容包括可用文本、文献类型、日期和语种限定等。

（三）高级检索

高级检索将字段检索（Search Builder）、检索历史（Search History）及主页上的更多资源栏目（More Resources，包括MeSH Database主题词检索、Journals Database期刊数据库检索、Single Citation Matcher单篇文献匹配检索等）整合在同一界面，方便查检者完成复杂课题的检索。

1. 字段检索 PubMed有38个可限定的字段，能够实现字段匹配的检索。对应于输入的字段值，系统提供包含该检索词检索结果的索引轮排“Show index list”。索引轮排词表给出了每个有实际检索意义的词，包括主题词、副主题词、作者名、刊名缩写、化学物质和酶的名称等，还有来自文献题目、文摘的自由词。轮排词表标出这些词语出现的次数及相关文献在数据库中的数量。表中的词语按字顺排列，有助于查检者通过浏览方式选择一个或多个词进行检索。

2. 检索历史 点击Search History，显示检索历史，包括检索式序号、检索提问式、检索时间及检索结果数。单击检索式序号，显示Options选项，可执行布尔逻辑运算、Delete（删除检索式）、Go（直接检索）、Details（显示检索式详情）和Save in My NCBI（把检索式保存在My NCBI）等不同的操作。

（四）主题词表数据库检索（MeSH Database）

在 PubMed 主页面或高级检索页面的 More Resources 栏目下点击 MeSH Database，即可进入主题词数据库检索页面。MeSH Database 提供基于 MeSH 词表的主题检索。主题词标引是 PubMed 独具特色的文献处理方式，很多其他的生物医学检索系统都学习和借鉴 MeSH 的主题词标引。MeSH Database 能指引查检者使用规范化的医学术语进行检索，以提高查准率。

（五）期刊数据库检索（Journals Database）

在 PubMed 主页面或高级检索界面的 More resources 栏目下点击"Journals Database"，进入期刊数据库检索，可查询 PubMed 及 Entrez 平台其他数据库所收录的期刊信息，既可以按学科（Subject Terms）进行浏览，也提供主题（Topics）、刊名全称、MEDLINE 刊名缩写、ISSN 等检索途径。

（六）其他检索服务

PubMed 数据库的其他检索服务还包括 Journals in NCBI Databases（期刊数据库）、MeSH Database（医学主题词数据库）、Citation Matcher（引文匹配器）、Clinical Queries（临床查询）、Topic-Special Queries（特定查询）、Link Out（外部链接）以及 My NCBI（我的 NCBI）等。

三、检索结果处理

（一）检索史的处理

点击 PubMed 高级检索中的 History，可以对检索历史进行操作，包括运算、删除和清除等。

（二）检索结果的处理

点击命中的记录数可以进入检索结果显示页面，默认显示全部文献。其他处理包括显示格式（Display Settings）、结果排序（Display Settings-Sort by）、保存为本地文件（Send to-File）（最多 10000 篇）、临时存放至剪贴板（Send to-Clipboard）、保存为个人资料集（Send to-Collections）及发送至电子邮箱（Send to-E-mail）等。

四、PubMed 检索实例

（一）检索课题 1

药用植物华中五味子（*Schisandra sphenanthera*）作为我国著名中药，其应用历史悠久，中医临床应用效果显著。请检索华中五味子的临床相关研究。

分析研究课题，在这里以植物拉丁名"*Schisandra sphenanthera*"作为检索词进行文献检索，在给出的结果集中，选择 ARTICLE TYPE 项下限定条件"Clinical Trial"进行限定。一共得到 3 篇符合搜索主题要求的相关文献，用户可以根据需要进行进一步获取（图 6-52）。

（二）检索课题 2

检索华中五味子抗肿瘤作用的研究。

以"Schisandra sphenanthera AND Cytotoxicity"作为主题词进行文献检索，得到 9 篇符合搜索主题要求的相关文献，用户可以根据需要进行进一步获取（图 6-53）。

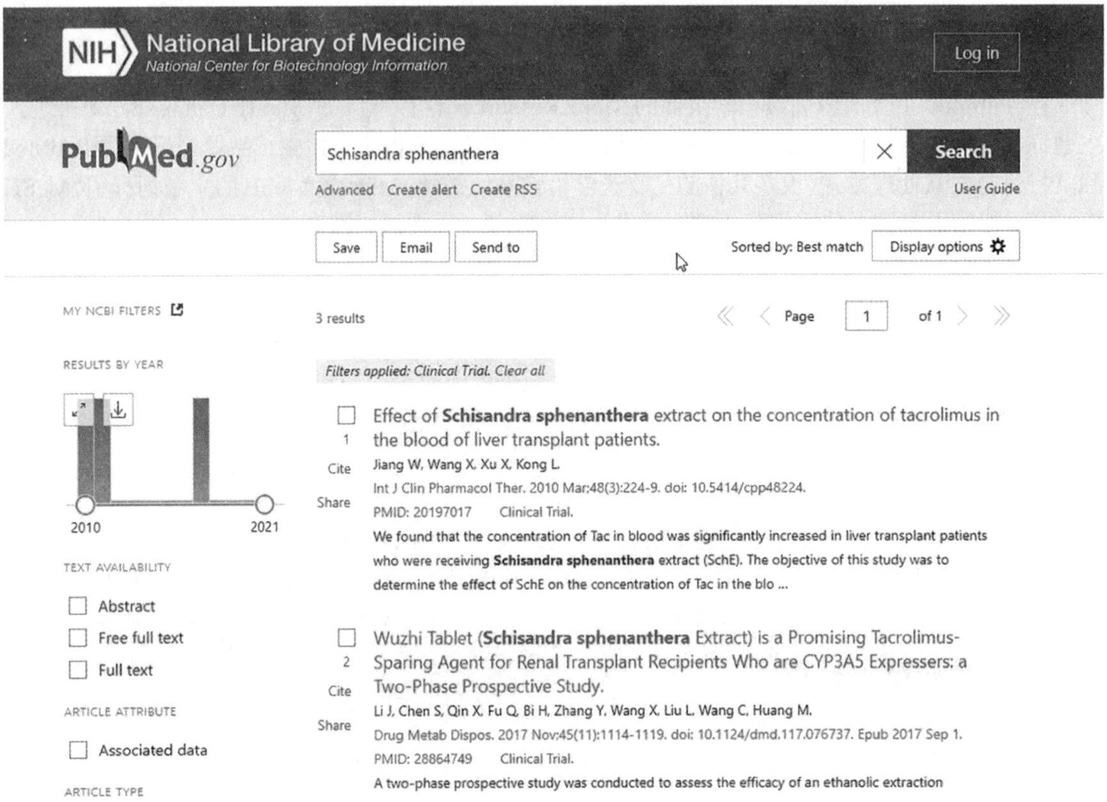

NIH National Library of Medicine
National Center for Biotechnology Information
Log in

PubMed.gov
Schisandra sphenanthera
Search
Advanced Create alert Create RSS User Guide

Save Email Send to
Sorted by: Best match Display options

MY NCBI FILTERS
RESULTS BY YEAR
2010 2021
TEXT AVAILABILITY
Abstract
Free full text
Full text
ARTICLE ATTRIBUTE
Associated data
ARTICLE TYPE

3 results
Page 1 of 1

Filters applied: Clinical Trial. Clear all

1 Effect of **Schisandra sphenanthera** extract on the concentration of tacrolimus in the blood of liver transplant patients.
Cite Share
Jiang W, Wang X, Xu X, Kong L.
Int J Clin Pharmacol Ther. 2010 Mar;48(3):224-9. doi: 10.5414/cpp48224.
PMID: 20197017 Clinical Trial.
We found that the concentration of Tac in blood was significantly increased in liver transplant patients who were receiving **Schisandra sphenanthera** extract (SchE). The objective of this study was to determine the effect of SchE on the concentration of Tac in the blo ...

2 Wuzhi Tablet (**Schisandra sphenanthera** Extract) is a Promising Tacrolimus-Sparing Agent for Renal Transplant Recipients Who are CYP3A5 Expressers: a Two-Phase Prospective Study.
Cite Share
Li J, Chen S, Qin X, Fu Q, Bi H, Zhang Y, Wang X, Liu L, Wang C, Huang M.
Drug Metab Dispos. 2017 Nov;45(11):1114-1119. doi: 10.1124/dmd.117.076737. Epub 2017 Sep 1.
PMID: 28864749 Clinical Trial.
A two-phase prospective study was conducted to assess the efficacy of an ethanolic extraction

图 6-52 PubMed 检索结果 1

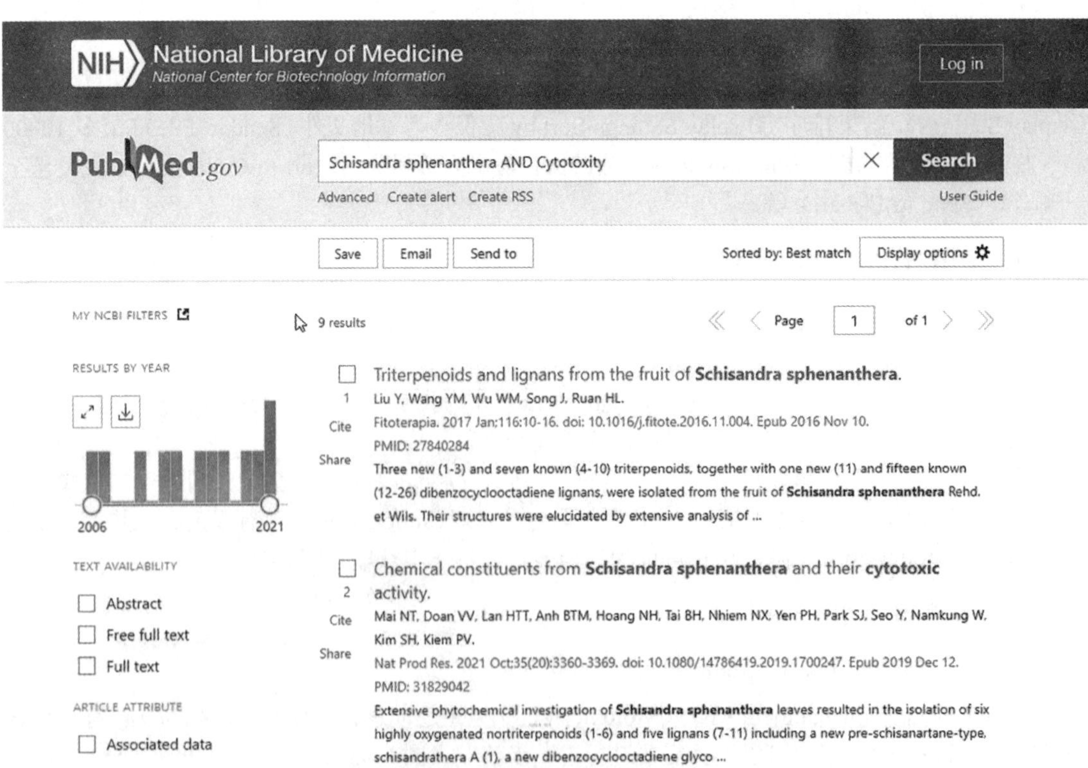

图 6-53 PubMed 检索结果 2

思维导图

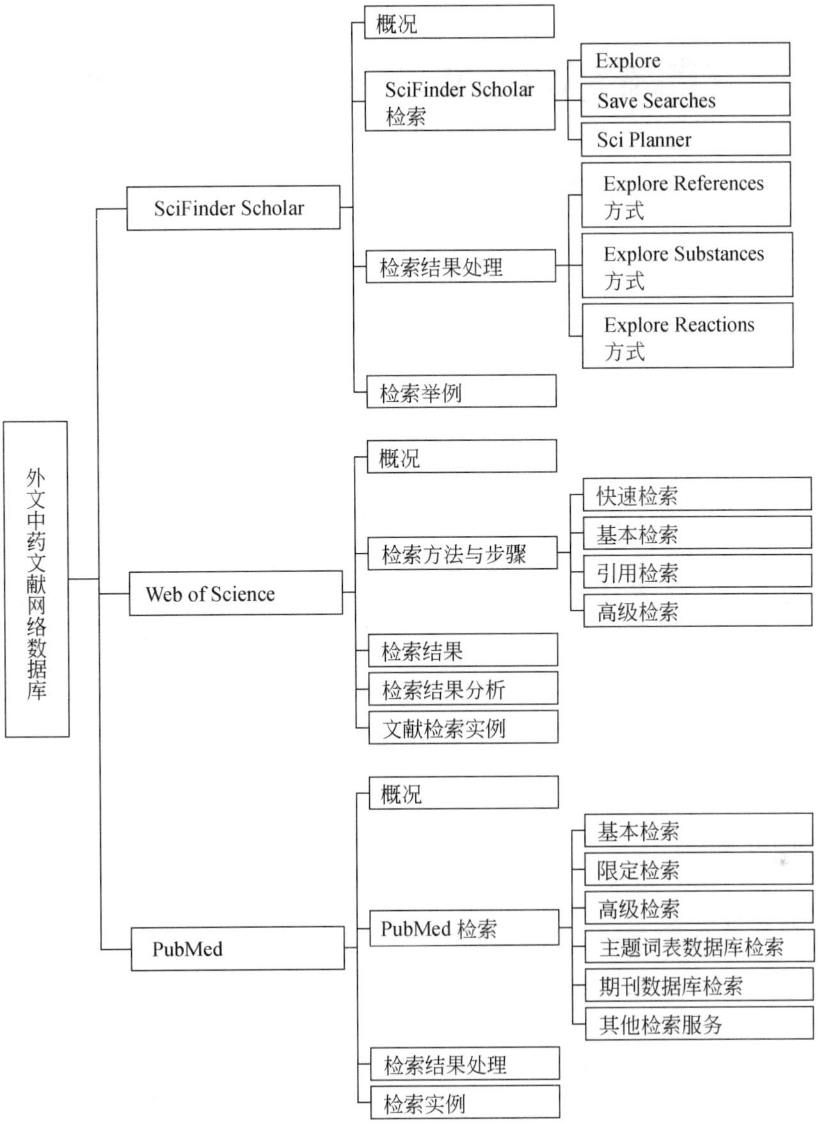

- 外文中药文献网络数据库
  - SciFinder Scholar
    - 概况
    - SciFinder Scholar 检索
      - Explore
      - Save Searches
      - Sci Planner
    - 检索结果处理
      - Explore References 方式
      - Explore Substances 方式
      - Explore Reactions 方式
    - 检索举例
  - Web of Science
    - 概况
    - 检索方法与步骤
      - 快速检索
      - 基本检索
      - 引用检索
      - 高级检索
    - 检索结果
    - 检索结果分析
    - 文献检索实例
  - PubMed
    - 概况
    - PubMed 检索
      - 基本检索
      - 限定检索
      - 高级检索
      - 主题词表数据库检索
      - 期刊数据库检索
      - 其他检索服务
    - 检索结果处理
    - 检索实例

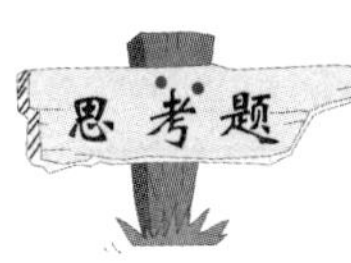

1. SciFinder Scholar 数据库是什么类型的数据库？请简要描述一下 SciFinder Scholar 基本检索方法。
2. 如何利用 SciFinder Scholar 检索 2020 年在 COVID-19 方面的相关研究？
3. 已知某一化合物的登记号，如何检索该物质的化学名称、化学结构和分子式？
4. 如何利用 SciFinder 检索紫杉醇的制备方法？
5. 概述 Web of Science 和 PubMed 的检索方法有哪些？
6. 如何利用 Web of Science 检索某单位当年的论文发表情况，并导出引文报告？
7. PubMed 检索史和检索结果的处理方式有哪些？

第七章　文献全文获取

党的二十大从战略全局上对党和国家事业作出规划和部署，其中提出的“促进中医药传承创新发展”也为未来中医药事业发展引领航向，统一万千中医药人前进脚步，砥砺奋进，向着未来宽阔的大道坚毅前行。中医药事业的发展离不开中医药文献的支撑，获取文献全文可以更好地服务于广大中医药科研工作者。文献全文详细记载了研究者的研究方案、研究过程和研究结果，有助于在此基础上继续深入研究。文献全文具有专业性、准确性和权威性，可以为科研工作的开展提供科学支撑。阅读文献全文，可以掌握广泛而全面的基础知识与前沿动态，研究作者选题和科研思路的独到之处能激发研究人员自身的科研灵感，判断所选课题的创新性。文献全文引用的参考文献，有助于快速筛选并确定投稿期刊和不同期刊的写作要求，掌握稿件的写作特点和技巧。

第一节　利用图书馆的馆藏文献

一、馆藏文献

（一）馆藏资源简介

中医药高等院校和科研单位图书馆一般藏有纸质资源和订购的电子资源（表 7-1）。主要有纸质图书、报刊、期刊、专藏、特色古籍等；电子资源有图书馆订购及部分免费的期刊、会议论文、学位论文、电子书、报纸、参考资料、图片、缩微文献、多媒体等，以及包含上述所有资源的一站式检索。中医药图书、中医药古籍藏书体系是高等中医院校和科研单位图书馆藏书的一大特色，具有很高的中医药学研究价值和文物价值。

表 7-1　中医药院校图书馆常备数字资源

中文资源：
中国知网（CNKI）
维普数据库
中国生物医学文献数据库（CBM）
VIPExam 考试学习资源数据库
中医数字图书馆
万方中医药知识库
中医典海

续表

中文资源：
万方临床诊疗知识库
中医药知识服务平台
博览医书
万方数据知识服务平台
读秀、百链学术搜索数据库
超星电子图书
随书光盘
千年医典
中医智库
中华医典数据库
北大法宝数据库
古今医案云平台
外文资源：
Elsevier SD 期刊全文数据库
Springer 期刊全文数据库
PHMC 期刊全文数据库
Cell Online
Science
PQDT 学位论文全文数据库
Web of Science（SCI）
InCites
Essential Science Indicators（ESI）
Journal Citation Reports（JCR）
PubMed（美国国家医学图书馆生物医学信息检索系统）
国家科技图书文献中心免费资源：①外文回溯期刊全文数据库；②外文现刊数据库；③开放获取资源
IGI Global 数据库
iresearch（爱学术）电子书
SoColar 开放获取及商业期刊资源
SSCI 社会科学引文索引数据库
Wiley 期刊数据库
外文电子书
Palgrave 电子期刊数据库
Taylor & Francis 医学期刊专辑数据库
知识产权资源：
Innography 专利检索分析平台
壹专利
国家知识产权公共服务网
北京市知识产权局服务网
自建资源：
国医大师精神宣传数据库
古籍及民国图书数字化平台
本校学位论文
中医经典知识挖掘与传播平台

“超星移动图书馆”可在线阅读超过 100 万册电子图书，读秀平台可进行 310 万种中文图书文献传递，系统可揭示与利用的文献达 8.16 亿条。读者使用文献传递功能可以轻松获取我馆未购买的文献资源。网络数据库是目前文献检索的主要途径，中医药高等院校一般科研单位和高校图书馆通常拥有的中文网络数据库有中国知网（CNKI）、万方数据知识服务平台、维普数据库（VIP）、

读秀、百链学术搜索、中国生物医学文献数据库（CBM）、超星电子图书等。中医专业的数据库有中医数字图书馆、千年医典、中医智库和万方中医药知识库等中医中文资源。

外文资源数据库因其价格昂贵，像 SciFinder Scholar 数据库和 BIOSIS Previews（BP 生物学文摘）数据库一般在大的综合院校和科研单位才能查到。SpringerLink 是全球较大的在线科学、技术和医学（STM）领域学术资源平台，Ovid-LWW 期刊全文数据库（以临床医学及护理学尤为突出）、Elsevier SD 和 PHMC（ProQuest Health & Medical Collection）等全文数据库逐渐成为一般中医药科研单位和高等院的常用数据库。

（二）查找文献资料

1. 纸质文献 可以通过图书馆官方网站检索图书名称或相关信息，根据检索结果筛选出目标书籍和相关资料，依馆藏地址和索书号取出相应书籍。

2. 电子文献资料 在图书馆拥有的数字资源中选择相应的数据库进行检索，在检索结果中筛选所需论文，阅读或下载论文全文。

二、馆际互借与远程文献传递

（一）馆际互借

由于馆舍和经费等多种条件限制，任何一个图书馆都无法满足读者对实物文献的全部需求，馆际互借是基于图书馆馆际之间资源共享提供的一种服务方式，通过图书馆之间的互借机制解决本馆没有收藏的文献。

（二）远程文献传递

图书馆远程文献传递主要是基于读秀学术搜索（http://www.duxiu.com）或百链学术搜索（http://www.blyun.com）完成，为读者提供全文检索、部分文献试读、文献传递等多种功能。收录中文图书全文，中文期刊，中文报纸等，一站式检索实现了馆藏纸质图书、电子图书、学术文章等多种异构资源在同一平台的统一检索。

1. 基本服务

（1）图书目录的查询：是读秀服务的主要内容。

（2）文献传递服务：可为读者提供最多 50 页的原文，读者根据显示的目录页选定所需的页数，提交需求信息，原文会以电子邮件的方式，将指定内容发送到读者的信箱中。每次发送的原文有效期为 20 天，在这期间内读者可以随时浏览，但不得超过 20 次。

（3）图书的部分浏览：浏览指定图书的目录页、版权页、前言页、正文的前 17 页，并提供基于全文的检索。

（4）显示方式：显示页面不能打印，如需要可进行图像拷贝，或者是采用 OCR（Optical Character Recognition，光学字符识别）文字识别方式，将其转换成文本方式进行打印。

（5）书目查询：提供书名、作者和字段（书名、作者、主题词、ISBN、年代）等途径检索。

2. 特色功能

（1）整合资源：读秀将图书馆馆藏纸质图书、中文图书数据库等多种资料整合于同一平台进行统一检索，避免多个站点逐一登录和逐一检索的弊端，可在读秀平台上查询所有馆藏中文信息方便快捷。

（2）检索资源：通过深度检索，快速准确地查找学术资源。读秀突破以往简单的元数据检索模式，实现可基于内容的检索，使检索深入到章节和全文，可在短时间内获得详细、准确和全面的文献信息。

（3）获取资源：为用户提供多种获取资源的途径，满足读者快速获取知识和信息的需求，试读功能便于读者选择资料。

第二节 网络免费开放资源

OA（Open Access）期刊被称为开源期刊，是一种可以免费获取的网络期刊文献，指将学术信息资源放到互联网上，有需求的读者可以免费获取资源，而不需要考虑版权或用户注册的限制，旨在使读者可以通过网络无限制地访问期刊论文全文；在论文质量控制方面，OA 期刊与传统期刊的标准和要求是类似的，均采用严格的同行评审制度。此类期刊一般采用作者付费出版、读者免费获取、无特别条件限制使用的运作模式，论文版权由作者保留所有。

一、常用国外开放资源

（一）外文医学信息资源检索平台 FMRS

FMRS（Foreign Medical Literature Retrieval Service，https://www.metstr.com）是集文献检索、数据分析和全文获取等功能于一体的一站式外文医学信息资源在线平台，包括 OA 期刊 3249 种。

（二）PubMed 检索系统

https://pubmed.ncbi.nlm.nih.gov

（三）Web of Science 数据库

https://www.webofscience.com/wos/woscc/basic-search

（四）ScienceDirect 数据库

荷兰 Elsevier 公司是世界著名的学术期刊出版商之一，已经出版有 2500 多种经同行评审的学术期刊和 11000 多种系列丛书、手册及参考书等，而 ScienceDirect 系统（https://www.sciencedirect.com）是 Elsevier 公司的核心产品，通过 ScienceDirect 系统可在线访问 1000 多万篇文献。目前 ScienceDirect 平台上的资源分为四大学科领域，分别为自然科学与工程、生命科学、健康科学和社会科学与人文科学，涵盖 24 个具体学科。

（五）Wiley 期刊全文数据库

1807 年创立在美国的一个数据库，是全球历史悠久、知名的学术出版商之一。Wiley Online Library（https://onlinelibrary.wiley.com）是广泛的多学科在线资源平台，提供 2 个世纪以来研究成果的无缝集成访问，涵盖生命科学、健康科学、理工科学、社会科学和人文科学极具影响力的论文和研究，包含期刊、在线图书和参考工具书产品。该平台采纳来自全球各地用户、出版合作伙伴和客户的宝贵意见，能够满足当今研究人员、作者、专业学协会以及信息专家的复杂需求。

（六）SpringerLink 数据库

德国施普林格（Springer-Verlag）是世界上著名的科技出版集团之一，SpringerLink（https://link.springer.com）是施普林格出版社及其合作公司共同推出的科学、技术和医学方面的在线信息资源。

SpringerLink 的服务范围涵盖各个研究领域，提供超过 1900 种同行评议的学术期刊及不断扩展的电子参考工具书、电子图书、实验室指南、在线回溯数据库以及更多内容。

二、利用搜索引擎获取文献

通过搜索引擎，输入文献标题或出版物的名称，直接找到原文。此途径方便易用，可以作为上述途径的补充。

（一）谷歌学术搜索（google 学术，http://www.scqylaw.com）

国内有些地方经常上不去网，可以通过嵌合的 sci-hub，谷粉学术 GFsoso（https://gfsoso.99lb.net/）获取原文。谷歌学术镜像 Google 镜像站（scqylaw.com）目前只能通过谷歌镜像进入谷歌学术搜索页面，最好应用谷歌浏览器打开。在搜索框中输入要下载的论文名称，在搜索结果中找到我们需要下载的论文，这时，不要着急点开链接，因为直接点开，进入的往往是付费下载页面，点击搜索结果下方的"所有**个版本"；链接开头标有"[PDF]"标志的链接，就会自动开始加载该论文的 PDF 版本。（开头标有"[PDF]"即可免费下载）。

（二）百度学术搜索（https://xueshu.baidu.com）

百度学术搜索是一个提供海量中英文文献检索的学术资源搜索平台，涵盖了各类学术期刊、学位、会议论文，旨在为国内外学者提供最好的科研体验。

（三）论坛求助

文献全文还可以求助于相关社交网站。ResearchGate（http://www.researchgate.net）是一个科研社交网络服务网站，该网站旨在推动全球范围内的科学合作。用户可以联系同行，了解研究动态，分享科研方法以及交流想法。类似的国内网站有师生联盟（http://www.sslm2008.com），学术科研 BBS 小木虫（http://muchong.com），丁香园（https://portal.dxy.cn/）等。可以把自己需要的文献标题、作者、期刊名等信息发送上去请网友帮忙检索。

第三节　向作者求助

一、求助的可行性分析

少数的外文期刊国内没有引进，也没有发行相应的电子刊，国内网络无从获取文献全文。还有大量的期刊论文、电子图书、专利等并没有免费向读者开放获取权限，但文献的作者一般会保留文献全文。可以通过 PubMed 等数据库提供的作者 E-mail、单位地址或联系电话，直接向作者求助获取文献全文。

二、求助对象

大多数的文献会在文中保留通讯作者（corresponding author）或第一作者（first author）的联系方式，读者可根据需求联系文章的第一作者或通讯作者求助文献全文。如果作者有自己的主页，也可通过 Internet 查找作者的主页来获取原文。

三、如何撰写求助邮件

给论文作者写求助邮件也是一项重要技能，求助邮件在编辑和准备过程中应注意以下几个方面。

第一，求助者应认真研读作者的文章（包括但不局限于求助的论文），对其研究内容和研究方向要非常了解。这样才能避免提出一些过于简单或针对性不强的问题，抓住提问的要点。注意作者称呼，如 Prof.×××（XXX 教授）、Dr.×××（XXX 博士）等。

第二，表明自己的身份（如介绍所在单位、专业、研究方向等），让作者知晓邮件的真实性，增加邮件应助的成功率。

第三，将求助文献表达清楚，如论文的题目、发表期刊、卷、期、页码或 DOI 号等必要信息提供给作者，让作者快速找到所求助的文章，更方便快捷地回复邮件。

第四，表明所求助论文对于自己的价值，而自己目前没有途径来获取全文，并凸显该论文对自己的重要性，让作者觉得应助后对求助者确实有帮助。此外，还应表达对作者的感谢。最后在成功获取目标文献后，还应回信再次表示感谢。

论文求助邮件举例：

例 1

Dear Prof.（Dr.）“XXX”，

I am a graduate（doctor）student majored in “XXX” of “XXX” University in China. Recently，I found one of your articles，titled “XXXX” in “XXXX”. I found it may help me achieve my goals in this research field. This would make a really positive contribution to my work.

I would like to be able to read the full text of this article，but I have no access to this paper，I wonder if you would consider sending me the full text by Email. Thank you for your kind consideration of this request.

Sincerely：___________

My E-mail address is：____________________

例 2

Dear Prof.（Dr.）“XXX”，

I am “XXX”，a graduate（doctoral）student in “XXXX” University in China. My major is “XXX”.

I am very interested in your recently publication：“XXXXX”，published in “XXXX”. But I have no access to this paper，so would you please mail me a PDF file of this paper?

My e-mail address is：XX@XXXXXX. If you have no PDF file of this paper，would you please mail me a copy via air mail.

Sincerely yours，

____

第四节　文献全文获取实例

一、学术论文的获取

（一）中文期刊获取

1. 中国知网数据库　https://www.cnki.net。

2. 维普数据库 https://www.cqvip.com。

3. 万方数据库 https://www.wanfangdata.com.cn/index.html。

4. 百度学术搜索（https://xueshu.baidu.com） 是百度旗下提供海量中英文文献检索的学术资源搜索平台，于 2014 年 6 月初上线。百度学术搜索可检索到免费或收费的学术论文，并通过时间、标题、关键字、摘要、作者、出版物、文献类型和被引用次数等细化指标提高检索的精准性，涵盖了各类学术期刊、会议论文，旨在为国内外学者提供最好的科研体验。进入百度学术网站，在搜索框中输入需搜索的文献，同时也可选择其他检索条件，如作者、机构等对文献进行搜索。点击免费下载按钮即可获取文献全文（图 7-1，图 7-2）。

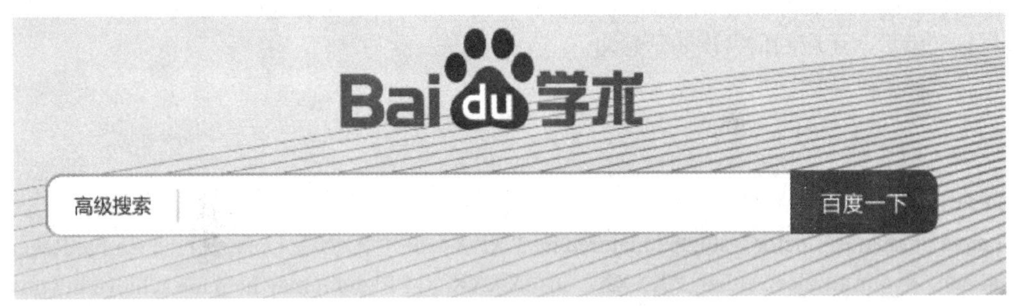

图 7-1 百度学术搜索

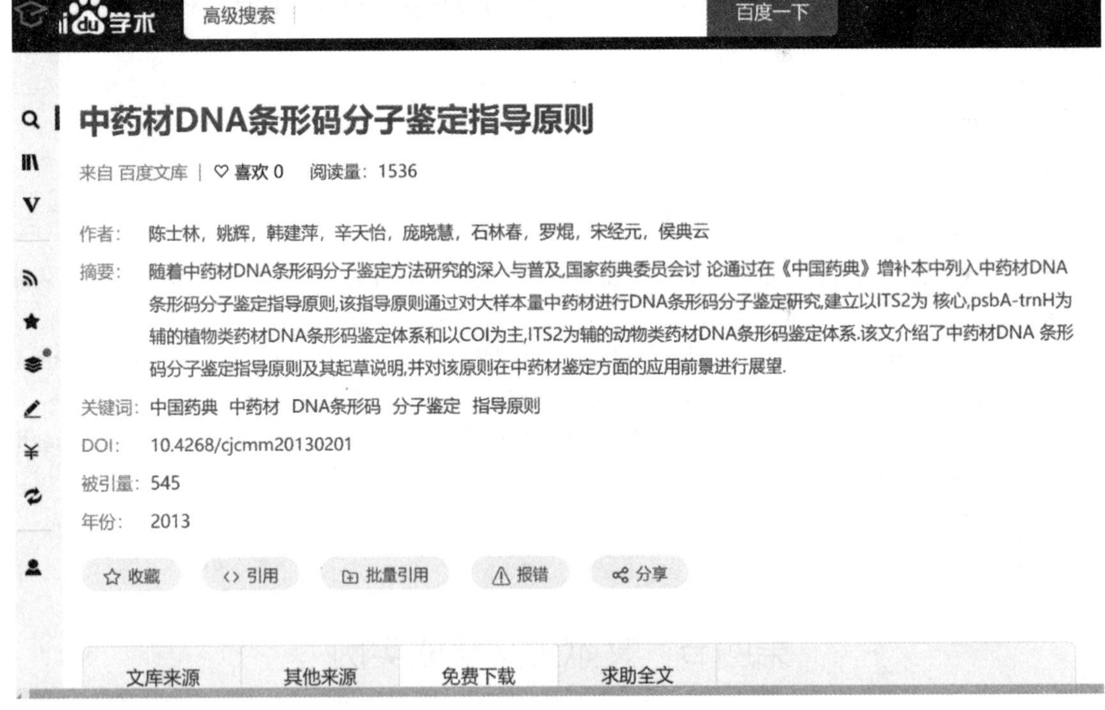

图 7-2 百度学术数据库获取文献全文界面

5. 读秀学术搜索（http://www.duxiu.com） 是由海量图书、期刊、报纸、会议论文、学位论文等文献资源组成的庞大的知识系统，是一个可以对文献资源及其全文内容进行深度检索，并且提供原文传送服务的平台（图 7-3）。

图 7-3　读秀学术搜索

6. 百链学术搜索　百链（http://www.blyun.com）实现了 368 个中外文数据库系统集成，包括中外文图书、中外文期刊、中外文学位论文、会议论文、专利、标准等，利用百链可以获取到图书馆所有的文献资料，包括纸本和电子资源。中文资源的文献传递满足率可以达到 96%，外文资源的文献传递满足率可以达到 90%（图 7-4，图 7-5）。

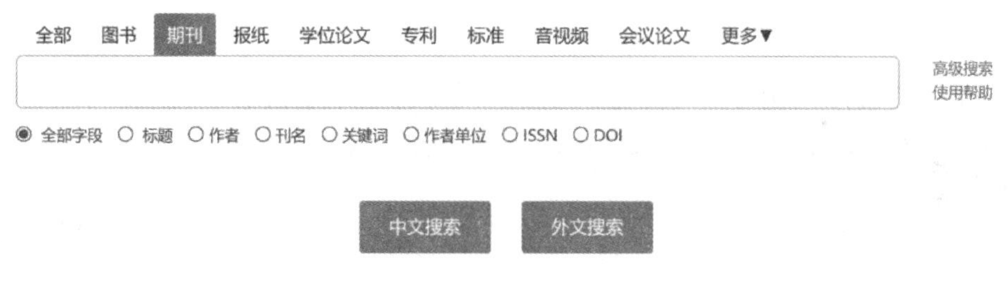

图 7-4　百链学术搜索

（二）外文期刊获取

1. PubMed 数据库（https://pubmed.ncbi.nlm.nih.gov）　是一个免费的 MEDLINE 数据库，提供生物医学和健康科学领域的文献搜索服务。MEDLINE 是当今世界上较为权威的文摘类医学文献数据库之一，1996 年起向公众开放。而 PubMed 是互联网上使用最为广泛的免费 MEDLINE 检索工具，是美国国家医学图书馆（NLM）所属的国家生物技术信息中心（NCBI）于 2000 年 4 月开发的一个基于 WEB 的生物医学信息检索系统，也是 NCBI Entrez 数据库查询系统中的重要一员。PubMed 数据库包含超过 3300 万篇生物医学文献和摘要。PubMed 不提供期刊文章的全文，但是通常会附有指向全文的链接。PubMed 系统的特征工具栏提供辅助检索功能，侧栏提供其他检索如期刊数据库检索、主题词数据库检索和特征文献检索。提供原文获取服务免费提供题录和文摘，可与提供原文的网址链接，提供检索词自动转换匹配。进入 PubMed 网站，在搜索框中输入要搜索的文献或关键词进行搜索，点击文章名称进入详情界面，点击“Full-text Link”即可选择不同的下载方式（图 7-6）。

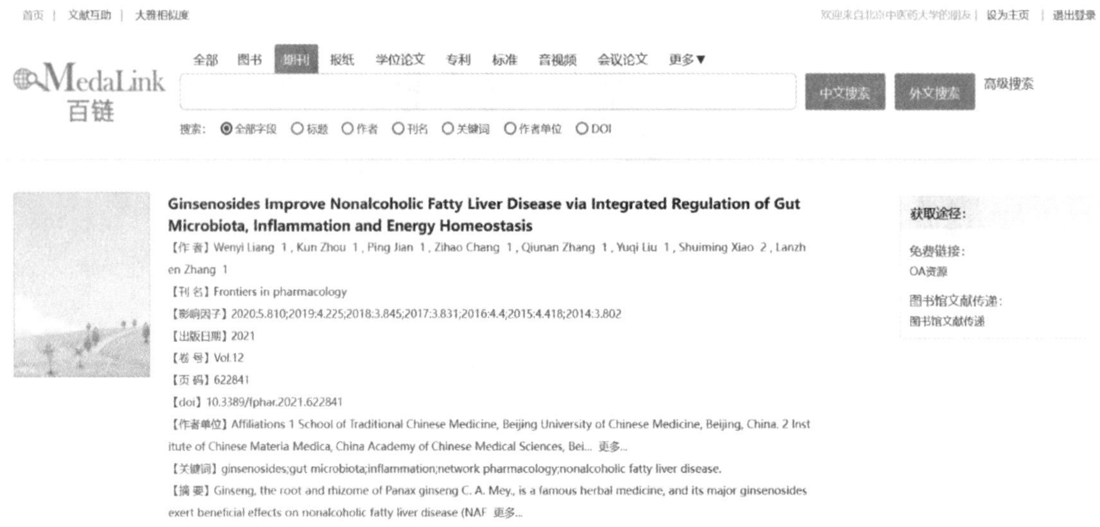

图 7-5 百链数据库获取文献全文界面

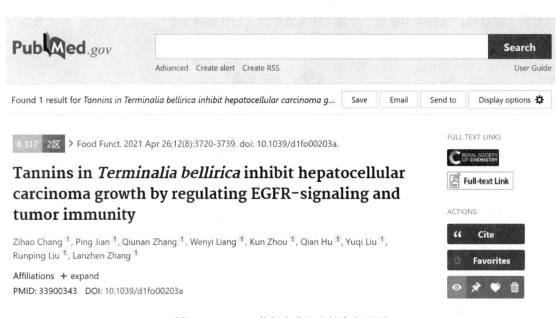

图 7-6 PubMed 数据库获取文献全文界面

2. ScienceDirect 数据库（图 7-7）

ScienceDirect.com | Science，health and medical journals，full text articles and books

3. Wiley Online Library 数据库（图 7-8）

https://onlinelibrary.wiley.com（Wiley Online Library | Scientific research articles，journals，books，and reference works）

4. Springer 数据库 https://link.springer.com（图 7-9）

二、专利的获取

1. 国家知识产权局网站 https://www.cnipa.gov.cn

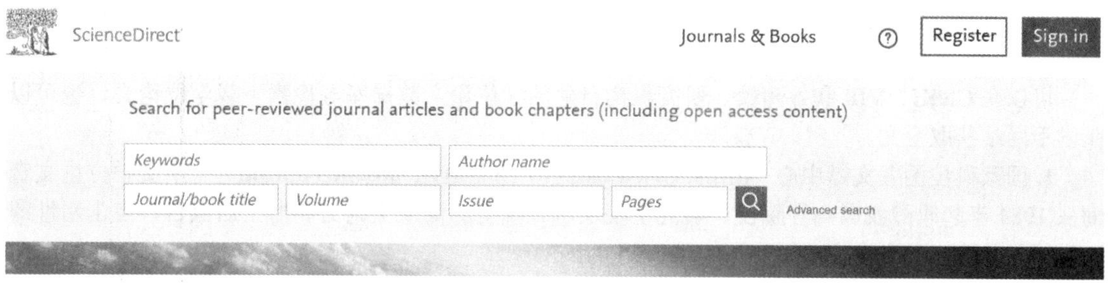

图 7-7　ScienceDirect 数据库

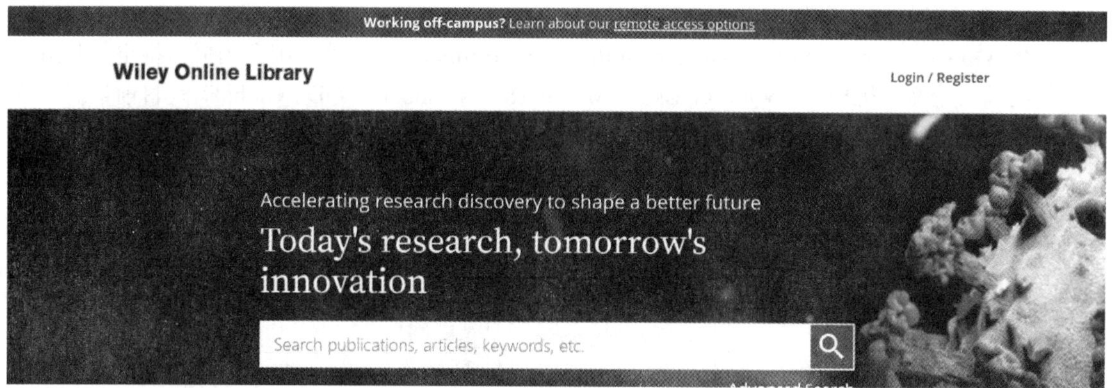

图 7-8　Wiley Online Library 数据库

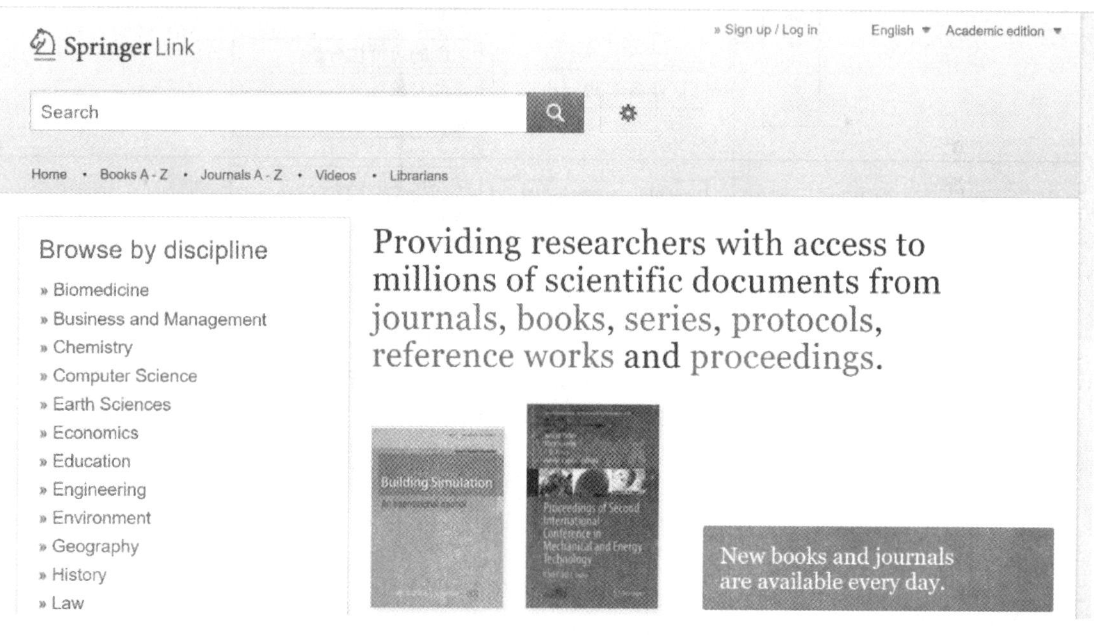

图 7-9　Springer 数据库

2. 美国专利商标局（**United States Patent and Trademark Office**）　https://www.uspto.gov/

3. 欧洲专利局　https://www.epo.org

三、学位论文的获取

可以在 CNKI、VIP 和各高校、研究机构自建的学位论文数据库等检索下载学位论文，也可以在以下网站获取全文。

1. 国家科技图书文献中心（https://www.nstl.gov.cn/search_advanced.html） 中文学位论文查询从 1984 年起收藏我国高等院校、研究生院及研究院所的博硕士论文和博士后报告，点击网址即可进行相关检索获取全文。

2. 中国学位论文全文数据库（China Dissertations Database） 收录时间始于 1980 年，可通过网址 https://www.wanfangdata. com.cn/index.html 登录万方数据主页，点击资源导航名称列表中的“学位论文”按钮，进入学位论文全文数据库。

3. ProQuest（https://about.proquest.com/zh/dissertations） 是美国国会图书馆指定的收藏全美国博士硕士论文的机构，ProQuest Dissertations & Theses Global（PQDT Global）是目前世界上规模最大、使用最广泛的博士硕士论文数据库之一。

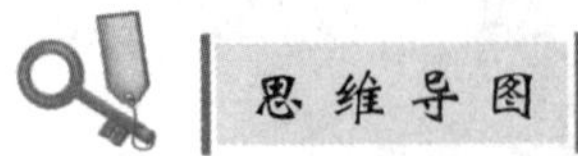

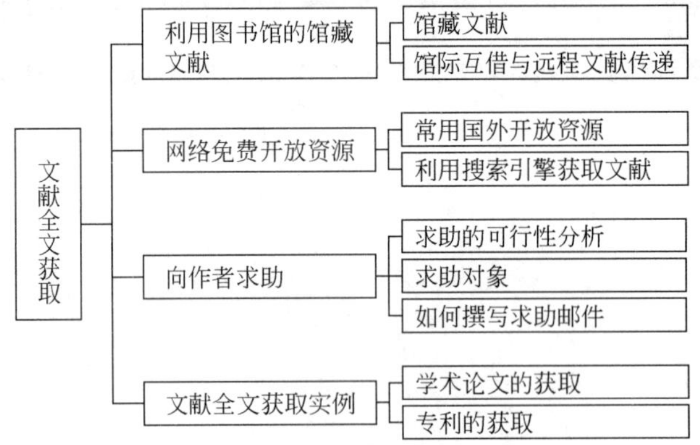

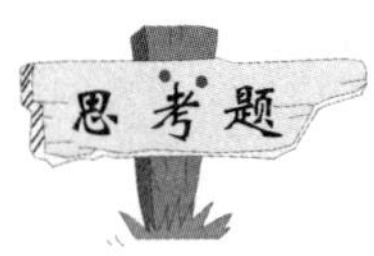

1. 获取文献全文的重要性及意义有哪些？
2. 列举获得文献全文的途径及其使用方法。
3. 以“人参/Panax ginseng C. A. Meyer”为关键词检索获得相关文献全文。
4. 练习撰写一封获取外文文献的求助信。

第八章　中文中药学术论文的撰写

习近平总书记在党的二十大报告中强调："培育创新文化，弘扬科学家精神，涵养优良学风，营造创新氛围。"我们要充分认识到创新对于中医药现代化的重大意义，深刻把握创新是中医药现代化的第一动力。中医药科研论文作为中医药传承和创新的载体，不仅要起到沉淀传统中医药理论经验的承前作用，还要达到传播中医药理论创新和实践创新的启后作用，是中医药现代化、中医药人才培养、中医药"走出去"战略的重要支点。

中药论文是作者对中医药学科中某一学术问题进行探讨、研究并将结果进行总结、表述的文章，是反映中药学科中的科学实验、临床和学术理论等相关研究成果，并对其所形成的原因和结果进行分析、阐述，从而揭示其本质及其规律的科学技术文献。

中药学术论文根据《科学技术报告、学位论文和学术论文的编写格式》中论述的范围和论述形式不同，分为以下3类。①实验报告类：包括对各种中药研究所进行的分析学、药效学、药理学和毒理学等方面的实验研究等。这一类论文要求对实验方法、数据和结果等内容进行介绍，然后还有用于论述结果的讨论部分和对结果进行评价判断的结论。②理论研究类：包括对中药学科某一学术问题从理论方面进行探讨研究的论文，如理论探讨、文献研究、学术争鸣和评述等均属于此类文稿。其写作时无固定格式，作者根据表达的需要，以说理的方式进行论述，用理论的方法放映客观事物的发展规律。③临床观察类：是指对中药临床各类疾病治疗、观察的结果进行报道或总结的一类文稿。根据其讨论深度、观察指标和论述形式等不同，分为临床报道、经验交流、短片报道等。

中药学术论文是承载中药最新研究成果的载体，是中药工作者创造性研究的智慧结晶，对中药事业的发展和进步起重要作用。中药学术论文不仅能衡量每一位中药工作者学术水平和学术成就，也能体现科研工作者的学术道德和科研诚信。在中药学习和科研实践中必须学习和掌握中药学术论文创作的思路和方法，即诚实守信、实事求是。

第一节　中文中药文献综述的撰写

文献综述（review，简称综述）是在确定选题后，在对选题所涉及的研究领域或专题文献资料进行广泛阅读和理解的基础上，对该研究领域的研究现状（包括主要学术观点、前人研究成果、研究水平、争论焦点、存在的问题及可能的原因等）、最新研究成果、进展、研究动态、技术和发现及发展前沿等内容进行综合分析、归纳整理和评论，并提出自己的见解和研究思路后形成科学研究信息交流的书面形式。具体地说，就是作者在某一时间内，针对一定的专题，对大量原始研究论文中的数据、资料和主要观点进行归纳整理、分析提炼，进而写成的论文。综述属于学术论文范畴，属于三次文献，专题性强，涉及范围较小，具有一定的深度和时间性，能反映这一专题的历史背景、研究现状和发展趋势，具有较高的情报学价值。

综述包括“综”与“述”两个方面，“综”是指通过作者对阅读材料的整理、综合分析，把许多文献资料的共同观点、实验结果和方法提炼出来，按一定思维程序加以综合概括的科学思维过程。“综”是精华与核心。“述”是评述，在“综”的基础上，专门地、深入地、系统地论述某方面的问题，按文章的写作程序把它表达出来展示给读者的过程，是一种手段和方法。综述撰写可使读者通过阅读综述论文后较快地掌握相关专题的最新研究概况，以决定专题研究的方向，避免科研课题的重复研究。

一、文献综述的类型

（一）按文献的撰写方法分类

1. 文摘性综述 又称综合性文摘。这类综述对原始文献的内容一般不进行评价，只对其进行综合性阐述，其目的是为读者提供较为详尽的资料。

2. 分析性综述 又称评论性综述。综述者为表达自己的意见和见解，对原始文献的内容做了一定的分析和评价。

（二）按综述的内容性质分类

综述的内容一般包括历史回顾、成就概述、学术争鸣和未来展望等方面，根据各方面所占的比例不同，可分为以下几种。

1. 动态性综述 以历史回顾为主。针对某一专题，按时代先后和学科发展的历史阶段，由远及近地进行综合分析介绍，旨在反映某专题的历史阶段性成就，强调时间上的顺序性。

2. 成就性综述 以成就概述为主。重在介绍某一专题的研究成果，如新观点、新方法、新技术和新进展等，对研究的历史回顾可以从略。这种综述对科研的借鉴和指导意义较大，实用价值较高。

3. 展望性综述 以未来展望为主。重在分析预测某一学科或某一专题研究的发展趋势，对学科的发展和专题研究有一定的导向作用。

4. 争鸣性综述 以学术争鸣为主。针对某一学科的不同学术观点，进行广泛的搜罗、归类和总结，很少加入作者的观点。该类综述对活跃学术气氛、开拓思路，有一定益处。

二、文献综述的作用与目的

（一）文献综述的作用

文献综述是一切合理研究的基础，是科研选题的第一步，因此学习文献综述的撰写也是为今后科研活动打基础的过程。其作用主要有以下几点。

1. 有利于科研方向的选择 在科研开始阶段，综述为科研人员提供研究课题的历史、现状、当前争论的焦点及发展趋势等资料，能够帮助科研人员了解本领域的全面情况，从而选定有意义、有价值的研究课题。

2. 有利于专业知识的更新 综述能让我们用较少的时间和精力对某种专题的内容、意义、历史、现状及发展趋势等有较完整、系统和明确的认识，快速更新专业知识，参考前人成果，正确制定科研题目，拟定切实可行的科研方案。

3. 有利于资料的查阅 综述文后所附的参考文献可为读者提供已确定课题的相关参考文献，成为一种独特的情报检索系统。利用参考文献采用回溯检索和循环检索的方法，可获得成千上万篇文献资料，并可满足在检索工具缺乏时的检索。

4. 有利于培养组织和表达能力　写作综述不仅是积累科研资料、了解有关专题的历史现状和发展趋势的重要途径，也是培养科学组织材料和正确表达思想的有效方法。

（二）文献综述的目的

文献综述主要是通过深入分析某个领域过去和现在的研究成果，指出研究状态与最新进展，明确要进一步解决的问题和未来的发展方向，并依据有关科学理论，结合具体的研究条件和实际需要，对各种研究成果进行评论，提出自己的观点、意见和建议，为读者提供较全面的信息，并为后期选择某一专题开展研究奠基。

三、文献综述的撰写步骤

综述要写某一专题或某一领域的详细情报资料，指出发展背景和研究意义，还应有作者的评论性意见，指出研究成败的原因，研究动态与最新进展，预测发展趋势和应用前景。

（一）确定选题

选题是写好文献综述的首要条件。选题应考虑其科学性、实用性、可行性和创新性，体现一定的理论及实践意义。选题来源包括：①与自己科研工作有关的问题。为了研究某一专题，先对前人的研究成果进行综述，结合中医药研究特点，找出自己下一步的研究方向。②从掌握的大量文献中选择反映本学科的新理论、新技术或新动向的题目。初次撰写文献综述，所选题目不宜过大、过宽，这样易于收集材料、归纳整理。

（二）搜集相关文献

文献资料是撰写文献综述的物质基础，选定综述的题目后要有针对性地搜集和阅读大量中文和外文文献。搜集文献应尽量全面，掌握全面和大量文献资料是写好综述的前提。选择文献对，应先选择近期材料（近 3～5 年），后选择远期材料，在广泛阅读资料的基础上，深入阅读那些有代表性特别是权威性较高的文章。

（三）整理和分析文献

综述不是众多文献资料的堆积。如何从众多文献中选出具有典型性、科学性和可靠性大的材料十分重要，可直接影响文献综述的水平。因此，作者在阅读了大量资料的基础上，应根据资料的重要程度进行细读，抓住主要观点和结论，写下阅读时的启示、体会，对资料进行摘录、分析、整理。综述要如实反映原作者的观点，不能任意改动，但对引用的资料要加以选择，有所取舍，不应把搜集和阅读过的文献都写进去。

（四）编写文献综述提纲

所谓提纲，就是按照一定的逻辑关系逐级展开的，由序号和文字组成的有层次的大小标题，它是将笼统框架的各部分内容具体化。提纲应具有明确的主题和观点，指明各部分的详简程度和逻辑关系，提出结论，理清脉络层次。提纲要求紧扣主题、层次分明、提纲挈领、用词精练，并把相似内容置于相应标题之下，拟定提纲主要有以下几个步骤。

1. 拟定大纲　就是设计综述文章的一级标题。列举要论述的各个问题或方面，一个问题或一个方面列出一个标题，如理论、观点和方法等。

2. 细化大纲　即确定综述的二、三级标题。列出各个一级标题的分论点，以及对每个分论点展开论述的每一个小论点。论述的每个问题所包含和涉及内容的详略和深浅程度不同，因此要根据具体情况列出二级、三级标题。对大纲的细化可明确文章各部分的逻辑关系及各部分要阐述的具体内容。提纲的粗细与思考问题的深入程度成正比，考虑问题越深，对所要综述的问题论述得越透彻和全面。

拟定的提纲能确定前言的内容和正文的各级标题。把主要观点放在前，次要观点放在后，通过顺序上的安排以突出文章重点。根据写作提纲，逐项将内容展开，并注意观点与内容的一致，在写作过程中可根据需要调整结构和补充内容。

（五）阐述自己的主要观点

作者要用简练语言将主要的论点进行总结，并得出结论。最后还要提出尚待解决的问题及解决问题的可能方法，为今后在该领域或专题开展研究提出建设性的展望。

（六）整理及润色整篇文稿

当作者把收集的文献资料科学地排列和归类，对综述的思路、结构和轮廓越来越清晰，就可以开始写作。过程中应对论文反复润色，确保其科学性和逻辑性。

四、文献综述的撰写格式

文献综述主要包括题目、摘要及关键词、前言、正文、总结和参考文献等部分。

（一）题目

题目是著述签识，是对全文高度概括的总纲要。题目应简短、准确、具体，既引人注目，又便于编写索引。综述的题目属于科学概括的题目类型，较少使用副标题。切忌过于简略而失之于笼统空泛，或过于繁琐而难以记忆和引证，文不对题更是大忌。例如，文献综述《从马兜铃内酰胺探讨鱼腥草安全性》，题目简洁、准确，可快速明确作者的写作意图。

（二）摘要及关键词

摘要是对文章内容简明扼要而不加注释或评论的陈述，是全篇论文的高度浓缩，其重要性仅次于题目，它在很大程度上决定着文章的传播效果。摘要的篇幅要短，力求简练；要体现文章的精华所在，力求准确，使读者通过摘要能明确了解文章的主要内容；结构严谨，语意连贯，包括文章的主要信息。常见的摘要有两种类型。

1. 内容性提要（报道提要） 要求用简练的文字对文章的实质性内容作概括的描述，并着重体现出文章的具体创新内容，包括目的、论点、研究方法、结果等，故又被称作文摘要。

2. 简介性提要（指示提要） 仅对文章的基本内容作简明扼要的介绍，给读者以比较明确的主题范围。由于它是文章要点的简略介绍，缺乏实质性内容，故称为简介。综述及评述性论文的摘要多是以此种形式出现。

关键词是自由词，最能表达文献的关键内容或具有某种特殊意义，一般列出 3～5 个。

（三）前言

主要说明写作目的，介绍有关概念、定义以及综述的范围，扼要说明有关主题的历史、现状、趋势及争论的焦点等。要指出继续深入研究该课题的意义与可行性，阐述为什么要写这篇综述，需要解决什么科学问题，具有什么科学意义，这样就明确了写综述的目的和必要性，可使读者对全文即将要叙述的内容有一个初步的了解。

（四）正文

正文是文献综述的核心与基础部分。一定要突出主题思想。撰写者在归纳整理的基础上，对自己搜集到的有用资料按提纲要求分成若干问题或段落，有层次地逐步由浅入深，由远及近地论述，使文章更加精练明确，逻辑性强，继而进行系统介绍。撰写此部分时还应注意以下三点。

（1）对已有成果要分类介绍，各类之间用小标题区分。常见的分类线索包括按时空分类（本课题的研究历史与研究现状，国外研究现状与国内研究现状等）、按本课题所涉及的不同子课题分类、按已有成果中的不同观点进行分类等。

（2）既要有概括介绍，又要有重点介绍。根据自己的分类，对各类研究先做概括介绍，然后对此类研究中具有代表性的成果进行重点介绍。重点介绍时要求点明作者姓名、文献名及具体观点。无论是概括介绍还是重点介绍的文献资料，均要求将文献来源在参考文献中反映出来。

（3）论述应有充分的依据。论述包括所综述对象的现在进展，发现了哪些新现象，提出了哪些新观点，还存在哪些不同论点和争议，哪些方面还未得到圆满的解决等。必须强调，引证材料要严肃认真，不要曲解作者原意，要尊重别人的劳动，如要加入自己的见解，一定要慎重，以理服人，切忌主观武断，防止误导读者。

（五）总结

总结是全篇文章的精华，要用简练的语言将全文主要的论点和论据进行概括性总结，得出结论。结论是研究者根据自己对前言中提出的问题及正文部分提供的依据深入理解之后，做出的恰如其分的评价。最后对尚待解决的问题提出可供参考的解决办法，对今后进一步开展该领域或专题的研究，提出建设性的预测和展望。

（六）参考文献

参考文献是引用文献的依据，也是综述的重要组成部分。因为它不仅为评审者和读者提供查找原始资料的线索，更是对被引用文献作者的尊重及保护。一般参考文献的引用数量和质量可体现作者阅读文献的广度和深度。参考文献的排列次序与序号，要与正文中的引文次序和序号保持一致。

综述文献实例：

白芍炮制的历史沿革及化学成分、药理作用研究进展

摘要：白芍为临床常用的补血调经药，在《神农本草经》中列为上品，炮制方法有净制、切制、加辅料制等，目前主流的炮制方法为酒制及炒制，其化学成分主要有单萜类、三萜类、黄酮类等。现代研究表明，白芍具有保护心血管、抗炎、抗氧化等作用。对古代本草、医籍，现代药典、地方中药饮片炮制规范等进行了查阅、分析、整理，从白芍的性能、功用及炮制历史沿革等方面进行综述，同时对其现代炮制工艺、化学成分、药理研究等展开论述，以期为白芍的相关研究提供参考。

关键词：白芍；炮制；历史沿革；单萜类；三萜类；黄酮类

前言：白芍为毛茛科植物芍药 *Paeonia lactiflora* Pall.的干燥根，以芍药之名首载于先秦时期的《诗经》，当时多作为离别时的赠礼。《五十二病方》中对芍药也有记载："其一，乌喙中毒，屑勺药……其二，疽病……"。《神农本草经》始载其性味及功效主治，《本草经集注》将其分为白芍和赤芍。历代本草和医籍对白芍炮制方法的记述有净制、切制、加辅料制等 21 种，现代炮制品主要有酒白芍、炒白芍、麸炒白芍等。白芍主要含有单萜类、三萜类、黄酮类、鞣质类和多糖等成分，具有保护心血管、保肝、镇痛、抗炎、抗氧化等药理作用。本文整理白芍的相关文献，对其炮制工艺、化学成分、药理活性等进行综述，以期为白芍的炮制研究提供思路与参考。

正文提纲：

1 炮制历史沿革

2 现代炮制工艺

2.1 浸润与切制工艺

2.2 酒炙白芍

……

3 白芍的化学成分及不同炮制方法对其影响

3.1 化学成分

3.2 不同炮制方法对白芍化学成分的影响

4 性能功用历史沿革

5 药理作用

6 结语

参考文献

[引自叶先文，夏澜婷，任洪民，等，2020. 白芍炮制的历史沿革及化学成分、药理作用研究进展. 中草药，51（7）：1951-1969.]

五、文献综述的取材原则与注意事项

撰写文献综述的前提条件，就是必须查阅足够的文献资料。原则上，凡是与某专题有关的文献资料，都可以作为素材使用。但由于综述的篇幅和性质所限，在撰写之时，必须对其素材进行一定的取舍。

（一）文献选取原则

1. 取一次文献，舍二、三次文献 一次文献是作者根据本人的研究成果撰写的第一手资料，属于原始文献，常含有前所未有的发明创造或一些新颖的观点，具有较高的参考利用价值。二次文献和三次文献是在一次文献基础上再次加工而产生的文献，其中可能掺入了整理者的某些认识和观点。

2. 取主要资料，舍次要资料 文献综述是以大量占有一手资料为前提的。但在收集到的大量原始文献资料中，难免有相互重复或与主题关系不甚密切的内容，对此均应舍去，只取其主要内容，杜绝事无巨细的有文必录。

3. 取新舍旧，取近舍远 对于成就性综述来说，因其主要目的是介绍某一专题的最新研究成果。故其取材内容应以能够反映综述专题的新观点、新经验、新方法或新技术的原始文献为主，取新舍旧，取近舍远，以确保综述的新颖性。

通过上述对素材的取舍过程，在大量原始文献中去粗取精、去伪存真，才能确保综述的质量和学术水平，使其成为资料翔实、说理清楚而又言简意赅的学术论文。

（二）注意事项

1. 忌大量罗列堆砌文章 误认为文献综述的目的是显示对某一研究或领域的了解程度，结果导致很多文献综述不是以所研究的问题为中心来展开，而变成了大量的资料罗列。文献综述应在全面阐述研究现状的基础上，提出自己的鲜明观点，指出研究不足之处和可能的解决办法，指导相关人员进行下一步深入研究，充分体现综述价值。

2. 忌回避和放弃研究冲突 对有较多学术争议的研究主题，或发现现有的研究结论互相矛盾时，有些研究者的论文会回避矛盾，进行一个自认为是创新的研究。如果将这些冲突全部放弃，就意味着放弃一大堆有价值的资料，会失去论文被引用的价值。

遇到互相矛盾的研究需要花更多的时间将现有文献的冲突与矛盾加以整合，分析冲突的原因，为未来的研究奠定成功基础，使论文研究结果对后续研究有应用价值和理论意义。

3. 忌有选择性地探讨文献　寻找适合研究的问题或可预测的假设时，不能选择性地选取文献，否则文献综述就成为一种机会性的回顾。因此，一定要在全面查阅现有文献的基础上，进行系统、全面的文献综述，以严谨的态度评估科学研究的证据，确保文献综述的完整不偏。

第二节　中文中药科研论文的撰写

习近平总书记指出，“希望广大理论工作者从国情出发，从中国实践中来、到中国实践中去，把论文写在祖国大地上，使理论和政策创新符合中国实际、具有中国特色”。这一论断为理论和政策研究工作指明了正确方向，提供了根本遵循，把中文的中药科研论文的地位提到了新高度，很多优秀的中文中药科研论文如雨后春笋般的出现。中药科研论文（research paper）是中药学科学研究成果的文字表现形式，是研究或讨论中药学术问题的论述说理性文章。是将中药科研中的新观点、新进展、新技术、新成就及对中药学科有关问题的认识，用论文的形式加以介绍和表述。只有通过文字介绍，将自身的研究成果和学术观点公布于世，才能与国内外学术界进行交流，得到学术界的认可。

撰写中药科研论文是中药科技工作者的重要基本功之一，也是科研成果的表现形式之一，是交流学术、传播信息、存储科技知识的基础和有效方式。作为一名中药科技工作者，既要有扎实的专业知识和熟练的技能，使研究工作卓有成效，还必须具备一定的中药科研论文的写作本领，把自己在实际工作中所取得的经验与成绩或科研成果进行总结，及时报道。在论文的撰写、修改和发表过程中要善于发现和解决问题，不断提高自己的综合素质。

随着各种科研和学术交流活动的增加，论文撰写的需要也在增加，对中药科研论文的写作也提出了更高的要求。论文撰写的水平和质量，已成为评判一个科技工作者水平高低的重要标志之一。熟悉中药科研论文的基本特点和撰写论文的要求，熟练掌握撰写中药科研论文的基本程序及论文的基本结构与格式，是不断提高论文撰写质量的前提。

一、科研论文选题的原则与程序

撰写中药科研论文首先必须选题。选题即提出科学问题，是开展科研活动的第一步。选择一个有价值且适合研究者个人能力，并符合客观条件的课题是科研工作能否成功的关键。实践证明，选题的动机和灵感与科研工作者日常的科研活动、思维方法、对研究动态的把握程度和专业技术能力密切相关。所以说选题是对专业知识和科学信息理论的提炼，正确的选题可使中药科研工作取得事半功倍的效果。

（一）论文选题的原则

1. 需求性原则　即选题的必要性和需求性，也称适用性原则或价值性原则。它是选题的重要依据和出发点。研究者应该根据国家和社会学科发展的需要，选择国家部委、省级有关厅局在发展中药事业中急需解决的攻关课题，或实用性较强的课题。立足点要高，眼界要宽，既要了解当前的社会需要，又要有长远的战略眼光。选准这类课题，解决问题并带来经济效益和社会效益，也体现了研究课题的科学理论价值与实际应用价值。

作为中药科研工作者应根据中医药事业的发展以及医疗、教育、科研和生产实际的需要，选择具有重要理论意义和广阔应用前景的研究内容作为研究课题。

2. 创新性原则　即要求选题的先进性和新颖性。创新性是论文的生命力所在。因此，应将选题的起点放在学科的前沿，着眼于创新，选择本学科内前人未涉及过的专题。

选题要防止与他人雷同，要对所研究的领域有较为全面的认识，并有自己的真知灼见和开创性，尽量避开已有研究的专题。选题要有新意，有特色，无论是学术观点，还是研究方法，都要善于从中药学领域的难点、疑点和空白点中选择。既能发现新问题，又能提出新观点、建立新方法。

3. 可行性原则　即所选课题的最大可能突破度。为保证论文的顺利完成，选题必须与自己理论水平、技术能力、经费状况和研究条件等实际情况相符合，考虑人力、财力、物力和信息等因素，选择一些力所能及的课题。选题太难或太大，会力不从心，导致研究半途而废或泛泛而谈，难以深入。

4. 科学性原则　即论文选题必须有科学依据，符合最基本的科学原理。提出什么问题，解决什么问题，要遵循客观规律，做到心中有数，符合实际，符合逻辑推理。科学性是中药科学研究的生命，科研人员只有全面掌握有关本课题的科学理论，掌握国内外最新研究现状及发展趋势，才能避免研究工作的盲目或低水平的重复。

（二）选题的程序

1. 提出问题　在中药科研实践过程中，常会遇到很多无法解释的现象和难以解决的问题及矛盾，科研工作者必须有敏锐的观察力和丰富的想象力。利用自己掌握的科研手段，汲取国内外的先进实验方法，形成探讨问题或解决问题的构想，这就是提出问题。它是科研人员在研究工作中的起点，是研究人员素质的体现，也是研究能否成功的关键。只有提出问题，才能做好选题，进一步解决问题，才可能有所创新。

2. 整理选题　初步选题之后，要对选题的理论依据与实践依据、历史概况和现代研究进展、课题的先进性及创新性、研究方法和技术手段等进行必要的自我评估，分析整理。其目的就是周密思考，谨慎从事，确保科研构思的成熟度，从而顺利完成科研项目。

3. 查阅资料　提出问题之后，要围绕着问题查阅资料，注意发现学科领域的空白点与薄弱环节，明确他人是否已有类似的研究，自己的观点是否创新，寻找解决问题的正反两方面的支持证据，分析选题是否具有新颖性和可行性。

4. 确定选题　经过初步的调研之后，形成科研意念，明确自己的观点，确立科研课题。这是科研工作的核心。

二、科研论文素材的收集

一篇中药科研论文的思想性、独创性及科学性是决定其质量的重要因素，而实用性、规范性及其可读性也是撰写中药科研学术论文的基本要求。所以，论文素材的收集，是写好论文的重要前提。一般来讲，论文素材主要来源于以下两个方面。

（一）自己的第一手材料

作者应亲自进行调查研究，或参与实验研究，围绕主题收集文献资料。实验是科研工作者获取第一手资料的主要方法之一，通过实验，可以掌握大量实验数据。

（二）他人的研究成果

他人的研究成果和经验，可以通过查阅文献资料来获取。确定收集范围后，紧紧围绕当前课题，拟定文献收集大纲，明确收集目的、内容、时间界限和文献类别。

首先可利用工具书查找相关文献，较全面掌握相关的最新研究动态，为撰写论文开拓思路提供理论依据。在整理、分析研究结果时，应避免有意或无意的剽窃行为，引述他人思想、数据或论述时应注明出处。收集资料要全面，不但要收集与自己观点一致的资料，也要收集与自己观点不一致甚至矛盾的资料。在完成了资料的收集后，仔细整理资料，对其中的观点进行提炼。在整个过程中要融入自己的思考，做好摘录和笔记，为后续的写作服务。

三、科研论文的撰写

目前，科研论文已有较为固定的格式与结构，其格式一般为题目、作者署名、作者单位、摘要（英文摘要）、关键词。其结构为引言、材料（或对象）与方法、结果、结论、讨论、致谢、参考文献等。学位论文的编写格式需遵照国家标准《科学技术报告、学位论文和学术论文的编写格式》的要求。

（一）论文题目

论文题目（Title）要尽量能把全篇内容和研究目的确切而生动地表达出来，即准确（Accuracy）、简洁（Brevity）、清楚（Clarity）。题目应注意句法的正确性并准确反映论文内容，激发作者的兴趣。题目用词简短、易读、易懂、准确，以最少的文字概括尽可能多的内容；且清晰反映文章的特色，明确表明研究工作的独到之处，力求重点突出。

论文题目一般不超过 25 个汉字，外文标题（英文）实词不宜超过 10 个，切忌过分冗长笼统、缺乏可检索性或名不符实。避免使用结构式、公式，以及同行不熟悉的符号或缩写，涉及药品名称最好不用商品名。

（二）作者

科研论文署名的作者（Author）是文稿法定主权人、责任人，应限于对选定研究课题和制定研究方案、直接参加全部或主要部分研究工作并做出主要贡献的人员。作者拥有论文的著作权且对文章内容负责。科研论文的总结和记录，是作者辛勤劳动的成果和集体智慧的结晶，也是作者对中医药事业做出的贡献，更是论文知识产权归属者的一个声明。作者署名的方式，主要有个人署名、多人署名、集体署名。第一作者通常是论文的执笔者，其他作者可按成绩大小或工作量多少进行排序。论文的执笔人尽可能谢绝上司、同事、朋友的“搭车”署名，但也不要遗漏应该署名的作者。

通讯作者（correspondence author）通常是实际统筹处理投稿和承担答复审稿意见等工作的主导者，也常是论文所涉及研究工作的负责人，对研究论文全面负责的责任人，论文知识产权所有者的代表。

文稿中所列的作者应提供单位全名、地址和邮编，如有两个以上单位的作者，应依据所做贡献的顺序进行作者名排列，并在作者名右上角标出单位顺序号，作者单位前标上相应顺序号，用分号隔开。通讯作者在右上角加注*号，并在脚注中注明姓名、研究方向、联系电话、电子邮箱。基金项目应写项目来源及编号等信息。文中可对第一作者及通讯作者做简单介绍。如：

青藤碱及其新剂型治疗类风湿关节炎的研究进展

周莹莹[1,3]，刘宇灵[2]，林龙飞[2]，石国琳[2]，李　慧[2*]，黄璐琦[3*]

1. 江西中医药大学院士工作站，江西　南昌　330004

2. 中国中医科学院中药研究所，北京　100700

3. 中国中医科学院中药资源中心，北京　10070

（三）摘要

摘要（Abstract）又称概要、内容提要，是以提供文献内容梗概为目的，不加评论和补充解释，简明、确切地叙述文献重要内容的短文。摘要应具有独立性，避免与文题、正文中的大小标题及结论部分重复。摘要可分为以下三大类：报道性摘要、指标性摘要和报道-指标性摘要。

1. 报道性摘要 也称为信息性摘要或资料性摘要。其特点是全面、简要地概括论文的目的、方法、主要结果、数据和结论，采用完整短文式。

2. 指标性摘要 也称为说明性摘要、描述性摘要或论点摘要。一般只用两三句话概括论文的主题，而不涉及论据和结论，多用于综述、会议报告等。

3. 报道-指标性摘要 以报道性摘要的形式表述一次文献中信息价值较高的部分，以指标性摘要的形式表述其余部分。其基本要素包括研究目的、方法、结果和结论。具体地讲就是研究工作的主要对象和范围、采用的手段和方法、得出的结果和重要的结论，有时也包括具有情报价值的其他重要的信息。摘要应包括 4 部分内容：①目的：研究工作的前提、目的和任务，所涉及的主体范围；②方法：所用的理论、条件、材料、手段、装备、程序等；③结果：实验的结果、数据、得到的效果、性能等；④结论：结果的分析、比较、评价、应用，提出的问题，今后的课题、假设、启发、建议、预测等。

研究论文、专论及综述须另附英文摘要。英文摘要应和中文摘要的内容和顺序一致。科学技术论文英文摘要普遍采用结构式摘要的格式，主要包括目的、研究设计、研究单位、研究对象、处理方法、检测方法、结果及结论等 8 项内容，即八段式。我国大多数科技期刊都采用 4 段式，即目的、方法、结果和结论。

（四）关键词

关键词（Keywords）是从文献标题、摘要或正文中选取的，最能表达文献的关键内容或具有某种特殊意义，但未经规范化处理的名词或词组。

1. 关键词的作用 关键词是为快速检索文献而设。论文不标注关键词，文献数据库就不会收录此类文章，读者就检索不到。关键词选用是否得当，关系到文献被检索的概率和研究成果的被利用率。

2. 关键词的特征 关键词是科技论文文献检索的标识，是表达文献主题概念的自然语言词汇。关键词具备以下特点：①关键性，对全文内容具有串联作用；②便于检索和索引，易于计算机技术处理；③关键词必须是名词或名词性词组等。

3. 关键词的选取 首先根据题目标引关键词，从文章题目中选出关键词，从论文题目中选择的关键词在检索术语中称作“题内关键词”。“普通（题外）关键词”需从摘要中寻找适当的关键词，在朗读全文的基础上，分析论文的内容，并根据学科和研究方向选取关键词。

关键词贵在确切，一般选择 3～5 个词以方便检索文献。关键词忌用内容全面的短语，需译成同义外文词汇。

（五）正文

1. 引言（Introduction） 也称前言、序言或概述，经常作为科技论文的开端，提出文中要研究的问题，引导读者阅读和理解全文。引言要力求简洁明了，直入主题，少用套话。引言具有总揽全局的重要地位，其基本内容包括以下几个方面。

（1）明确指出所探讨主题的本质和范围：突出重点、密切联系主题、抓住中心，简要叙述进行此项工作的起因和目的。

（2）介绍研究背景和提出问题：引用最密切相关的文献以指引读者理解论文的研究背景。选择引用的文献包括相关研究中的经典的和最具说服力的文献。

（3）简述研究目的：介绍研究活动或目的旨在将作者研究的内容具体化，强调本研究的重要性、必要性及现实意义。可根据实际情况说明有何贡献或创新，切忌评价式用语，如“重大发现”“填补空白”“具有国内外起点水平”等。

引言要紧扣论文主题，防止走题。通常是研究者在文献阅览的基础上整理、完善结果并讨论后再以结果和讨论来引导“引言”的撰写，从而使得“引言”与“讨论”形成良好的呼应关系。

2. 材料与方法（Material and methods）　是论文中论据的主要内容，是阐述论文、引出结论的重要步骤。科学研究的基本要求是研究结果能够被重复，作者必须高度重视材料与方法的完整性及一定的实际可操作性，如果这一部分处理不当，结论将成为空中楼阁。

（1）实验对象：对象为动物时，应明确表述动物的名称、种类（品种、品系）、数量、来源、性别、年（月）龄、遗传学及生理学特征以及饲养条件，膳食或饲料的构成及配制方法。

（2）实验仪器：主要仪器设备要写明国别、生产厂家、型号、精度或关键操作方法；若对现有仪器进行改进，要在注明出处的前提下，描述改进之处与改进的程度及其优点和特点。

（3）材料：材料的描述应清楚，准确。如果是标准材料（数据）库，则应给出相应链接或参考文献。中药及其方剂的介绍需按其基本规范及标准做出细致的说明。如中药的来源，要写清楚科、属、种，由哪位专家鉴定，方剂的出处及药物的组成、不同的配伍比例及其用量，药物的制备方法、使用前配制方法及保存条件等。协定处方或院内制剂要以规范的制法与功效表述，一般不要采用自拟名称，中成药表述生产的企业、批号以及组成成分与功效等。

（4）实验方法与条件：方法的描述要详略得当，突出重点，即描述“研究是如何开展的”。采用的是已有的方法需给出原始引文，对于新建立的方法应作较为详尽的描述，提供有关细节及操作步骤等。研究方法的描述要具体和详尽。对研究的设计方案需要做具体介绍，如随机分组、盲法的设置、揭盲的步骤及研究质量控制方法等。

3. 结果（Results）

（1）结果的撰写：结果部分要求将所获得而且通过必要的统计学处理的实验数据、典型病例和观察结果等，以简洁易懂的图、表、照片及精练的文字表述相结合的形式表达出来，要求指标明确、数据准确和内容翔实。

1）结果的描述：实验或观察结果的表达要高度概括和精练，要突出有科学意义和具有代表性的数据或现象。

2）结果的介绍：结果可采用文字与图表相结合的形式。

3）结果的说明：适当说明原始数据，以帮助读者对结果的理解，清楚作者此次研究结果的意义或重要性。

（2）表格与插图

1）图表“自明性”：图表中各项资料应清楚、完整，以使读者在不读正文情况下也能够理解图表中所表达的内容。

2）表格的编排：编排表格力求使表序、表题、表注、栏头、单位和数据（或资料）等要素的表达条理清楚、层次分明。

图标的表达形式要遵循拟投稿期刊的相关要求，表格和图件的编制应遵循简洁、清楚、重点突出的原则。结果的表述要纯净，不要加入作者的任何议论、评析和推理，体现出科学性和准确性。

4. 讨论（Discussion）　是论文的精华和灵魂部分，是显示研究者科学智慧的重要部分。讨论部分要从理论上以及科学规律的角度对实验结果进行分析和综合，从实验结果的内在规律及与有关研究成果的相互联系上深化对实验结果的认识，引证前人的资料进行充分论证，从而为研究结果的发展构建新的理论假说，为论文的结论提供理论依据。

讨论内容要以实验、观察结果为基础。原来在“结果”部分想要说明而未能解释，想要引申的理论认识而未表达的内容，均可在此部分进行分析推理。

（1）简要概述：概述重要的研究结果，分析所得到的结果是否符合预期结果或证实假说。

（2）比较与评价：指出本文结果是否与其他学者结果一致，分析其他观点和结论与本文的异同，分析比较、评价各自的优越性与不足，明确提出可能存在的原因或问题。

（3）集中主要论点：对研究结果进行综合分析，揭示内在规律，做出理论概括，提出新的观点，充分阐述本文研究的原理与机制。

（4）阐述意外发现：若有意外的重要发现也应在讨论中作适当解释，结合研究者思考，提出新的假说以及围绕本研究主题今后探索的方向和展望。

（六）结论

结论（Conclusion）又称为总结、小结、结语或结束语，是根据自己的实验结果，结合前人的研究成果，对全文做出恰如其分的概括与总结。通常情况下，有关结论的内容都包括在“结果与讨论”或“讨论”中，一般不单列“结论”。

结论中阐述的内容通常是作者本人研究的主要认识、论点、重要的结果、说明的科学问题、得出了何种规律以及提出的新观点；结论的措辞要求严谨、表述鲜明具体、简明扼要、观点明确。

（七）致谢

致谢（Acknowledgements）是以书面形式对课题研究与论文撰写过程中给予帮助的人员的肯定与感谢，也是尊重他人贡献的表示。此项并非必备项，可视情况而定。

（八）参考文献

参考文献（References）是文章或著作等写作过程中参考过的文献，是在学术研究过程中对某一著作或论文的整体的参考或借鉴。参考文献的书写，应采用规范的著录格式。参考文献不仅是论文研究工作的某种缘由以及发展，同时也为有兴趣的读者进一步查询相关资料或信息提供线索。

脚注通常列于本页的脚处。只有一个注释时，脚注可用符号“*”“#”等标识；若注释多于一个时，可用数字符号“(1)”“(2)”等标注在需注释内容的右上角。如得到科研基金资助的研究论文、第一作者简介及通讯作者等大多均在论文首页的最下方做脚注。

科研论文实例：

丹酚酸 B 对异丙肾上腺素所致乳鼠心肌细胞肥大的保护作用

吴继超[1]，王　彬[2]，田　振[1]，张伟华[1*]

1. 哈尔滨医科大学 病理生理教研室，黑龙江 哈尔滨 150081

2. 牡丹江医学院第二附属医院 医保科，黑龙江 牡丹江 157015

摘要：目的　探讨丹酚酸 B 对异丙肾上腺素诱发的原代乳鼠心肌细胞肥大的保护作用及其机制。方法　用异丙肾上腺素诱导制备原代乳鼠心肌细胞肥大模型。MTT 法检测丹酚酸 B 对乳鼠心肌细胞活力的影响；RT-PCR 技术检测心肌肥厚指标心钠肽（ANP）、脑钠肽（BNP）基因表达；分光光度法检测心肌细胞中超氧化物歧化酶（SOD）的活性和丙二醛（MDA）的量；Western blotting 法测定心肌肥厚信号转导通路 JAK、STAT 蛋白的表达。 结果　不同浓度的丹酚酸 B 对乳鼠心肌细胞的活力无明显影响。与模型组比较，丹酚酸 B 浓度为 10、20 μmol/L 时明显下调 ANP、BNP 基因表达（$P<0.05$、0.01）；显著增强 SOD 活性和降低 MDA 的量（$P<0.05$、0.01）；显著下调 JAK1 与 STAT3 蛋白的表达（$P<0.05$、0.01）。结论　丹酚酸 B 能有效抑制异丙肾上腺素诱发的原代乳鼠心肌细胞肥大，其机制可能与抗氧化应激以及抑制 JAK1/STAT3 信号通路有关。

关键词：丹酚酸 B；异丙肾上腺素；心肌细胞肥大；氧化应激；JAK1/STAT3 信号通路

中图分类号：R972.9 文献标志码：A 文章编号：0253-2670（2013）17-2422-05

DOI：10.7501/j.issn.0253-2670.2013.17.015

Protection of salvianolic acid B on isoproterenol-induced cardiomyocyte hypertrophy of neonatal rats

WU Ji-chao[1]，WANG Bin[2]，TIAN Zhen[1]，ZHANG Wei-hua[1]

1. Department of Pathophysiology，Harbin Medical University，Harbin 150081，China

2. Department of Pediatrics of the Second Affiliated Hospital of Mudanjiang Medical University，Mudanjiang 157015，China

Abstract：Objective To observe the effects of salvianolic acid B（Sal B）on isoproterenol（ISO）-induced cardiomyocyte hypertrophy of neonatal rats and clarify the underlying mechanisms. Methods Hypertrophy in neonatal rat ventricular myocytes was induced by ISO. The effect of Sal B on the myocardial viability of neonatal rats was measured by MTT. The mRNA expression levels of ANP and BNP were detected by RT-PCR. Colorimetric method was employed to measure SOD activity and MDA content. The expression levels of JAK1 and STAT3 were assessed by Western blotting. Results Sal B at different concentration had no effect on the myocardial viability of neonatal rats. Compared with the model group，Sal B at 10 and 20 μmol/L could obviously down-regulate the gene expression levels of ANP and BNP（$P<0.01, 0.05$），significantly increase SOD activity，and decrease MDA content. The protein expression levels of JAK1/STAT3 were down-regulated（$P < 0.01, 0.05$）. Conclusion Sal B could effectively inhibit ISO-induced cardiomyocyte hypertrophy of neonatal rats and the mechanism may be related with the anti-oxidative stress and the inhibition of JAK1/STAT3 signaling pathway.

Keywords：salvianolic acid B；isoproterenol；cardiomyocyte hypertrophy；oxidative stress；JAK1/STAT3 signaling pathway

心肌肥大（厚）是心脏对多种病理性刺激，如高血压、主动脉狭窄、瓣膜缺陷等的一种代偿性反应[1-2]。心肌肥大最初是心脏对高负荷的一种代偿机制，心肌的持续肥大最终导致心脏功能下降，间质纤维化和心室扩张。大量临床研究表明，心肌肥大是室性心律失常、心力衰竭、猝死等心血管事件的独立危险因素[3]。因此，停止或逆转病理性心肌肥大具有重要的临床意义。丹酚酸 B 是从唇形科植物丹参的根及根茎提取的成分，具有降低心肌缺血再灌注损伤、抗心肌细胞损伤、保护血管内皮细胞、防治动脉粥样硬化、改善肝脏纤维化和抗肿瘤等广泛生物活性[4-9]。但关于丹酚酸 B 对心肌肥大影响的报道还较少。本实验采用异丙肾上腺素诱导原代乳鼠心肌细胞肥大模型，探讨丹酚酸 B 对心肌肥大的保护作用及其机制。

1　材料

1.1　药品与试剂

丹酚酸 B（质量分数≥95%），陕西森弗高科实业有限公司，批号 100522；胰酶，Gibco 公司；SOD、MDA 检测试剂盒，南京建成生物工程研究所；JAK1 抗体、STAT3 抗体，Santa Cruz Biotechnology 公司；Trizol、RT-PCR 试剂盒和引物，Invitrogen 公司；SYBR Green PCR Master Mix 试剂盒；美国 Applied Biosystems 公司；DMEM、胎牛血清（FBS），赛默飞世尔生物化学制品有限公司；磷酸甘油醛脱氢酶（GAPDH）引物，Invitrogen 公司；其他试剂均采用国产分析纯。

1.2　动物

1～2 日龄 Wistar 乳鼠，哈尔滨医科大学附属第二医院动物实验中心提供，许可证号 SCXK（黑）20020002。

1.3　仪器

低温高速离心机，日本日立 Hitachi 公司；红外 LI-COR 线成像系统，Biosciences 公司；超净操作台，北京东联哈尔仪器制造有限公司；CO_2 培养箱，Thermo 公司；电泳仪 DYY-6B、DYCZ-24D 型电泳槽、D-9405B 型水平摇床，北京市六一仪器厂；PCR 仪，美国 BIO-RAD 公司。

2　方法

2.1　原代乳鼠心肌细胞培养

取 Wistar 乳鼠，75%乙醇皮肤消毒后剪除头部，开胸取心脏，放置装有 DMEM 的无菌玻璃平皿中洗净血污，每个心脏剪成大小均匀的组织块，将所有组织块转移至无菌离心管中，加 0.25%胰酶在 37℃恒温水浴中振摇消化、自然沉降。收集细胞悬液于离心试管中，加入等体积预冷细胞培养液（DMEM+10% FBS）混匀，经 200 目无菌不锈钢网滤过后装置另一离心管中，2500r/min 离心 2min，弃上清液，沉淀加入培养液吹打均匀制成细胞悬液，接种于细胞瓶中，按差速贴壁分离法预接种。2h 后将未贴壁细胞吸出，在培养液中加入 5-溴脱氧尿嘧啶核苷（BRDU，0.1mmol/L），48 h 后将培养液换为无血清的培养液，饥饿 12h。心肌细胞随机分为 4 组：对照组只加入培养液，异丙肾上腺素 10μmol/L（模型）组、丹酚酸 B 10、20μmol/L 与异丙肾上腺素共同给药组，各组细胞给予相应物质后于培养箱中孵育 48 h，备用。

2.2 MTT 法检测丹酚酸 B 对乳鼠心肌细胞活力的影响

以 1×10^4/孔密度将原代乳鼠心肌细胞接种于 96 孔培养板中，每孔 180μL，再加入不同浓度的丹酚酸 B（10、20、40、80、100μmol/L），每个浓度均设 3 个复孔，对照组加入等量培养液。培养 48 h 后，每孔加入 5 mg/mL 的 MTT 溶液 20μL，充分混匀后继续培养 4h，250×g 离心 10min，弃上清，每孔加入 150 μL DMSO，震荡使沉淀充分溶解，酶标仪测各孔吸光度（A）值，计算细胞存活率。

2.3 SOD 活性和 MDA 的量检测

取“2.1”项下各组细胞，采用黄嘌呤氧化法检测 SOD 的活性，采用硫代巴比妥酸法测定 MDA 的量，操作严格按照试剂盒说明书进行。

2.4 RT-PCR 法检测心钠肽和脑钠肽基因表达

取“2.1”项下各组细胞，Trizol 法提取总 RNA，逆转录获得 cDNA，采用 SYBR Green PCR Master Mix 试剂盒进行 PCR 反应。反应体系 20 μL（10 μmol/L 上游引物、10 μmol/L 下游引物各 1μL，SYBR Green Mix 10 μL，ddH_2O 7μL，cDNA 1 μL）。反应条件：预变性，95℃、2min；变性，95℃、30s；退火，60℃、30s；延伸，70℃、45s；末次延伸，72℃、6min；共 35 个循环。内参 GAPDH 引物序列：正向引物 5'-TCTACATGTTCCAGTATG-ACTC-3'，反向引物 5'-ACTCCACGACATACTCA-GCACC-3'，产物长度 195 bp；心钠肽（ANP）引物序列：正向引物 5'-CTCCGATAGATCTGCCCTC-TTGAA-3'，反向引物 5'-GGTACCGGAAGCTGTT-GCAGCCTA-3'，产物长度 300 bp；脑钠肽（BNP）引物序列：正向引物 5'-TTGGGCAGAAGATAGA-CCGGAT-3'，反向引物 5'-GGTCTTCCTAAAACA-ACCTCA-3'，产物长度 259bp。

2.5 Western blotting 法检测 JAK、STAT 蛋白表达

取“2.1”项下细胞，提取蛋白，BCA 法测定蛋白的量，以牛血清白蛋白作为标准。蛋白样品 60μg 用 10% SDS 聚丙烯酰胺凝胶电泳分离，电转移至硝酸纤维素膜上，室温下在封闭液[磷酸盐缓冲液（PBS）+5%脱脂奶粉]中封闭 2 h，加入 JAK1、STAT3 一抗（均以 GAPDH 作为内参），4℃过夜，用磷酸盐聚山梨酯缓冲液（PBST）冲洗 3 次（每次 10 min），加入二抗（1：10 000），室温孵育 1h，PBST 冲洗 3 次，红外线成像系统扫描。计算机选择扫描条带、背景校正后，测定各条带的像素密度，进行相对定量。

2.6 统计学处理

数据均用 ± s 表示，多组间比较用单因素方差分析，两两比较用 q 检验，用 Graph Pad Prism 5 分析软件分析程序。

3 结果

3.1 对异丙肾上腺素致原代乳鼠心肌细胞活力的影响

丹酚酸 B 在 100 μmol/L 以下对于原代乳鼠心肌细胞的活力无明显影响。

3.2 对异丙肾上腺素致原代乳鼠心肌细胞肥大时 SOD 活性和 MDA 量的影响

与对照组相比，模型组乳鼠心肌 SOD 的活性显著降低（$P<0.01$=，MDA 的量显著增加（$P<0.01$=。与模型组相比，丹酚酸 B 给药组乳鼠心肌 SOD 的活性显著升高（$P<0.05$、0.01=，MDA 的量显著减少（$P<0.05$、0.01=，并呈浓度相关性。结果见表 1。

表 1　丹酚酸 B 对异丙肾上腺素致原代乳鼠心肌细胞肥大时 SOD 活性以及 MDA 量的影响（±s，n=6）

Table 1　Effect of Sal B on SOD activity and MDA content in ISO-induced cardiomyocyte hypertrophy of neonatal rats（±s，n=6）

组别	C /（μmol·L^{-1}）	SOD /（U·mL^{-1}）	MDA /（μmol·mL^{-1}）
对照	—	18.51±1.03	3.21±0.37
模型	—	13.71±1.37**	5.72±0.62**
丹酚酸 B	10	15.88±1.28$^{▲}$	4.71±0.56$^{▲}$
	20	16.72±1.21$^{▲▲}$	4.56±0.49$^{▲▲}$

与对照组比较：$^{**}P$＜0.01；与模型组比较：$^{▲}P$＜0.05 $^{▲▲}P$＜0.01

$^{**}P$ ＜ 0.01 *vs* control group；$^{▲}P$ ＜ 0.05 $^{▲▲}P$ ＜ 0.01 *vs* model group

3.3　对异丙肾上腺素致原代乳鼠心肌细胞肥大时 ANP 和 BNP 基因表达的影响

ANP 和 BNP 是心肌肥大的重要标志物。与对照组相比，模型组乳鼠心肌中 ANP、BNP 基因表达显著上调（P＜0.01）。与模型组相比，丹酚酸 B 给药组乳鼠心肌 ANP、BNP 基因表达显著下调（P＜0.05、0.01），并呈浓度相关性。结果见图 1。

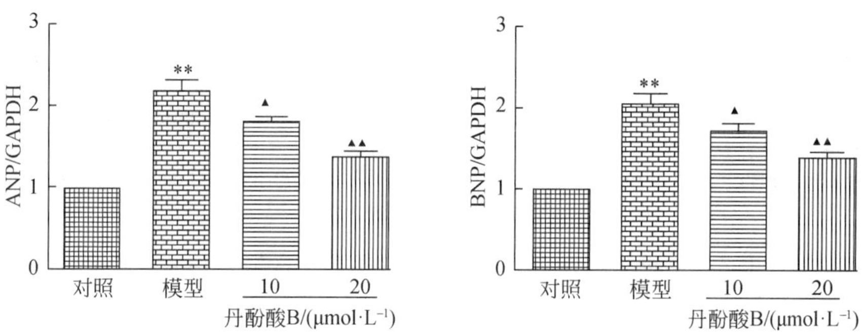

与对照组比较：$^{**}P$＜0.01；与模型组比较：$^{▲}P$＜0.05 $^{▲▲}P$＜0.01

$^{**}P$ ＜ 0.01 *vs* control group；$^{▲}P$ ＜ 0.05 $^{▲▲}P$ ＜ 0.01 *vs* model group

图 1　丹酚酸 B 对异丙肾上腺素致原代乳鼠心肌细胞肥大时 ANP、BNP 基因表达的影响（$\bar{x}$±s，n = 4）

Fig.1　Effect of Sal B on m RNA expression levels of ANP and BNP in ISO-induced cardiomyocyte hypertrophy of neonatal rats（$\bar{x}$ ± s，n = 4 ）

3.4　对异丙肾上腺素致原代乳鼠心肌细胞肥大时 JAK 和 STAT 蛋白表达的影响

与对照组相比，模型组乳鼠心肌细胞用异丙肾上腺素培养 48h 后，JAK1、STAT3 蛋白表达明显上调（P＜0.01＝。与模型组相比，丹酚酸 B 给药组能抑制异丙肾上腺素引起 JAK1、STAT3 蛋白表达上调（P＜0.05、0.01＝，并呈浓度相关性。结果见图 2。

4　讨论

心肌肥大是一个逐步发展的过程，主要特征为心肌细胞体积增大、蛋白量增加、细胞间质增生和胚胎基因表达上调。胚胎基因（如 ANP、BNP）的表达通常发生在心脏的发育期，在出生后则低表达或者不表达。在各种心肌肥大因素的刺激下，胚胎基因被激活，表达上调，因此可将其作为心肌肥大重要的标志物[10]。本实验结果表明，与对照组相比，模型组乳鼠心肌细胞 ANP、BNP 基因表达水平明显上调，表明模型制备成功。丹酚酸 B 可浓度相关地下调 ANP、BNP 基因表达水平，提示其对心肌肥大有一定的保护作用。心肌肥大的发生、发展过程与氧化应激密切相关，氧自由基的堆积可促进心肌肥大及纤维化[11]。本实验发现，模型组乳鼠心肌细胞中的脂质过氧化物产 MDA 的量明显增加，而氧自由基清除酶 SOD 得活性显著降低，进一步证实心肌肥大与氧化应激相关。丹酚酸 B 给药组乳鼠心肌细胞的氧化应激状态得到明显改善（即 SOD 活性下降和 MDA 量的降低），并呈浓度相关性，表明丹酚酸 B 可能通过清除氧自由基、提高心肌的抗氧化能力，预防和治疗心肌肥大。

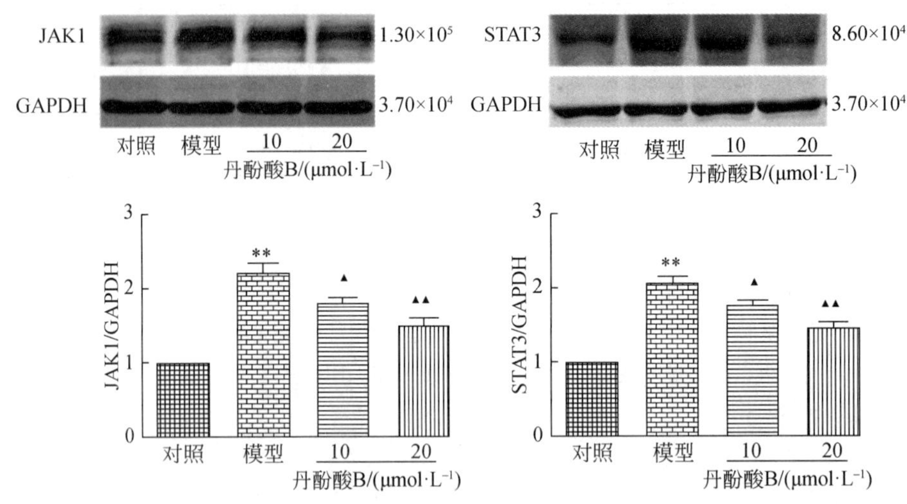

与对照组比较：$^{**}P<0.01$；与模型组比较：$^{▲}P<0.05$ $^{▲▲}P<0.01$

$^{**}P<0.01$ *vs* control group; $^{▲}P<0.05$ $^{▲▲}P<0.01$ *vs* model group

图 2 丹酚酸 B 对异丙肾上腺素致原代乳鼠心肌细胞肥大时 JAK1、STAT3 蛋白表达的影响（$\bar{x}\pm s$，$n=4$）

Fig.2 Effect of Sal B on protein expression of JAK1 and STAT3 in ISO-induced cardiomyocyte hypertrophy of neonatal rats（$\bar{x}\pm s$，$n=4$）

JAK-STAT 是非受体性酪氨酸激酶，在心肌肥大的发生和发展中具有极为重要的作用。心肌细胞发生肥大、增生时，活化的 JAK 能够使 STAT 发生酪氨酸磷酸化而被激活，并从细胞质进入细胞核中，上调肥厚相关基因，诱发肥大应答[12]。本实验结果表明，丹酚酸 B 明显抑制异丙肾上腺素所诱发的 JAK1、STAT3 蛋白表达上调，并呈浓度相关性，提示丹酚酸 B 的抗心肌肥大作用可能与其抑制 JAK-STAT 信号转导通路有关。

综上所述，丹酚酸 B 能够通过改善氧化应激状态、抑制 JAK-STAT 信号转导通路，抑制异丙肾上腺素诱发的乳鼠心肌细胞肥大，且丹酚酸 B 在 100 μmol/L 以下对原代乳鼠心肌细胞的活力没有影响，这为其临床上用于治疗和预防心肌肥大提供了实验依据。对于丹酚酸 B 对大鼠心肌肥大保护作用及其确切机制，有待进一步深入研究。

参考文献

[1] Reiter R J，Manchester L C，Fuentes-Broto L，et al. Cardiac hypertrophy and remodeling：pathophysiological consequences and protective effects of melatonin [J]. *J Hypertens*，2010，28（Suppl 1）：S7-S12.

[2] Oka T，Komuro I. Molecular mechanisms underlying the transition of cardiac hypertrophy to heart failure [J]. *Circ J*，2008，72（Suppl A）：A13-A16.

[3] Creemers E E，Pinto Y M. Molecular mechanisms that control interstitial fibrosis in the pressure-overloaded heart [J]. *Cardiovasc Res*，2011，89（2）：265-272.

[4] 杨宇杰，程晓亮，吕英超，等. 双氢丹酚酸 B 对大鼠急性心肌缺血的治疗作用 [J]. 中草药，2010，41（3）：447- 449.

[5] 刘 杰，高秀梅，王 怡，等. 丹酚酸 B 对急性心肌缺血大鼠血流动力学的影响及作用分子机制研究 [J]. 中草药，2006，37（3）：409-412.

[6] 李津明，王树瑶，李 敏，等. 不同提取工艺的丹参提取物在大鼠体内的药动学研究［J］. 药物评价研究，2012，35（3）：332-336.

[7] Wu Y T，Chen Y F，Hsieh Y J，et al. Bioavailability of salvianolic acid B in conscious and freely moving rats［J］. *Int J Pharm*，2006，326（1/2）：25-31.

[8] Liu P，Hu Y Y，Liu C，et al. Clinical observation of salvianolic acid B in treatment of liver fibrosis in chronic hepatitis B［J］. *World J Gastroenterol*，2002，8（4）：679-685.

[9] Hao Y，Xie T，Korotcov A，et al. Salvianolic acid B inhibits growth of head and neck squamous cell carcinoma in vitro and in vivo via cyclooxygenase-2 and apoptotic pathways［J］. *Int J Cancer*，2009，124（9）：2200-2209.

[10] Xiang W，Kong J，Chen S，et al. Cardiac hypertrophy in vitamin D receptor knockout mice：role of the systemic and cardiac renin-angiotensin systems［J］. *Am J Physiol Endocrinol Metab*，2005，288（1）：E125-E132.

[11] Takimoto E，Kass D A. Role of oxidative stress in cardiac hypertrophy and remodeling［J］. *Hypertension*，2007，49（2）：241-248.

[12] Kodama H，Fukuda K，Pan J，et al. Significance of ERK cascade compared with JAK/STAT and PI3-K pathway in gp130-mediated cardiac hypertrophy［J］. *Am J Physiol Heart Circ Physiol*，2000，279（4）：1635-1644.

四、研究论文撰写的注意事项

（一）规范化标引关键词

在实际工作中，中文关键词参照中国医学科学院图书馆编译的《医学主题词注释字顺表》（1983年），中医药方面的主题词参照中国中医科学院（原中国中医研究院）中医药信息研究所主编的《中国中医药学主题词表》（1996 年）、林美兰主编的《医学主题词表中医药主题词表》及中国医学科学院医学信息研究所编写的《医学主题词注释字顺表》。选取关键词可以根据题目标引关键词，也可从摘要中寻找适当的关键词，最终根据学科和研究方向选取关键词。

（二）正确撰写中英文摘要

通常国内公开发表的中文学术论文要求附有英文摘要。英文摘要的内容要求与中文摘要一样，主要内容包括目的、方法、结果和结论四部分。

1. 目的（Objective）　简要说明研究工作的前提、研究目的和任务，表述研究所涉及的主题范围、内容和意义，常包涵文章的标题内容。

2. 方法（Methods）　简要说明如何设计对照分组、处理数据、实验条件、材料和方法等。

3. 结果（Results）　介绍研究的主要结果和数据，要给出结果的置信区间值，统计学显著性检验的确切值。

4. 结论（Conclusion）　对研究结果进行简要总结，给出科学的结论。

（三）统计图与统计表的编排格式

1. 统计图　是用点的位置、线段的升降、直条的长短或面积的大小等表达资料的形式。其类型多种多样，可分为曲线图、条形图、饼图、直方图和散点图等。

（1）曲线图：用线段的上升与下降来表示事物在时间上的变化，或某现象随另一现象变化的情况，适用于连续性资料（图 8-1）。

（2）复式线图：是在同一图上表示两种或两种以上事物或现象的动态，可用不同图线表示，一般不超过 4 条线，并在图中标出图例（图 8-2）。

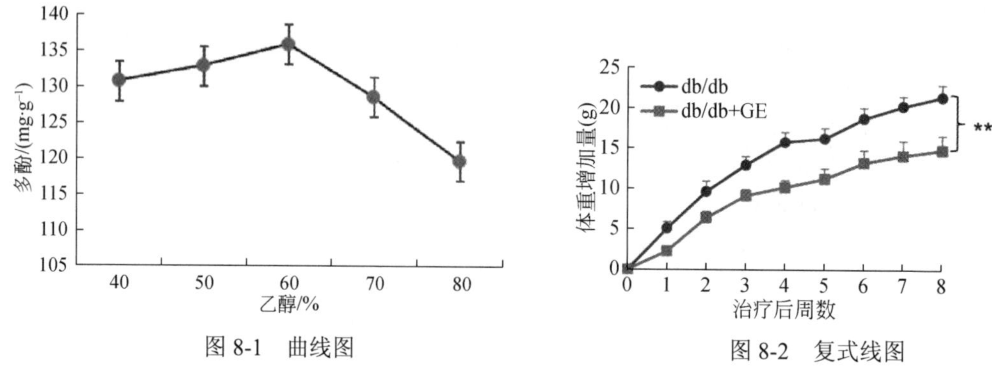

图 8-1 曲线图

图 8-2 复式线图

（3）百分条图：又称结构图，它以长条的面积为 100%，以长条内各段的面积表示事物各组成部分所占的比重，用于表示计数资料或等级资料的构成比（图 8-3）。

（4）饼图：以圆的面积为 100%，圆内各扇形面积为各组成部分所占的构成比，用途与百分条图相同（图 8-4）。

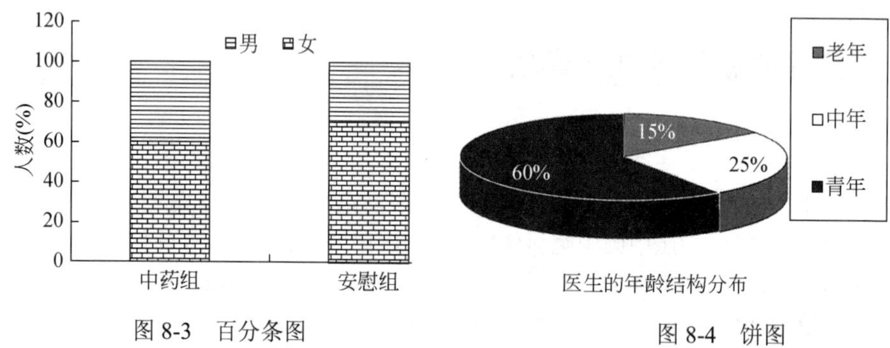

图 8-3 百分条图

图 8-4 饼图

（5）直方图：以长方形面积代表数量，用于表示连续性计量资料的频数分布情况（图 8-5）。

（6）散点图：又称点状图，是用点的散布情况表示两种事物的相关和趋势，初步推测两种事物有无相关（图 8-6）。

2. 统计表

（1）基本格式：表格一般有三条线，分别为顶线、标目线、底线（标题、标目、数字）（表 8-1）。

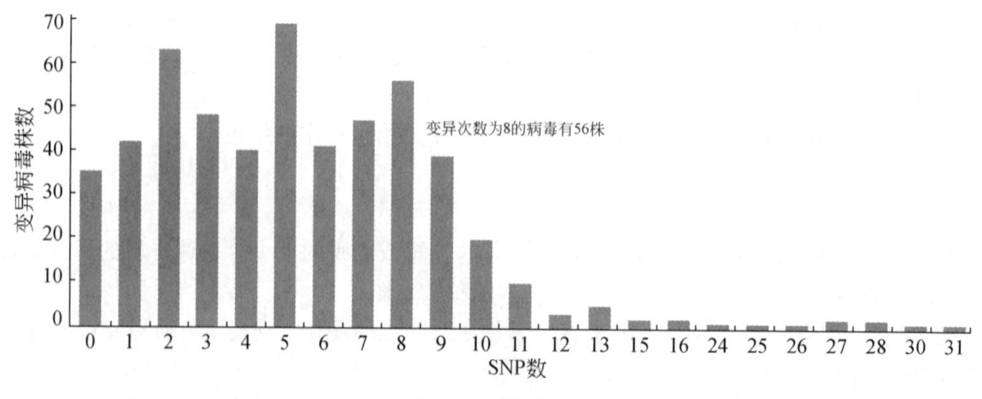

图 8-5 直方图

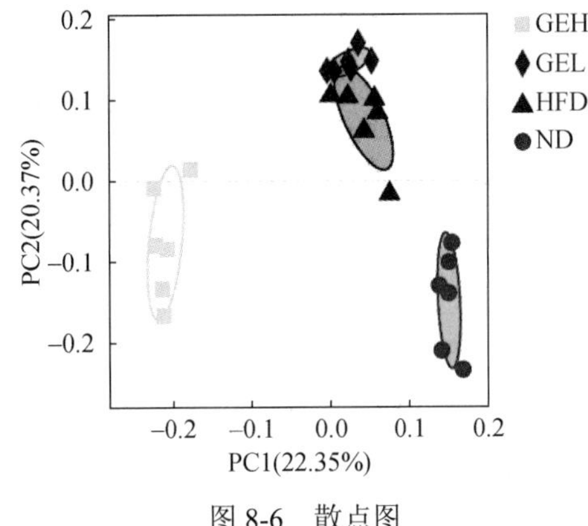

图 8-6　散点图

表 8-1　统计表的基本格式（标题）

横标目的总标目	纵标目
横标目	数字

顶线
标目线
底线

（2）种类

1）简单表：按一个标志 / 特征分组，如表 8-2 表示某味中药材中不同化学成分的线性关系考察结果。

表 8-2　线性关系考察结果

成分	回归方程	r	线性范围（μg/ml）
没食子酸	$y = 7\ 361\ 522.72\ x + 29\ 512.00$	0.9998	36.0～107.9
芍药内酯苷	$y = 6\ 250\ 594.36\ x - 5\ 796.40$	1	50.0～149.9
甘草酸	$y = 2\ 664\ 588.54\ x - 4\ 582.40$	1	199.7～599.1

2）组合表：亦称复合表，是按两个或两个以上的标志 / 特征结合分组。如表 8-3 表示药材的产地及批号信息。

表 8-3　药材产地信息

编号	甘草		白芍	
	产地	批号	产地	批号
S1	甘肃灵台	YF18063001	安徽临泉	YF18080705
S2	内蒙古杭锦旗	YF18063005	安徽太和	YF18080702
S3	甘肃榆中	YF18062909	安徽阜南	YF18080703
S4	内蒙古乌兰察布	YF18063008	安徽颍东	YF18080706

第三节 文献类型标识和著录格式

一、文献类型标识

1. 常用文献类型用单字母标识

（1）期刊[J]（journal）：也称杂志，由多位作者撰写的不同题材的作品构成的定期出版物。又称连续出版物，有固定名称、定期或不定期连续刊行，每期载有不同著者、译者或编者所编写的文章，用连续卷、期和年月顺序编号出版，每期的内容不重复。其出版周期短，信息更新速度快，内容新颖，影响面较广，是中医药专业动态信息最重要的来源。

（2）专著[M]（monograph）：是对某一学科或某一专门课题进行全面系统论述的著作。一般是对特定问题进行详细系统考察或研究的成果。

（3）论文集[C]（collected paper）：从字面上来解释就是把各种主题类似的论文集合在一起。例如，天然产物研究开发论文集里的论文都是与天然产物研究开发相关的。论文集可以作为一本书或期刊的增刊正式出版，用以区别学术期刊。论文集也可以是综合多种形式的论文集结在一起，合订成的一本书。

（4）学位论文[D]（dissertation）：指的是完成一定学位必须撰写的论文，对格式有严格要求，学位论文是学术论文的一种形式，包括学士论文、硕士论文、博士论文三种。按照研究方法不同，学位论文可分理论型、实验型、描述型三类。理论型论文运用的研究方法是理论证明、理论分析、数学推理，用于获得科研成果；实验型论文运用实验方法，进行实验研究获得科研成果；描述型论文运用描述、比较、说明方法，对新发现的事物或现象进行研究而获得科研成果。

（5）专利[P]（patent）：是专利权的简称。它是指一项发明创造，即发明、实用新型或外观设计，向国家专利局提出专利申请，经依法审查合格后，向专利申请人授予的在规定时间内对该项发明创造享有的专有权。

（6）技术标准[S]（standardization）：包括基础技术标准、产品标准、工艺标准、检测试验方法标准，以及安全标准、卫生标准、环保标准等。技术标准有三个方面的特点：一是各个企业通过向标准组织提供各自的技术和专利，形成一个个产品的技术标准；二是企业产品的生产按照一定的技术标准来进行，通过统一的标准，产品、设备之间可以互联互通，这样可以帮助企业更好地销售产品；三是标准组织内的企业可以以一定的方式共享彼此的专利技术。

（7）报纸[N]（newspaper article）：是以刊载新闻和时事评论为主的定期向公众发行的印刷出版物。是大众传播的重要载体，具有反映和引导社会舆论的功能。

（8）科技报告[R]（report）：是记录某一科研项目调查、实验、研究的成果或进展情况的报告，又称研究报告、报告文献。出现于20世纪初，第二次世界大战后迅速发展，成为科技文献中的一大门类。每份报告自成一册，通常载有主持单位、报告撰写者、密级、报告号、研究项目号和合同号等。按内容可分为报告书、论文、通报、札记、技术译文、备忘录、特种出版物。大多与政府的研究活动、国防及尖端科技领域有关，具有发表及时、课题专深、内容新颖且成熟、数据完整、注重报道进行中的科研工作等特点，是一种重要的信息源。查寻科技报告有专门的检索工具。

2. 电子文献载体类型用双字母标识

（1）磁带[MT]（magnetic tape）：是一种用于记录声音、图像、数字或其他信号的载有磁层的带状材料，是产量最大和用途最广的一种磁记录材料。磁带按用途可大致分成录音带、录像带、计算机带和仪表磁带4种。

（2）磁盘[DK]（disk）。

（3）光盘[CD]（CD-ROM）：是以光信息作为存储物载体，存储数据的一种物品。分不可擦写光盘和可擦写光盘两种类型，不可擦写光盘有CD-ROM、DVD-ROM等，可擦写光盘有CD-RW、DVD-RAM等。

（4）联机网络[OL]（Online）。

3. 电子文献载体类型的参考文献类型标识　为[文献类型标识/载体类型标识]。例如，①联机网上数据库[DB/OL]（data base online）；②磁带数据库[DB/MT]（data base on magnetic tape）；③光盘图书[M/CD]（monograph on CD-ROM）；④磁盘软件[CP/DK]（computer program on disk）；⑤网上期刊[J/OL]（serial online）；⑥网上电子公告[EB/OL]（electronic bulletin board online）。

4. 专著、论文集中的析出文献　参考文献的类型标识为[A]。

5. 其他未说明的文献类型　参考文献的类型标识为[Z]。

二、文献类型标识著录格式

1. 期刊　著者. 题名[J]. 刊名，出版年，卷（期）：起止页码.

[1]孙立伟，李香艳，赵大庆. 人参“大补元气”中医及生物学内涵研究[J]. 世界科学技术—中医药现代化，2016，18（11）：1969-1974.

[2]Chen S，Li X，Liu L，et al. Ophiopogonin D alleviates high-fat diet-induced metabolic syndrome and changes the structure of gut microbiota in mice [J]. *FASEB J*，2018，32（3）：1139-1153.

2. 专著　著者. 书名[M]. 版本（第一版不录）. 出版地：出版者，出版年：起止页码.

[1]蒋挺大. 亮聚糖 [M]. 北京：化学工业出版社，2001：127.

[2]Kortun G. Reflectance Spectroscopy [M]. New York：Spring-Verlag，1969.

3. 学位论文　著者. 题名[D]. 保存地点：保存单位，年份.

[1]姜梅. 基于全基因组关联、天然反义转录本和环状RNA分析鉴定丹参酮生物合成途径遗传因子[D]. 北京：北京协和医学院，2021.

4. 论文集　著者. 题名. 编者. 论文集名[C]. 出版地：出版者，出版年：起止页码.

5. 专利　题名[P]. 国别. 专利文献种类. 专利号. 出版日期.

第四节　开题报告的格式与撰写

开题报告是指研究人员对科研课题的一种文字说明材料。开题者把所选的课题的概况即“开题报告内容”向有关专家、学者、科技人员进行陈述。然后由他们对科研课题进行评议。再由科研管理部门综合评议的意见，确定是否批准这一选题。

撰写开题报告作为科研工作的第一个写作环节，非常重要。研究者可以把自己对课题的认识理解程度和准备工作情况加以整理、概括，以便使具体的研究目标、步骤、方法、措施、进度和条件等得到更明确的表达。如果开题报告被批准，课题得以正式确立，它对立题后的研究工作产生直接的影响，可以作为课题研究工作展开时的一种暂时性指导，也可以作为课题修正时的重要依据，开题报告是选题阶段的主要文字表现。科技工作者要写“科研开题报告”，本科生、研究生申请学位要写“学位论文开题报告”等。

一、开题报告的格式

开题报告就是课题方向确定之后，课题负责人或课题组主要研究人员在调查研究的基础上撰写的报请批准的选题和研究计划。它主要说明这个课题开展的必要性，报告者有条件进行研究以及准备如何开展研究等问题，是对课题的论证和设计。进一步明确研究思路，完善实施方案，明晰研究技术线路，开题报告是提高选题质量和水平的重要环节。

研究方案就是课题确定之后，研究人员在正式开展研究之前制订的整个课题研究的工作计划，它初步规定了课题研究各方面的具体内容和步骤。研究方案对整个研究工作的顺利开展起着关键的作用，尤其是对于我们科研经验较少的人来讲，一个好的方案，可以使我们避免无从下手，或者进行一段时间后不知道下一步干什么的情况，保证整个研究工作有条不紊地进行。可以说，研究方案水平的高低，是一个课题质量与水平的重要反映。

开题报告主要包括：①题目；②论文选题依据、国内外研究现状、研究目的意义及可行性分析、参考文献；③研究目标、研究内容及拟解决的关键性问题；④拟采取的研究方法、技术路线、实验方案；⑤计划进度和预期成果。

二、开题报告的撰写

1. 题目 明确表述所研究的问题，包括研究对象、研究内容和研究的方法三要素。表述时要简明具体，准确反映研究范围、内容和实质，要符合准确、规范、简洁、醒目等要求，一般不超过20个汉字。

2. 立题依据、研究现状、研究目的意义及可行性分析 首先查阅大量的文献资料，并对文献资料进行归纳整理，对国内外的研究现状、目前进展、取得的成果、发展趋势、研究的主要观点及存在的不足，在学术上是否存在不同的学术观点和问题等进行综合评述。明确指出要进行这项研究的原因，说明本课题的立项依据和学术价值同时写出文献综述。选择前人没有研究过的新颖有意义的课题，或是别人已研究但有不足，指出本课题的必要性和研究的价值。

可行性分析包括：①基础坚实。文献及相关知识准备充足，课题实验方案设计科学合理，可以实现预定目标。②条件良好。实验室仪器设备齐全，提供了良好的硬件保障。课题组成员熟悉相关研究方法和技术，能规范操作和熟练使用相关仪器。

3. 参考文献 主要列出在写作过程中所参考的文章，本着实事求是的态度，避免学术争执。依次列出：著作者，书、刊名，出版社，出版时间，所在页码；或作者，论文题目，杂志，年，卷（期）：起止页码。

4. 研究目标、研究内容和拟解决的关键问题 研究目标就是课题最后要达到的具体目标，要解决哪些问题，用词要准确、精练。研究内容是为了达到目标，准备开展哪几方面的研究，具体的步骤及对预期结果的分析方法，要具体和明确。一个目标可能要通过几方面的研究内容来实现，尽可能明确三点：研究的对象、研究的问题、研究的方法。

拟解决的关键问题包括项目研究时可能遇到的最主要的、最根本的关键性困难，明确的问题要有准确、科学的估计和判断，并采取可行的解决方法和措施。

5. 拟采取的研究方法、技术路线、实验方案 研究方法就是做研究所用的研究工具和技术的阐述。一般包括研究步骤、研究方法、研究措施。技术路线是对要达到研究目标准备采取的技术手段、具体步骤及解决关键性问题的方法等在内的研究途径，应尽可能详尽，每一步骤的关键点要阐述清楚并具有可操作性。

技术路线可以采用流程图或示意图说明，再结合必要的解释。合理的技术路线可保证顺利实现既定目标。技术路线的合理性并不是技术路线的复杂性。研究路线流程图主要有2种。①树形图：

按照研究内容流程来写，一般包括研究对象、方法、拟解决的问题，相互之间关系；②结构示意图：根据研究项目的子内容、研究顺序、相互关系，方法、解决问题做成结构示意图。

实验方案是明确研究目的和已有条件，制定计划与设计实验的过程，详细的实验方案是实验研究成果的保证。选择科学探究的方法及所需要仪器材料，考虑影响问题的主要因素，认识制定计划与设计实验在科学探究中的作用。例如，①明确实验目的；②确定研究对象；③确定可比的实验组和对照组；④确定把受试对象分配到各处理组中的原则；⑤确定样本含量；⑥确定方法和指标等。

需要明确研究的重点、突破的问题和验证的理论，按照一定的原则和策略对研究中出现的问题进行处理解决，或者对问题进行深入的探索。

6. 时间计划安排　从选题查文献开始到论文答辩，每一具体活动的计划开始日期和期望完成日期。根据总时间和实验内容分成 5～7 个时间段，时间首尾相接连续排列。例如，2021 年 12 月至 2022 年 1 月，文献查阅，收集资料及实验设计；2022 年 2 月至 2022 年 3 月，辣木叶提取和萃取；2022 年 3 月至 2022 年 5 月，正丁醇部分分离纯化结构测定；2022 年 5 月至 2022 年 6 月，化合物结构鉴定；2022 年 5 月至 2022 年 6 月，完成论文，答辩。

7. 预期研究成果　实验完成以后的成果呈现形式，如实验结果、实验报告、研究论文、专利、实验专著。

开题报告汇报给开题审查小组，意见就是在进行开题答辩的时候小组成员给予的建议和意见。

第五节　期刊投稿指南

一、期刊的选择

选择期刊一般需要考虑以下因素。

1. 期刊的影响力　在国际科学界，如何正确评价基础科学研究成果已引起越来越广泛的关注。被 SCI（science citation index）、SSCI（社会科学引文索引，social sciences citation index）收录的科技论文的多少则被看作是衡量一个国家的基础科学研究水平、科技实力和科技论文水平高低的重要评价指标。目前我国学术评价的体系和标准中，发表高影响因子的 SCI 和 SSCI 论文权重更大。

期刊影响力主要取决于期刊收录情况、影响因子（impact factor，IF）、行业内的权威性及读者圈和数量多少。一般来说，影响因子越高，影响力越大，期刊影响因子每年动态更新。国际期刊和国内期刊均有影响因子，影响因子的查询途径有多种方式，较为准确的是进入该期刊的官方网站查询，还可以通过 CNKI 数据库进入期刊导航页面，该页面会显示该杂志的收录情况、影响因子、出版地、出版周期、ISSN 号、创刊时间、主办单位、出版文献量和下载次数等信息。

鼓励发表高质量论文，包括发表在具有国际影响力的国内科技期刊、业界公认的国际顶级或重要科技期刊的论文，以及在国内外顶级学术会议上进行报告的论文（简称“三类高质量论文”）。具有国际影响力的国内科技期刊参照中国科技期刊卓越行动计划入选期刊目录确定。中国科技期刊卓越行动计划包含领军期刊、重点期刊、梯队期刊、高起点新刊和集群化试点 5 个子项目，其中相当一部分期刊，尤其是领军期刊、重点期刊及部分梯队期刊和新刊在国内国际上享有很高的声望（表 8-4）。

表 8-4　中国科技期刊卓越行动计划入选项目领军期刊类项目

（根据刊名拼音排序）

序号	中文刊名	主办单位
1	分子植物	中国科学院上海生命科学研究院植物生理生态研究所
2	工程	中国工程院战略咨询中心
3	光：科学与应用	中国科学院长春光学精密机械与物理研究所
4	国际口腔科学杂志（英文版）	四川大学
5	国家科学评论（英文）	中国科技出版传媒股份有限公司
6	科学通报（英文版）	中国科学院
7	昆虫科学（英文）	中国昆虫学会
8	镁合金学报（英文）	重庆大学
9	摩擦（英文）	清华大学
10	纳米研究（英文版）	清华大学
11	石油科学（英文版）	中国石油大学（北京）
12	微系统与纳米工程（英文）	中国科学院电子学研究所
13	细胞研究	中国科学院上海生命科学研究院生物化学与细胞生物学研究所
14	信号转导与靶向治疗	四川大学
15	畜牧与生物技术杂志（英文版）	中国畜牧兽医学会
16	岩石力学与岩土工程学报（英文版）	中国科学院武汉岩土力学研究所
17	药学学报（英文）	中国药学会
18	园艺研究（英文）	南京农业大学
19	中国航空学报（英文版）	中国航空学会
20	中国科学：数学（英文版）	中国科学院
21	中国免疫学杂志（英文版）	中国免疫学会
22	中华医学杂志（英文版）	中华医学会

首个中医药科技期刊分级目录（T1、T2 级期刊）于 2019 年由中华中医药学会联合中国中医科学院共同完成（表 8-5），对于推动同等水平的国内外期刊等效使用，引导国内中医药科技工作者将更多优秀成果在我国高质量中医药科技期刊首发，助推世界一流中医药科技期刊建设具有重要意义。

表 8-5　中医药科技期刊分级目录

T1 级期刊（11 种）		
期刊名称	CN	主办单位
中医类（4 种）		
中医杂志	11-2166/R	中华中医药学会，中国中医科学院
中华中医药杂志	11-5334/R	中华中医药学会
中华中医药学刊	21-1546/R	中华中医药学会，辽宁中医药大学
北京中医药大学学报	11-3574/R	北京中医药大学

续表

中药类（3 种）		
中国中药杂志	11-2272/R	中国药学会
中草药	12-1108/R	天津药物研究所，中国药学会
中国实验方剂学杂志	11-3495/R	中国中医科学院中药研究所，中华中医药学会
中西医结合类（1 种）		
中国中西医结合杂志	11-2787/R	中国中西医结合学会，中国中医科学院
针灸类（1 种）		
中国针灸	11-2024/R	中国针灸学会，中国中医科学院针灸研究所
英文类（2 种）		
中医杂志（英文版）	11-2167/R	中华中医药学会，中国中医科学院
中国结合医学杂志（英文版）	11-4928/R	中国中西医结合学会，中国中医科学院
T2 级期刊（27 种）		
期刊名称	CN	主办单位
中医类（17 种）		
南京中医药大学学报	32-1247/R	南京中医药大学
世界中医药	11-5529/R	世界中医药学会联合会
辽宁中医杂志	21-1128/R	辽宁中医药大学
中国中医药信息杂志	11-3519/R	中国中医科学院中医药信息研究所
中国中医基础医学杂志	11-3554/R	中国中医科学院中医基础理论研究所
上海中医药杂志	31-1276/R	上海中医药大学，上海市中医药学会
天津中医药	12-1349/R	天津中医药大学，天津市中医药学会，天津市中西医结合学会
天津中医药大学学报	12-1391/R	天津中医药大学
中医学报	41-1411/R	中华中医药学会，河南中医药大学
上海中医药大学学报	31-1788/R	上海中医药大学，上海市中医药研究院
中国中医急症	50-1102/R	中华中医药学会
广州中医药大学学报	44-1425/R	广州中医药大学
辽宁中医药大学学报	21-1128/R	辽宁中医药大学
新中医	44-1231/R	广州中医药大学，中华中医药学会
吉林中医药	22-1119/R	长春中医药大学
中医药学报	23-1193/R	中华中医药学会，黑龙江中医药大学
长春中医药大学学报	22-1375/R	长春中医药大学
中药类（4 种）		
时珍国医国药	42-1436/R	时珍国医国药杂志社
中成药	31-1368/R	国家药品监督管理局信息中心中成药信息站，上海中药行业协会
世界科学技术-中医药现代化	11-5699/R	中国科学院科技战略咨询研究院
中药新药与临床药理	44-1308/R	广州中医药大学，中华中医药学会
中西医结合类（1 种）		

续表

世界中西医结合杂志	11-5511/R	中华中医药学会
针灸类（1种）		
针刺研究	11-2274/R	中国中医科学院针灸研究所，中国针灸学会
小学科和民族医类（4种）		
中医正骨	41-1162/R	中华中医药学会，河南省正骨研究院
中国骨伤	11-2483/R	中国中西医结合学会，中国中医科学院
康复学报	35-1329/R	福建中医药大学，科学出版社
中医药文化	31-1971/R	上海中医药大学，中华中医药学会

2. 期刊内容范围 根据论文的主题和研究方向与期刊的科学范围和所涵盖的主题选择期刊。不同期刊发表不同性质论文（如基础研究、应用研究、临床研究等）的数量也不同，要根据自己的稿件选择适合的期刊。把核心关键词放到常用的文献搜索引擎中进行检索，看最近几年都有哪些期刊发表过包含这些关键词的文章，还可以通过增加或者减少关键词来调整搜索到的文献的数量，这些期刊有可能符合作者的研究方向。

3. 期刊的受众人群 研究成果想被更多相近领域的研究人员关注和借鉴，可以选择研究方向涵盖广泛的期刊，这些期刊涵盖整个大类学科所有相关的研究论文，或是一些常见的综合性期刊。如果只想让本领域的研究人员阅读自己的研究，选择特定领域的杂志有利于促进学术交流与传播。开放获取的期刊允许任何人阅读已发表的论文，其免费、在线的特点可以提供更多被阅读和引用的机会。

4. 期刊出版论文类型 如果发表评论、案例研究或综述论文，确保目标期刊接受这些类型的稿件。很多期刊虽然发表这类文章，但是都是通过期刊编辑约稿，不接收作者主动投稿。

5. 期刊的“审稿速度”和“出版时间” 不同的期刊拒稿率不一样，可以查些网站了解，如梅斯医学（https://www. medsci.cn/sci/index.do），该网站可显示每年文章数量、投稿命中率、审稿周期及影响指数等信息。点击进入相关期刊论坛，可以显示一些作者对于该期刊的评价或是投稿心得，可以帮助快速了解该期刊。梅斯医学对于初学者投稿 SCI 论文有较大的帮助，类似的网站及论坛还有小木虫、丁香园和 Letpub 等。

二、投稿信息的获取

大部分期刊都有官方主页，点击投稿须知可以获得稿件的基本要求，非常具体。例如，对论文的内容要求，论文应论点鲜明、数据可靠、层次清楚、文字简练、结论准确。医学伦理问题及知情同意。论文的撰写要求，包括文题、作者及工作单位、文题和署名书写示范例、摘要、关键词、地脚线、地脚线书写示范例、引言、正文、药物、试剂、动植物和主要仪器、方法、单位和符号、数字、公历世纪、年、月、日和时刻、阿拉伯数字使用规则、误差、参数与偏差范围、表和图、讨论、利益冲突声明、参考文献等要求都非常具体。

思维导图

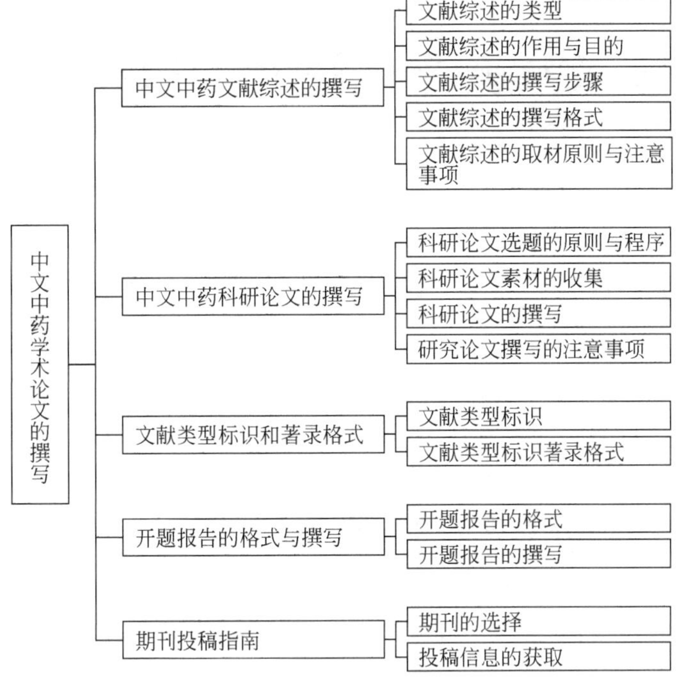

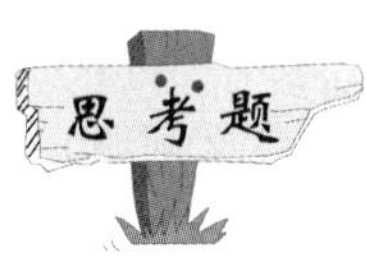

1. 中药学术论文有什么作用及目前常见的中药学术论文有哪些分类？
2. 中药文献综述论文有什么作用，如何撰写中药文献综述论文？
3. 中药研究论文的选题原则是什么？
4. 撰写中药研究论文的目的是什么？
5. 中药开题报告的内容及撰写方法是什么？

第九章　英文中药学术论文的撰写

第一节　英文中药学术论文的主要结构组成

英文学术论文的撰写主要面向国外专业英语期刊和国际会议两种。一般而言，发表在专业英语期刊上的学术论文的文章结构和文字表述都有其特定的格式和规定，只有严格遵循国际标准和相应刊物的规定，才能获得较高的投稿录用率。

一、英文中药学术论文的文体特点

虽然英文中药学术论文的形式并非千篇一律，但是基本上还是有一个常用的规范或相对固定的格式，即引言、材料和方法、结果、讨论。因此，对于撰写国外英文中药学术论文的第一步就是确定论文的框架结构。最规范并且有效的方法即采用 IMRAD（introduction, materials and methods, results, and discussion）形式，这是英文学术论文撰写最通用的一种结构方式。

IMRAD 格式的基本要求如下。

1. 引言（Introduction）　又称前言、序言。主要简明介绍学术论文的目的（研究什么问题）、背景和理论依据，主要方法，主要成果，阐述论文的价值和意义。引言部分需要高度概括、画龙点睛、言简意赅、点明主旨。

2. 材料和方法（Materials and methods）　主要阐述如何研究这个问题。其中，材料部分包括样本、实验材料、研究对象以及搜集到的相关资料，主要是描述材料的标准化、可靠性、可比性、均衡性及随机性；方法部分包括实验仪器、测定方法等，主要是说明方法的精密度和准确性等。

3. 结果（Results）　为论文的主体或核心部分，主要阐述发现了什么。详细论述研究中所获得的实验数据、实验结果，且要与材料和方法中的内容相对应，并经过分析归纳及统计学处理，用文字结合统计表、统计图、照片等分别表述出来。要求指标明确，数据准确，内容真实，尊重事实，如实表达研究结果。

4. 讨论（Discussion）　主要是对实验结果进行综合分析，并加以阐明、推理和评价，以说明结果部分的发现意味着什么。讨论的内容从结果出发，紧紧围绕研究主题。简明扼要，有的放矢，讨论得当，会使论文增辉。

二、英文中药学术论文的题名和作者署名

（一）题名

英文题名（Title）以短语为主要形式，尤以名称短语最常见，即题名基本上由一个或几个名称加上其前置和（或）后置定语构成。短语型题名要确定好中心词，再进行前后修饰。各个词的顺序很重要，词序不当，会导致表达不雅。题名一般不应是陈述句，因为题名主要起标示作用，而陈述

句容易使题名具有判断式的语义；且陈述句不够精练和醒目，重点也不易突出。少数情况（评述性、综述性和驳斥性）下可以用疑问句作题名，疑问句可有探讨性语气，易引起读者兴趣。

题名不应过长。总的原则是题名应确切、简练、醒目，做到文题相符，含义明确。在能准确反映论文特定内容的前提下，题名词数越少越好。

题名字母的大小写有 3 种格式：全部字母大写；每个词的首字母大写，但 3 个或 4 个字母以下的冠词、连词、介词全部小写；题名第一个词的首字母大写，其余字母均小写。

标题应反映论文所属的学科，题目大小要合乎分寸，切忌华而不实。不要使用过于笼统、空泛、夸张或是太大的题目，使人看了不知道究竟是研究的什么问题。醒目的标题，其含义能让人一望即知，而且能立刻引起人们的阅读兴趣。

尽量在标题中使用论文中的关键词语，一方面有助于概括论文的基本思想并减少标题中的词语数量，另一方面可增加论文的被检次数，从而可能增加被引次数。

有的期刊要求在主标题下加一副标题，副标题是作为主标题意思的补充和引申。所以，在投稿前需看该期刊的投稿须知。

（二）作者署名

由于中药学属于多学科研究领域，科研项目多数需要团结协作完成，但是论文署名（Author）不能全部列出。论文作者应只限于那些对于选定研究课题和制定研究方案、直接参加全部或主要部分研究工作并做出主要贡献，以及参加撰写论文并能对内容负责的人。至于参加部分工作的合作者、按研究计划分工负责具体小项的工作者、某一项测试的承担者，以及接受委托进行分析检验和观察的辅助人员等，均不列出。这些人可以作为参加工作的人员一一列入致谢部分。作者署名次序按其对论文的贡献大小排序。第一作者或通讯作者须事先征得其他作者的同意。通讯作者在右上角加注“*”号。

在作者的英译过程中，中国人名按汉语拼音拼写。

（三）工作单位

作者单位（Affiliation）和通讯方式有助于研究者之间的交流探讨，所以在署名的同时应按各期刊要求注明作者单位和通讯地址等详细信息，一般将通讯作者单位、地址、邮编、电话、邮箱等详细信息列出，其他作者只写工作单位，如单位不同，可用上标数字或字母分别标注，工作单位名称要写全。

三、英文中药学术论文的英文摘要和关键词

（一）英文摘要

如果不是综述性文章，文章的摘要（Abstract）可以按照结构式摘要去写，结构式摘要是指按照目的（Objective）、方法（Methods）、结果（Results）及结论（Conclusion）逐一阐述论文的梗概。重点是结果和结论。

英文摘要时态的运用则以简练为佳，包括下述几种。

1. 一般现在时 用于说明研究目的、叙述研究内容、描述结果、得出结论、提出建议或讨论等；涉及公认事实、自然规律、永恒真理等，也要用一般现在时。

2. 一般过去时 用于叙述过去某一时刻的发现、某一研究过程（实验、观察等过程）。用一般过去时描述的发现、现象，通常是尚不能确认为自然规律、永恒真理，只是当时情况；所描述的研究过程也明显带有过去时间的痕迹。

3. 现在完成时和过去完成时 完成时要少用。现在完成时把过去发生的或过去已完成的事情与现在联系起来，而过去完成时可用来表示过去某一时间已经完成的事情，或在一个过去事情完成之前就已完成的另一过去行为。

作为一种可阅读和检索的独立使用的文体，摘要一般只用第三人称而不用其他人称来写。有的摘要出现了"我们""作者"作为陈述的主语，这会减弱摘要表述的客观性，有时逻辑上也会讲不通。

由于主动语态的表达更为准确，且更易阅读，因而目前大多数期刊都提倡使用主动语态，国际知名期刊 *Nature*、*Cell* 等尤其如此。主动语态表达的语句文字清晰、简洁明快，表现力强，动作的执行者和动作的承受者一目了然，常给人一种干净利落的感觉。

值得注意的是，摘要尽量避免出现图表、公式、化学结构式和参考文献的序号等信息。

（二）关键词

关键词（Keywords）是为快速检索文献而设置，贵在确切、规范，应准确反映论文的研究领域、研究对象、研究方法和结果，它决定着文章被检索和引用的次数。

国际标准和我国标准均要求论文摘要后引 3～8 个关键词。关键词包括主题词和自由词两类：主题词是专门为文献的标引或检索从自然语言的主要词汇中挑选出来的，并加以规范化了的词或词组；自由词则是未规范的还未收入主题词表中的词或词组。关键词以名词或名词短语居多，如果使用缩略词，则应为公认和普遍使用的缩略语，如 TCM、HPLC、LC-MS 等，否则应写出全称，其后用括号标出其缩略语形式。

关键词或主题词一般选择方法为：由作者在完成论文写作后，纵观全文，选出能表示论文主要内容的信息或词汇，这些词汇可以从论文标题中去找和选，也可以从论文内容中去找和选，从论文内容中选取出来的关键词，可以补充论文标题所未能表示出的主要内容信息，也提高了所涉及的概念深度。

第二节　英文中药学术论文的撰写方法

英文中药学术论文的基本格式包括以下内容。①Title，即论文题目；②Author（s），即作者姓名；③Affiliation（s）and address（es），即联系方式；④Abstract，即摘要；⑤Keywords，即关键词；⑥Body，即正文；⑦Acknowledgements，即致谢，可空缺；⑧References，即参考文献；⑨Appendix，即附录，可空缺；⑩Resume，即作者简介，视刊物而定。

下面对英文中药学术论文主要构成部分的写法和注意事项进行详细介绍，其中 Title、Author（s）、Affiliation（s）、Abstract 和 Keywords 已在第一节介绍，在此不一一赘述。

一、正文

正文（Body）为论文的核心部分，占主要篇幅。

由于研究工作涉及的学科、选题、研究方法、研究进程、结果表达方式等有很大的差异，对正文内容不能做统一的规定。但是，必须实事求是，客观真切，准确完备，合乎逻辑，层次分明，简练可读。

按照 IMRAD 格式要求，一篇完整的英文学术论文的正文部分可由以下内容构成：①Introduction，即引言/概述；②Materials and methods，即材料和方法；③Results，即结果；④Discussion，即讨论；⑤Conclusions，即结论/总结。

（一）引言

引言（Introduction）作为学术论文的开场白，应以简短的文字介绍写作背景和目的，以及相关领域内前人所做的工作和研究的概况，说明本研究与前人的关系，目前研究的热点和存在的问题，以便读者了解该文的概貌，起导读的作用。引言也可点明本文的理论依据、实验基础和研究方法，简单阐述其研究内容、结果、意义和前景，不要展开讨论。应该注意的是，对前人工作的概括不要断章取义，如果有意歪曲别人的意思而突出自己方法的优点就更不可取了。

引言第一句话很重要，应当明确提出这篇文章的目的，并且表示目的很重要。引言包含的要素：文章的目的；对目的的证实；背景，其他人已经做了的，怎样去做的，我们以前已经做的；概括和总结。

1. 论文引言部分写作要求

第一，尽量准确、清楚且简洁地指出所探讨问题的本质和范围，对研究背景的阐述做到繁简适度。

第二，在背景介绍和问题的提出中，应引用“最相关”的文献以指引读者。要优先选择引用的文献包括相关研究中的经典、重要和最具说服力的文献，力戒刻意回避引用最重要的相关文献（甚至是对作者研究具某种“启示”性意义的文献），或者不恰当地大量引用作者本人的文献。

第三，采取适当的方式强调作者在本次研究中最重要的发现或贡献，让读者顺着逻辑演进阅读论文。

第四，解释或定义专门术语或缩写词，以帮助编辑、审稿人和读者阅读稿件。

第五，适当地使用“I”、“We”或“Our”，以明确地指示作者本人的工作。叙述前人工作的欠缺以强调自己研究的创新时，应慎重且留有余地。可采用类似如下表达：“To the author's knowledge……”“There is little information available in literature about……”“Until recently，there is some lack of knowledge about……”等。

第六，引言的时态运用：①叙述有关现象或普遍事实时，句子的主要动词多使用现在时，如“little is known about X”或“little literature is available on X”。②描述特定研究领域中最近的某种趋势，或者强调表示某些“最近”发生的事件对现在的影响时，常采用现在完成时，如“few studies have been done on X”或“little attention has been devoted to X”。③在阐述作者本人研究目的的句子中应有类似“This paper 或 The experiment reported here”等词，以表示所涉及的内容是作者的工作，而不是指其他学者过去的研究。

2. 英文学术论文引言实例

Berberine exerts neuroprotective activities against cerebral ischemia/reperfusion injury through up-regulating PPAR-γ to suppress NF-κB-mediated pyroptosis

As a prevailing neurological disease provoked by acute cerebral vascular circulation dysfunctions，stroke is a primary cause of death in the world（L. Chen *et al.*，2019）. Ischemic stroke，amounting to nearly 80% among all stroke cases，is featured by the blockage of cerebral blood flow which consequently results in blood-brain barrier disruption and neuronal damage（Feng *et al.*，2018）. Cerebral ischemia/reperfusion（IR）injury is deemed to be the dominant cause for ischemic strokes and one of the treatment（Li *et al.*，2019a，Li *et al.*，2019b）. Cerebral I/R injury has emerged as the tissue damage when blood supply returns to tissue（reperfusion）after a period of ischemia or lack of oxygen（Wang *et al.*，2018）. In addition to apoptosis，activated inflammation response，oxidative stress，and energy attenuation

(Liu *et al.*, 2018), pyroptosis is regarded as a latterly unearthed pathological mechanism engaged in stroke.

Pyroptosis is a rare programmed cell death that is different from necrosis and apoptosis (Ye *et al.*, 2018). Pyroptosis is rest with caspase-1 activation, which ultimately gives rise to the aggravation of inflammatory response and the loss of plasma membrane integrity (Liao *et al.*, 2017). The activation of caspase-1 then switches inactive formed IL-1β and IL-18 to their active forms, leading to pyroptosis (An *et al.*, 2019). A large number of studies have exhibited the diffuse presence of pyroptosis in central nervous system diseases, including cerebral I/R injury, and targeting pyroptosis may be effective access to impact the occurrence and development of these diseases (She *et al.*, 2019, Zhou *et al.*, 2019). Possessing the integral bioactive part of *Rhizoma Coptidis*, berberine (BBR) has been shown to display numerous pharmacological activities along with a good safety profile, such as analgesic, anti-inflammatory, and anticancer (Habtemariam, 2016, Li *et al.*, 2016). Increasing evidence from both *in vitro* and *in vivo* studies has illustrated the potential protective role of BBR against cerebral I/R injury in a variety of organs. For example, solid dispersion of BBR with sodium caprate treatment protects the heart from cerebral I/R injury through repressing NF-κB and JNK signaling pathways (Yu *et al.*, 2018). In the field of liver transplantation, BBR can enhance the bioenergetics and mitochondrial functions and preserve histologic integrity in the liver parenchyma after I/R (Martins *et al.*, 2018). These data suggest that BBR may be used as an effective anti-cerebral I/R injury agent. Meanwhile, in osteosarcoma, BBR is proved to down-regulate the caspase-1/IL-1β inflammatory signaling axis (Jin *et al.*, 2017). In macrophages, BBR significantly activates inflammasome by enhancing pyroptosis and the release of caspase-1p10 and mature IL-1β (Li *et al.*, 2017). However, it is unclear whether BBR can be neuroprotective against cerebral I/R injury *via* targeting pyroptosis. PPAR-γ is involved in the protective mechanism of cerebral I/R injury (Z. Zhao *et al.*, 2019). Highly expressed PPAR-γ is presented in neurons after nerve injury (Lezana *et al.*, 2016; C.C. Zhao *et al.*, 2019), whereas the effect of PPAR-γ on BBR-based cerebral I/R injury remains largely unexplored.

In this study, we established an *in vitro* hypoxia/reoxygenation model *via* oxygen and glucose deprivation (OGD) treatment to investigate the effect of BBR on cerebral I/R injury and the underlying mechanism. The effects of BBR on neurological function, PPAR-γ levels, and pyroptosis molecules were measured. We hypothesized that BBR produces neuroprotection against cerebral I/R injury through up-regulating PPAR-γ to restrain NF-κB-mediated pyroptosis.

（二）材料和方法

材料和方法（Materials and methods）是论文的关键，决定论文是否具有科学性，贵在尊重事实，逻辑性强，应着重阐述有创新和有实质性改革等重要内容，表明如何研究和用什么方法研究。该部分可供他人重复或验证，同时可以使读者根据其介绍判断设计的科学性和结果可信性。

论文材料和方法部分具体要求及注意事项与中文学术论文写作大同小异，需要注意的是时态与语态的运用：①若描述的内容为不受时间影响的事实，采用一般现在时。②若描述的内容为特定、过去的行为或事件，则采用过去式。③方法章节的焦点在于描述实验中所进行的每个步骤及所采用的材料，由于所涉及的行为与材料是讨论的焦点，而且读者已知道进行这些行为和采用这些材料的人就是作者自己，因而一般都习惯采用被动语态。④如果涉及表达作者的观点或看法，则应采用主动语态。

（三）结果

结果（Results）是科学研究的最终状态，它是研究结果的结晶，也是论文的核心部分。对结果的叙述也要按照其逻辑顺序进行，使之既符合实验过程的逻辑顺序，又符合实验结果的推导过程。该部分还可以包括对实验结果的分类整理和对比分析等。同时，确定结果用图或表来表达。对图表进行编排，如横向或纵向、顺序、大小等，使之简洁，并且特别注意单位用国际单位制度（SI）。结果中的图一般来说最多不要超过8个，以免显得累赘。在结果和讨论分开写的情况下，结果部分尽量不要涉及对结果的评论，最多是总结陈述结果。

论文结果部分写作要求如下。

第一，对实验或观察结果的表达要高度概括和提炼，不能简单地将实验记录数据或观察事实堆积到论文中，尤其是要突出有科学意义和具有代表性的数据，而不是没完没了地重复一般性数据。

第二，科学取舍实验数据，不能随意删减或取舍、添加偶发性现象和数据，注意有效数字问题，所有统计方法均应阐述清楚；不能回避实验中出现的与实验设计不符的结果或现象，即使不符，也不可略而不述，而且还应在讨论中加以说明和解释。

第三，数据表达可采用文字与图表相结合的形式。如果只有一个或很少的测定结果，在正文中用文字描述即可；如果数据较多，可采用图表形式来完整、详细地表述，文字部分则用来指出图表中资料的重要特性或趋势。切忌在文字中简单地重复图表中的数据，而忽略叙述其趋势、意义以及相关推论。

第四，适当解释原始数据，以帮助读者理解。尽管对于研究结果的详细讨论主要出现在“讨论”章节，但“结果”中应该提及必要的解释，以便让读者能清楚地了解作者此次研究结果的意义或重要性。

第五，文字表达应准确、简洁、清楚。避免使用冗长的词汇或句子来介绍或解释图表。为简洁、清楚起见，不要把图表的序号作为段落的主题句，应在句子中指出图表所揭示的结论，并把图表的序号放入括号中。

第六，时态的运用：①指出结果在哪些图表中列出，常用一般现在时。②叙述或总结研究结果的内容为关于过去的事实，所以通常采用过去时。③对研究结果进行说明或由其得出一般性推论时，多用现在时。④不同结果之间或实验数据与理论模型之间进行比较时，多采用一般现在时（这种比较关系多为不受时间影响的逻辑上的事实）。

（四）讨论

讨论（Discussion）是论文的精华部分，是对研究结果的说明、评价和推论，目的是说明本研究的结果揭示了什么。内容主要包括：①回顾研究的主要目的或假设；②解释表和图的含义，图表表现的规律；③概述重要结果；④对结果的分析，解释研究工作重要和吸引人的原因；⑤研究的意义和使用前景；⑥未解答的问题及今后的研究方向等。

论文讨论部分的写作要求如下。

第一，对结果的解释要重点突出，简洁、清楚。为了有效地回答研究问题，可适当简要地回顾研究目的并概括主要结果，但不能简单地罗列结果，因为这种结果的概括是为讨论服务的。

第二，推论要符合逻辑，避免实验数据不足以支持观点和结论。根据结果进行推理时要适度，论证时一定要注意结论和推论的逻辑性。在探讨实验结果或观察事实的相互关系和科学意义时，无须得出试图去解释一切的巨大结论。如果把数据外推到一个更大的、不恰当的结论，不仅无益于提高作者的科学贡献，甚至现有数据所支持的结论也将受到怀疑。

第三，观点或结论的表述要清楚、明确。尽可能清楚地指出作者的观点或结论，并解释其支持还是反对已报道的工作。

第四，对结果科学意义和实际应用效果的表达要实事求是，适当留有余地。避免使用“For the first time”等类似的优先权声明。在讨论中应选择适当的词汇来区分推测与事实。例如，可选用“prove”“demonstrate”等表示作者坚信观点的真实性；选用“show”“indicate”“found”等表示作者对问题的答案有某些不确定性；选用“imply”“suggest”等表示推测；或选用情态动词“can”“will”“should”“probably”“may”“could”“possibly”等来表示论点的确定性程度。

第五，时态的运用：①回顾研究目的时，通常使用过去时。②如果作者认为所概述结果的有效性只针对本次特定的研究，需用过去时；相反，如果具有普遍的意义，则用现在时。③阐述由结果得出的推论时，通常使用现在时。使用现在时的理由是作者得出的是具有普遍有效的结论或推论（而不只是在讨论自己的研究结果），并且结果与结论或推论之间的逻辑关系为不受时间影响的事实。

（五）结论

结论（Conclusions）也称结束语，是文章的总结，其主要内容是对研究的主要发现和成果进行概况总结，让读者对全文的重点有一个深刻的印象。需要简洁地指出以下几点：①由研究结果所揭示的原理及其普遍性；②研究中有无例外或本论文尚难以解决的问题；③与以前已经发表论文的异同；④在理论与实践上的意义；⑤对研究的前景和后续工作的展望。

需要注意的是，撰写结论时不应涉及前文不曾指出的新事实，也不能在结论中重复论文中其他章节中的句子，或者叙述其他不重要或与自己研究没有密切联系的内容，以故意把结论拉长。同时，结论也不是摘要简单地复述。

二、致谢

致谢（Acknowledgements）是对给予研究工作支持，而没有被列为或者不能列为作者的人或单位表示感谢，一般置于结论之后，参考文献之前。致谢对象同中文学术论文，需要注意的是，如果作者既要感谢某机构、团体、企业或个人的经济资助，又要感谢他人的技术、设备的支持，则应按惯例先对经济资助表示感谢，再对技术、设备支持表示感谢。

致谢应客观描述被致谢者所起的作用，避免使用感情色彩强烈的词语。

三、参考文献

关于参考文献（References）的内容和格式，建议作者在把握参考文献注录基本原则的前提下，参阅所投刊物的投稿须知对参考文献的要求，或同一刊物的其他论文参考文献的注录格式，使自己论文的文献列举和标注方法与所投刊物相一致。这里只对基本规则做简单介绍。

“Documentation-Presentation of scientific and technical reports”（ISO5966-1982）（《科学技术报告编写格式》）规定参考文献应包含以下 3 项内容：作者、题目及出版事项。其中，出版事项包括书刊名称、出版地点、出版单位、出版年份，以及卷、期、页等。

参考文献的具体编排顺序有 2 种：①按作者姓氏字母顺序排列（alphabetical list of references）；②按序号编排（numbered list of references），即对各参考文献按引用的顺序编排序号，正文中引用时只要写明序号即可，无须列出作者姓名和出版年代。

四、附录

附录（Appendix），有的杂志为 Supporting Information、Supplemental Data、Supplementary Material，是论文的补充信息。对研究论文本身有用，但不是关键结果。在论文字数受到限制时，或者有些内容不能体现于印刷期刊，但可以在互联网上发表时使用，如测试的原始数据、图表、图像等。

思维导图

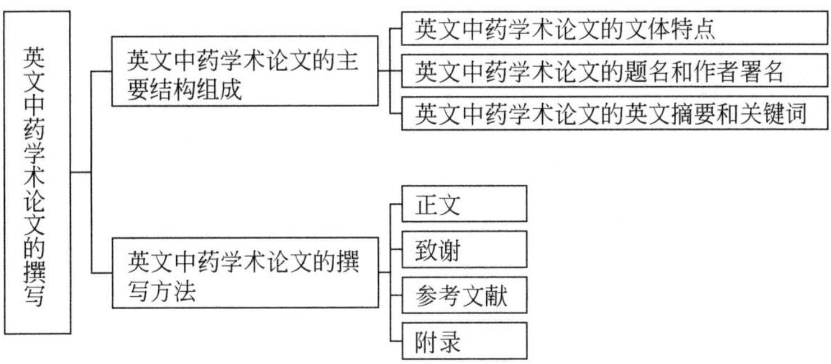

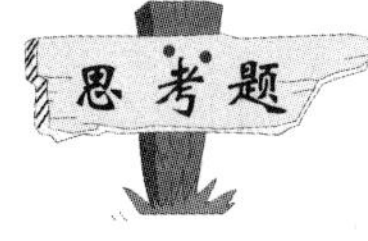

1. 英文中药学术论文的主要结构组成有哪些?
2. 英文中药学术论文摘要注意事项有哪些?

教材课件二维码

参考文献

陈伟，2016. SciFinder Web 主题检索及文献后处理功能探析[J]. 图书馆杂志，35（5）：53-58.

何华，2016. 药学信息检索与利用[M]. 北京：人民卫生出版社.

李振华，2015. 文献检索与论文写作[M]. 北京：清华大学出版社.

孙吴琼，2015. SciFinder 数据库在科技查新中的应用[J]. 科技情报开发与经济，25（24）：104-107.

王旭，2014. SciFinder Web 数据库的特色功能[J]. 图书情报工作，58（S1）：66-68，271.

于夏薇，2018. 国内外文摘数据库信息检索综述[J]. 知识文库，（1）：197-199.

张兰珍，2012. 中药文献检索[M]. 北京：人民卫生出版社.

张丽，丁安伟，2017. 中药文献学[M]. 北京：科学出版社.

张巍巍，谢志耘，李春英，2018. 化学及药学数据库研究——基于 SciFinder 和 Reaxys 的比较研究与选择利用[J]. 图书情报工作，62（S1）：31-38，55.

章新友，2017. 药学文献检索[M]. 北京：中国中医药出版社.

附　　录

附录 1　重要网站域名一览表

1. 重要的中文数字图书馆及域名

数据库名称	网址
超星数字图书馆	http://www.chaoxing.com
中国数字图书馆	http://www.cdlc.cn
书生之家数字图书馆	http://ss.hnadl.cn
方正 Apabi 数字图书馆	http://www.apabi.cn

2. 重要的英文数字图书馆及域名

数据库名称	网址
Netlibrary	http://www.netlibrary.net
Myilibrary	http://www.myilibrary.com
ProQuest Ebook Central	https://about.proquest.com
Springerlink	https://link.springer.com/
Sciencedirect	http://www.sciencedirect.com
Karger	http://www.karger.ch/
The National Academies Press	http://www.nap.edu/
China Academic Digital Associative Library	https://cadal.edu.cn/

3. 重要的中文期刊全文数据库及域名

数据库名称	网址
中国知网	http://www.cnki.net
维普网	http://www.cqvip.com
万方数据	http://www.wanfangdata.com.cn
读秀学术搜索	http://www.duxiu.com
百链学术搜索	http://www.blyun.com

4. 重要的英文期刊全文数据库及域名

数据库名称	网址
Springerlink	https://link.springer.com
EBSCO	http://www.ebscohost.com
Sciencedirect	http://www.sciencedirect.com
Karger	http://www.karger.ch
Eeexplore	http://ieeexplore.ieee.org/Xplore/guesthome.jsp
OVID	http://gateway.ovid.com
Highwire	http://highwire.stanford.edu
Deepblue	http://deepblue.lib.umich.edu
PubMed	http://www.ncbi.nlm.nih.gov/pubmed https://pubmed.ncbi.nlm.nih.gov
IndMed	https://onlinelibrary.london.ac.uk
DOAJ	http://www.doaj.org
Science	https://www.science.org
FreeMedical Journals	http://www.freemedicaljournals.com
Arxiv.org	http://arxiv.org/
EZB	www.ezbioscience.com

5. 重要的中文特种文献数据库及域名

数据库名称	网址
国家知识产权局专利信息检索系统	http://pss-system.cnipa.gov.cn/
中国知识产权网	http://www.cnipr.com
中国专利信息网	http:// www.patent.com.cn
中国医药信息网	https://www.cpi.ac.cn/
中国知网学位论文库	http://www.cnki.net
万方数据标准库	http://www.wanfangdata.com.cn
中国标准服务网标准库	http://www.cssn.net.cn/
上海标准化服务信息网标准库	http://bzwx.cnsis.org.cn/

6. 重要的英文特种文献数据库及域名

数据库名称	网址
世界知识产权组织网站数据库专利数据库	http://www.wipo.int
欧洲专利局网络数据库	http://ep.espacenet.com 或 https://www.epo.org
美国专利商标局专利数据库	http://www.uspto.gov
Delphion 专利数据库	http://www.patentguru.com
ProQuest 博士论文全文	http://www.pqdtcn.com
ISO 标准库	http://www.iso.org/iso/home.htm
美国国家标准库	http://www.ansi.org

续表

数据库名称	网址
全球标准资源库	http://www.standardsportal.org
美国能源科技报告库	http://www.osti.gov
NTIS 科技报告库	http://www.ntis.gov
NASA 科技报告库	http://www.sti.nasa.gov
世界银行报告库	http://www-wds.worldbank.org

7. 中药研究相关政府机构网址

机构名称	网址
中华人民共和国教育部	http://www.moe.gov.cn
中华人民共和国科学技术部	http://www.most.gov.cn
中华人民共和国国家卫生健康委员会	http:// www.nhc.gov.cn
国家药品监督管理局	https://www.nmpa.gov.cn
国家中医药管理局	http://www.satcm.gov.cn
国家知识产权局	https://www.cnipa.gov.cn
国家自然科学基金委员会	http://www.nsfc.gov.cn

附录 2　2020 年 SCI 收录药学相关期刊及其影响因子一览表

刊名缩写	刊名全称	影响因子
AAPS J	*AAPS JOURNAL*	4.009
AAPS PHARMSCITECH	*AAPS PHARMSCITECH*	3.246
ACTA POL PHARM	*ACTA POLONIAE PHARMACEUTICA*	0.330
ADV DRUG DELIVER REV	*ADVANCED DRUG DELIVERY REVIEWS*	15.470
ADV THER	*ADVANCES IN THERAPY*	3.845
AFR J PHARM PHARMACO	*AFRICAN JOURNAL OF PHARMACY AND PHARMACOLOGY*	0.839
AM J HEALTH-SYST PH	*AMERICAN JOURNAL OF HEALTH-SYSTEM PHARMACY*	2.637
ANN PHARMACOTHER	*ANNALS OF PHARMACOTHERAPY*	3.162
ANNU REP MED CHEM	*ANNUAL REPORTS IN MEDICINAL CHEMISTRY*	1.059
ANTI-CANCER DRUG	*ANTI-CANCER DRUGS*	2.248
ARCH PHARM RES	*ARCHIVES OF PHARMACAL RESEARCH*	4.946
BIOCHEM PHARMACOL	*BIOCHEMICAL PHARMACOLOGY*	5.858
BIOL PHARM BULL	*BIOLOGICAL & PHARMACEUTICAL BULLETIN*	2.233
BIOMED PHARMACOTHER	*BIOMEDICINE & PHARMACOTHERAPY*	6.530
BIOMOL THER	*BIOMOLECULES & THERAPEUTICS*	4.634
BIOPHARM DRUG DISPOS	*BIOPHARMACEUTICS & DRUG DISPOSITION*	1.627
BRIT J CLIN PHARMACO	*BRITISH JOURNAL OF CLINICAL PHARMACOLOGY*	4.340

续表

刊名缩写	刊名全称	影响因子
BRIT J PHARMACOL	*BRITISH JOURNAL OF PHARMACOLOGY*	8.740
CANCER CHEMOTH PHARM	*CANCER CHEMOTHERAPY AND PHARMACOLOGY*	3.333
CHEMMEDCHEM	*CHEMMEDCHEM*	3.466
CHEMOTHERAPY	*CHEMOTHERAPY*	2.544
CLIN DRUG INVEST	*CLINICAL DRUG INVESTIGATION*	2.859
CLIN PHARMACOKINET	*CLINICAL PHARMACOKINETICS*	6.447
CLIN PHARMACOL THER	*CLINICAL PHARMACOLOGY & THERAPEUTICS*	6.889
CLIN THER	*CLINICAL THERAPEUTICS*	3.396
CONTEMP CLIN TRIALS	*CONTEMPORARY CLINICAL TRIALS*	2.226
CRIT REV THER DRUG	*CRITICAL REVIEWS IN THERAPEUTIC DRUG CARRIER SYSTEMS*	4.889
CURR DRUG TARGETS	*CURRENT DRUG TARGETS*	3.465
CURR OPIN DRUG DISC	*CURRENT OPINION IN DRUG DISCOVERY & DEVELOPMENT*	5.121
CURR OPIN INVEST DR	*CURRENT OPINION IN INVESTIGATIONAL DRUGS*	3.553
CURR OPIN PHARMACOL	*CURRENT OPINION IN PHARMACOLOGY*	5.547
CURR PHARM ANAL	*CURRENT PHARMACEUTICAL ANALYSIS*	0.890
CURR PHARM DESIGN	*CURRENT PHARMACEUTICAL DESIGN*	3.116
CURR SIGNAL TRANSD T	*CURRENT SIGNAL TRANSDUCTION THERAPY*	0.452
CURR THER RES CLIN E	*CURRENT THERAPEUTIC RESEARCH-CLINICAL AND EXPERIMENTAL*	0.446
CURR TOP NUTRACEUT R	*CURRENT TOPICS IN NUTRACEUTICAL RESEARCH*	0.416
DARU	*DARU-JOURNAL OF FACULTY OF PHARMACY*	3.117
DISSOLUT TECHNOL	*DISSOLUTION TECHNOLOGIES*	0.978
DRUG DELIV	*DRUG DELIVERY*	6.419
DRUG DEV IND PHARM	*DRUG DEVELOPMENT AND INDUSTRIAL PHARMACY*	3.232
DRUG DEVELOP RES	*DRUG DEVELOPMENT RESEARCH*	4.360
DRUG DISCOV TODAY	*DRUG DISCOVERY TODAY*	7.851
DRUG FUTURE	*DRUGS OF THE FUTURE*	0.148
DRUG METAB DISPOS	*DRUG METABOLISM AND DISPOSITION*	3.922
DRUG METAB PHARMACOK	*DRUG METABOLISM AND PHARMACOKINETICS*	3.614
DRUG METAB REV	*DRUG METABOLISM REVIEWS*	4.518
DRUG NEWS PERSPECT	*DRUG NEWS & PERSPECTIVES*	3.132
DRUG RESIST UPDATE	*DRUG RESISTANCE UPDATES*	18.500
DRUG TODAY	*DRUGS OF TODAY*	2.245
EUR J CLIN PHARMACOL	*EUROPEAN JOURNAL OF CLINICAL PHARMACOLOGY*	2.953
EUR J DRUG METAB PH	*EUROPEAN JOURNAL OF DRUG METABOLISM AND PHARMACOKINETICS*	2.448
EUR J PHARM BIOPHARM	*EUROPEAN JOURNAL OF PHARMACEUTICS AND BIOPHARMACEUTICS*	5.571
EUR J PHARM SCI	*EUROPEAN JOURNAL OF PHARMACEUTICAL SCIENCES*	4.384

续表

刊名缩写	刊名全称	影响因子
EUR J PHARMACOL	*EUROPEAN JOURNAL OF PHARMACOLOGY*	4.432
EUR REV MED PHARMACO	*EUROPEAN REVIEW FOR MEDICAL AND PHARMACOLOGICAL SCIENCES*	3.507
EXPERT OPIN DRUG DEL	*EXPERT OPINION ON DRUG DELIVERY*	6.648
EXPERT OPIN DRUG DIS	*EXPERT OPINION ON DRUG DISCOVERY*	6.098
EXPERT OPIN DRUG SAF	*EXPERT OPINION ON DRUG SAFETY*	4.250
EXPERT OPIN EMERG DR	*EXPERT OPINION ON EMERGING DRUGS*	4.191
EXPERT OPIN INV DRUG	*EXPERT OPINION ON INVESTIGATIONAL DRUGS*	6.206
EXPERT OPIN PHARMACO	*EXPERT OPINION ON PHARMACOTHERAPY*	3.889
EXPERT OPIN THER PAT	*EXPERT OPINION ON THERAPEUTIC PATENTS*	6.681
EXPERT OPIN THER TAR	*EXPERT OPINION ON THERAPEUTIC TARGETS*	6.902
EXPERT REV ANTI-INFE	*EXPERT REVIEW OF ANTI-INFECTIVE THERAPY*	5.091
FARMACIA	*FARMACIA*	1.433
FITOTERAPIA	*FITOTERAPIA*	2.882
FORMULARY	*FORMULARY*	0.37
FUND CLIN PHARMACOL	*FUNDAMENTAL & CLINICAL PHARMACOLOGY*	2.748
IDRUGS	*IDRUGS*	2.328
INDIAN J PHARMACOL	*INDIAN JOURNAL OF PHARMACOLOGY*	1.200
INT J CLIN PHARM TH	*INTERNATIONAL JOURNAL OF CLINICAL PHARMACOLOGY AND THERAPEUTICS*	1.366
INT J MED MUSHROOMS	*INTERNATIONAL JOURNAL OF MEDICINAL MUSHROOMS*	1.921
INT J PHARMACEUT	*INTERNATIONAL JOURNAL OF PHARMACEUTICS*	5.875
INVEST NEW DRUG	*INVESTIGATIONAL NEW DRUGS*	3.850
IRAN J PHARM RES	*IRANIAN JOURNAL OF PHARMACEUTICAL RESEARCH*	1.696
J AM PHARM ASSOC	*JOURNAL OF THE AMERICAN PHARMACISTS ASSOCIATION*	2.217
J ASIAN NAT PROD RES	*JOURNAL OF ASIAN NATURAL PRODUCTS RESEARCH*	1.571
J CHEMOTHERAPY	*JOURNAL OF CHEMOTHERAPY*	1.714
J CLIN LIPIDOL	*JOURNAL OF CLINICAL LIPIDOLOGY*	4.766
J CLIN PHARM THER	*JOURNAL OF CLINICAL PHARMACY AND THERAPEUTICS*	2.512
J CLIN PHARMACOL	*JOURNAL OF CLINICAL PHARMACOLOGY*	3.129
J DRUG DELIV SCI TEC	*JOURNAL OF DRUG DELIVERY SCIENCE AND TECHNOLOGY*	3.981
J DRUG TARGET	*JOURNAL OF DRUG TARGETING*	5.121
J INT MED RES	*JOURNAL OF INTERNATIONAL MEDICAL RESEARCH*	1.671
J NAT MED-TOKYO	*JOURNAL OF NATURAL MEDICINES*	2.343
J NAT PROD	*JOURNAL OF NATURAL PRODUCTS*	4.050
J PHARM PHARM SCI	*JOURNAL OF PHARMACY AND PHARMACEUTICAL SCIENCES*	2.327
J PHARM PHARMACOL	*JOURNAL OF PHARMACY AND PHARMACOLOGY*	3.765
J PHARMACOKINET PHAR	*JOURNAL OF PHARMACOKINETICS AND PHARMACODYNAMICS*	2.745

续表

刊名缩写	刊名全称	影响因子
J PHARMACOL EXP THER	*JOURNAL OF PHARMACOLOGY AND EXPERIMENTAL THERAPEUTICS*	4.030
J PHARMACOL SCI	*JOURNAL OF PHARMACOLOGICAL SCIENCES*	3.337
LAT AM J PHARM	*LATIN AMERICAN JOURNAL OF PHARMACY*	0.249
LIFE SCI	*LIFE SCIENCES*	5.037
MED LETT DRUGS THER	*MEDICAL LETTER ON DRUGS AND THERAPEUTICS*	1.909
MED RES REV	*MEDICINAL RESEARCH REVIEWS*	12.944
METHOD FIND EXP CLIN	*METHODS AND FINDINGS IN EXPERIMENTAL AND CLINICAL PHARMACOLOGY*	0.774
MOL DIAGN THER	*MOLECULAR DIAGNOSIS & THERAPY*	4.074
MOL PHARMACEUT	*MOLECULAR PHARMACEUTICS*	4.939
MOL PHARMACOL	*MOLECULAR PHARMACOLOGY*	4.436
N-S ARCH PHARMACOL	*NAUNYN-SCHMIEDEBERGS ARCHIVES OF PHARMACOLOGY*	3.000
PAK J PHARM SCI	*PAKISTAN JOURNAL OF PHARMACEUTICAL SCIENCES*	0.684
PERS MED	*PERSONALIZED MEDICINE*	2.512
PHARM BIOL	*PHARMACEUTICAL BIOLOGY*	3.503
PHARM DEV TECHNOL	*PHARMACEUTICAL DEVELOPMENT AND TECHNOLOGY*	3.133
PHARM IND	*PHARMAZEUTISCHE INDUSTRIE*	0.194
PHARM WORLD SCI	*PHARMACY WORLD & SCIENCE*	1.265
PHARMACOECONOMICS	*PHARMACOECONOMICS*	4.981
PHARMACOEPIDEM DR S	*PHARMACOEPIDEMIOLOGY AND DRUG SAFETY*	2.890
PHARMACOGENOMICS	*PHARMACOGENOMICS*	2.533
PHARMACOGENOMICS J	*PHARMACOGENOMICS JOURNAL*	3.550
PHARMACOL REP	*PHARMACOLOGICAL REPORTS*	3.027
PHARMACOL RES	*PHARMACOLOGICAL RESEARCH*	7.658
PHARMACOL REV	*PHARMACOLOGICAL REVIEWS*	25.468
PHARMACOL THERAPEUT	*PHARMACOLOGY & THERAPEUTICS*	12.310
PHARMACOLOGY	*PHARMACOLOGY*	2.547
PHARMACOTHERAPY	*PHARMACOTHERAPY*	4.705
PHYTOMEDICINE	*PHYTOMEDICINE*	5.340
PHYTOTHER RES	*PHYTOTHERAPY RESEARCH*	5.882
PLANTA MED	*PLANTA MEDICA*	3.356
RECENT PAT ANTI-CANC	*RECENT PATENTS ON ANTI-CANCER DRUG DISCOVERY*	4.169
REV ESP QUIM	*REVISTA ESPANOLA DE QUIMIOTERAPIA*	1.553
THERAPIE	*THERAPIE*	2.070
TRENDS PHARMACOL SCI	*TRENDS IN PHARMACOLOGICAL SCIENCES*	14.819
TROP J PHARM RES	*TROPICAL JOURNAL OF PHARMACEUTICAL RESEARCH*	0.533
VASC PHARMACOL	*VASCULAR PHARMACOLOGY*	5.773
YAKUGAKU ZASSHI	*YAKUGAKU ZASSHI-JOURNAL OF THE PHARMACEUTICAL SOCIETY OF JAPAN*	0.302

附录 3　国内科技核心期刊目录（2021 年）

“中国科技期刊卓越行动计划入选项目”入选杂志在本目录中以“***”标记。

1. 中医学、中药学类

序号	期刊名称	影响因子	序号	期刊名称	影响因子
1	中国中药杂志***	2.318	19	中医学报	0.866
2	中国实验方剂学杂志	2.206	20	辽宁中医杂志	0.845
3	中草药	2.191	21	环球中医药	0.842
4	中医杂志***	1.597	22	河北中医药学报	0.841
5	中华中医药杂志***	1.566	23	北京中医药	0.839
6	中华中医药学刊	1.339	24	中药材	0.831
7	吉林中医药	1.152	25	中医药学报	0.824
8	中成药	1.152	26	中国中医基础医学杂志	0.811
9	天然产物研究与开发	1.142	27	世界科学技术-中医药现代化	0.789
10	中国中医眼科杂志	1.138	28	河北中医	0.785
11	中药新药与临床药理	1.093	29	Chinese Herbal Medicines	0.707
12	世界中医药	1.074	30	江苏中医药	0.700
13	中国现代中药	1.051	31	西部中医药	0.642
14	中国中医药信息杂志	1.050	32	山东中医杂志	0.639
15	陕西中医	1.008	33	现代中药研究与实践	0.615
16	现代中医临床	1.000	34	中医药导报	0.604
17	上海中医药杂志	0.946	35	四川中医	0.573
18	天津中医药	0.900	36	国际中医中药杂志	0.524

2. 中医药大学学报类

序号	期刊名称	影响因子	序号	期刊名称	影响因子
1	南京中医药大学学报	1.408	8	上海中医药大学学报	0.894
2	北京中医药大学学报***	1.196	9	长春中医药大学学报	0.801
3	广州中医药大学学报	1.055	10	浙江中医药大学学报	0.762
4	湖南中医药大学学报	0.998	11	山东中医药大学学报	0.734
5	辽宁中医药大学学报	0.977	12	湖北中医药大学学报	0.724
6	天津中医药大学学报	0.965	13	云南中医学院学报	0.455
7	安徽中医药大学学报	0.912			

3. 医药大学学报类

序号	期刊名称	影响因子	序号	期刊名称	影响因子
1	南方医科大学学报***	1.091	28	安徽医科大学学报	0.602
2	北京大学学报医学版	0.976	29	新疆医科大学学报	0.602
3	河北医科大学学报	0.965	30	上海交通大学学报医学版	0.590
4	西安交通大学学报医学版	0.958	31	兰州大学学报医学版	0.576
5	新乡医学院学报	0.917	32	暨南大学学报自然科学与医学版	0.570
6	第二军医大学学报	0.913	33	川北医学院学报	0.548
7	中南大学学报医学版	0.904	34	广西医科大学学报	0.538
8	中国医学科学院学报	0.870	35	成都医学院学报	0.530
9	郑州大学学报医学版	0.869	36	重庆医科大学学报	0.527
10	山东大学耳鼻喉眼学报	0.821	37	大连医科大学学报	0.520
11	首都医科大学学报	0.801	38	昆明医科大学学报	0.514
12	中山大学学报医学科学版	0.801	39	温州医科大学学报	0.510
13	中国药科大学学报	0.789	40	广东药学院学报	0.503
14	复旦学报医学版	0.773	41	武汉大学学报医学版	0.494
15	四川大学学报医学版	0.764	42	贵州医科大学学报	0.484
16	山东大学学报医学版	0.760	43	宁夏医科大学学报	0.462
17	中国医科大学学报	0.758	44	山西医科大学学报	0.457
18	华中科技大学学报医学版	0.748	45	江苏大学学报医学版	0.426
19	第三军医大学学报	0.735	46	遵义医学院学报	0.426
20	同济大学学报医学版	0.721	47	沈阳药科大学学报	0.417
21	吉林大学学报医学版	0.720	48	蚌埠医学院学报	0.407
22	南京医科大学学报自然科学版	0.698	49	内蒙古医科大学学报	0.376
23	解放军医学院学报	0.692	50	皖南医学院学报	0.375
24	浙江大学学报医学版	0.682	51	南昌大学学报医学版	0.362
25	东南大学学报医学版	0.667	52	福建医科大学学报	0.342
26	海南医学院学报	0.653	53	青岛大学学报医学版	0.316
27	湖南师范大学学报医学版	0.649			

4. 医学综合类

序号	期刊名称	影响因子	序号	期刊名称	影响因子
1	中华医学杂志	1.645	12	Chinese Medical Sciences Journal	0.819
2	Frontiers of Medicine（SCI）	4.592	13	安徽医学	0.805
3	协和医学杂志	1.474	14	医学综述	0.752
4	解放军医学杂志	1.469	15	华西医学	0.742
5	医学研究生学报	1.132	16	东南国防医药	0.739
6	中国医学前沿杂志电子版	1.071	17	中国医药导报	0.732
7	解放军医药杂志	1.016	18	重庆医学	0.721
8	安徽医药	0.898	19	河北医学	0.719
9	Chinese Medical Journal（SCI）	2.628	20	中国现代医学杂志	0.706
10	医学与社会	0.845	21	医学与哲学	0.699
11	中国急救复苏与灾害医学杂志	0.820	22	山东医药	0.688

续表

序号	期刊名称	影响因子	序号	期刊名称	影响因子
23	空军医学杂志	0.654	34	医学研究杂志	0.462
24	转化医学杂志	0.634	35	中国煤炭工业医学杂志	0.458
25	天津医药	0.607	36	四川医学	0.454
26	西部医学	0.595	37	现代生物医学进展	0.447
27	河北医药	0.575	38	现代医学	0.436
28	中南医学科学杂志	0.546	39	武警医学	0.433
29	北京医学	0.530	40	广西医学	0.425
30	新医学	0.526	41	上海医学	0.403
31	海军医学杂志	0.524	42	华南国防医学杂志	0.382
32	浙江医学	0.504	43	西南国防医药	0.379
33	基础医学与临床	0.497	44	中日友好医院学报	0.317

5. 药学类

序号	期刊名称	影响因子	序号	期刊名称	影响因子
1	Acta Pharmaceutica Sinica B（SCI）	11.413	25	药物不良反应杂志	0.684
2	药学学报	1.471	26	中国药事	0.676
3	中国药理学通报	1.458	27	儿科药学杂志	0.671
4	Acta Pharmacologica Sinica（SCI）	6.150	28	中国药师	0.649
5	中国药房	1.211	29	实用药物与临床	0.640
6	药物分析杂志	1.117	30	世界临床药物	0.639
7	西北药学杂志	1.012	31	临床药物治疗杂志	0.611
8	中国临床药理学与治疗学	1.005	32	中南药学	0.611
9	Chinese Journal of Natural Medicines（SCI）	3.000	33	国际药学研究杂志	0.600
10	中国临床药理学杂志	0.952	34	食品与药品	0.591
11	医药导报	0.950	35	药物流行病学杂志	0.582
12	中国医院药学杂志	0.949	36	中国药业	0.547
13	中国现代应用药学	0.928	37	中国医药工业杂志	0.524
14	中国药学杂志	0.923	38	广东药科大学学报	0.503
15	中国抗生素杂志	0.908	39	药学与临床研究	0.502
16	中国药物警戒	0.907	40	药物生物技术	0.463
17	中国药理学与毒理学杂志	0.902	41	中国医院用药评价与分析	0.459
18	中国新药与临床杂志	0.890	42	中国临床药学杂志	0.456
19	中国新药杂志	0.876	43	药学服务与研究	0.430
20	中国药科大学学报	0.789	44	沈阳药科大学学报	0.417
21	华西药学杂志	0.786	45	中国海洋药物	0.405
22	药物评价研究	0.768	46	中国药物依赖性杂志	0.385
23	药学实践杂志	0.711	47	中国药物化学杂志	0.305
24	中国药物应用与监测	0.697			

附录 4 古代重要中药文献一览表

著作名称	朝代	作者
《五十二病方》	先秦	
《神农本草经》	东汉	
《本草经集注》	梁	陶弘景
《肘后备急方》	晋	葛洪
《新修本草》	唐	李勣 苏敬等
《药录纂要》	唐	孙思邈
《千金方食治篇》	唐	孙思邈
《食医心鉴》	唐	昝殷
《石药尔雅》	唐	梅彪
《备急千金要方》	唐	孙思邈
《外台秘要》	唐	王焘
《本草衍义》	宋	寇宗奭
《类编图经集注本草（残卷）》	宋	寇宗奭
《图经衍义本草》	宋	寇宗奭
《（增广）和剂局方用药总论》	宋	陈师文等
《雷公炮炙论》	刘宋	雷敩
《太平御览药部》	宋	李昉
《太平圣惠方》	宋	王怀隐
《苏沈内翰良方》	宋	苏轼 沈括等
《全生指迷方》	宋	王贶
《太平惠民和剂局方》	宋	陈师文等
《严氏济生方》	宋	严用和
《饮膳正要》	元	忽思慧
《本草衍义补遗》	元	朱震亨
《汤液本草》	元	王好古
《藏府标本药式》	金	张元素
《洁古老人珍珠囊》	金	张元素
《药性歌》	明	龚廷贤
《本草真诠》	明	杨崇魁
《辨药指南》	明	贾所学
《本草品汇精要》	明	刘文泰等
《本草蒙筌》	明	陈嘉谟
《本草纲目》	明	李时珍
《本草钞》	明	方有执

续表

著作名称	朝代	作者
《本草原始》	明	李中立
《本草正》	明	张介宾
《本草发明》	明	皇甫嵩
《本草乘雅半偈》	明	卢之颐
《滇南本草》	明	兰茂
《滇南本草图说》	明	兰茂
《食物本草》	明	薛己
《炮制药法》	明	张文学
《炮炙大法》	明	缪希雍
《本草图会》	明	王思义
《本草图解》	明	李中梓
《滇南本草图谱》	明	兰茂
《本草纲目图》	明	李时珍
《普济方》	明	朱橚　滕硕　刘醇等
《救荒本草》	明	朱橚
《奇效良方》	明	董宿
《医方选要》	明	周文采
《摄生众妙方、急救良方》	明	张时彻
《医便》	明	王三才
《医方考》	明	吴崑
《仁术便览》	明	张洁
《本经疏证十二卷续疏六卷》	清	邹澍
《本草崇原》	清	张志聪
《长沙药解》	清	黄元御
《本草从新》	清	吴仪洛
《得配本草》	清	严洁
《药性切用》	清	徐大椿
《本草纲目拾遗》	清	赵学敏
《本草再新》	清	叶桂
《本草撮要》	清	陈其瑞
《医学要诀》	清	张志聪
《本草求真》	清	黄宫绣
《要药分剂》	清	沈金鳌
《本草汇纂》	清	屠道和
《诸药出处》	清	佚名
《得宜本草》	清	王子接
《本草分经》	清	姚澜

续表

著作名称	朝代	作者
《名医别录》	清	黄钰
《本草思辨录》	清	周岩
《食治秘方》	清	尤乘
《食物本草会纂》	清	沈李龙
《药症忌宜》	清	陈彻
《药性歌括》	清	翟良
《本草易读》	清	汪昂
《本经便读》	清	黄钰
《广群芳谱》	清	刘灏等
《图书集成草木典》	清	蒋廷锡等
《医方论》	清	柯琴
《古今名医方论》	清	罗美
《医方集解》	清	汪昂
《串雅内编》	清	赵学敏
《串雅外编》	清	赵学敏
《急救应验良方》	清	费山寿
《绛雪园古方选注》	清	王子接
《删补名医方论》	清	吴谦等
《成方切用》	清	吴仪洛